Nackedei 5

Ohne Schuh und Strümpf

Freikörperkultur heute

Menschliche Schönheit künstlerisch betrachtet

Norbert Sander

Edition NACKI

Impressum

Nackedei 5: Ohne Schuh und Strümpf *Freikörperkultur heute*
ISBN: 978-3-00-075730-3

Norbert Sander, Luisenstraße 1, 99817 Eisenach

E-Mail: Norbert@Sander-Fotograf.de
Webseite: www.Sander-Foto.de
Telefon: 0176/24927714

Fotos: Norbert Sander
Text: Dirk Koch
Zeichnungen: Thomas Honermont
Gastbeitrag: Michael Sonntag

Redaktionsschluß: 1. Juni 2023

Ein großer Dank geht an alle Dargestellten, die sich Zeit nahmen, Modell zu stehen und gern über sich Auskunft gaben. Die Namen der Dargestellten sind zum Teil geändert. Die Personen auf den Bildern sind nicht immer mit denen im Text identisch.

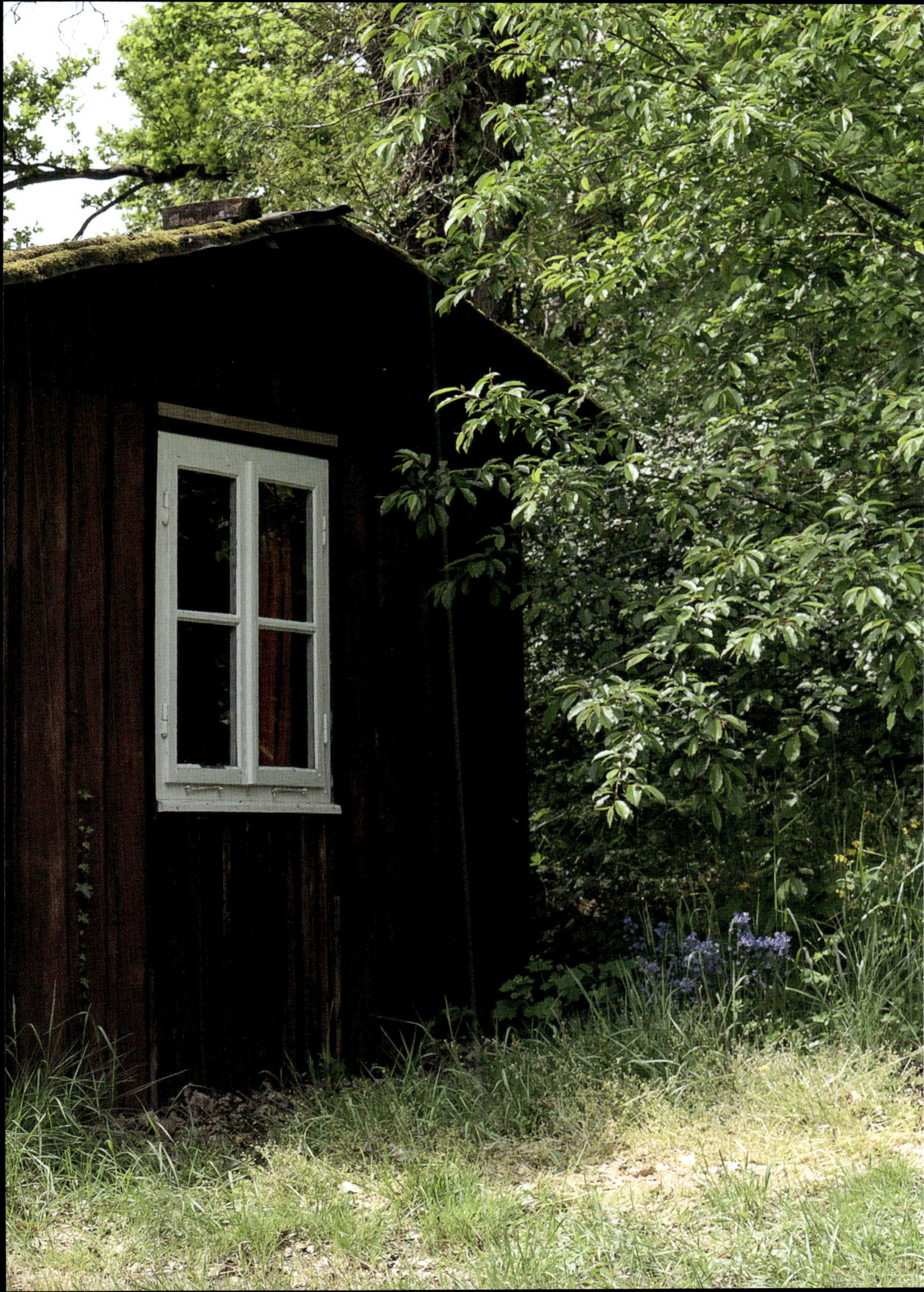

Inhalt

Nackedei 5: Ohne Schuh und Strümpf

Es ist so weit, der Band Nr.5 der Nackedeibuchreihe ist da. Die Freude am Reimen, Freude am Bild, am Nacktsein und der Dokumentation der Freikörperkultur. Ganz frisch und zukunftsweisend. Selbstverständlich hat sich der Buchtitel vom Apostroph befreit, ganz im Sinne der dichterischen Freiheit.

Ganz frei einfach.

Freikörperkultur, kurz FKK, gilt in vielen Ländern geläufiges Wort. Wer es hört, weiß, was gemeint ist. Gleichzeitig haben sich weitere Begriffe eingebürgert. Zum Beispiel der des Naturismus, der noch viel mehr meint.

Natur is mus(s)

Wärme + Wiese + Wasser

Ein sonnenwarmer Frühlingsmorgen im Jahre 2023 auf der Wiese des Lichtheideheims Glüsingen. Das Philosophieren dreht sich um Naturismus und Freikörperkultur. Carlo beginnt gleich mit ziemlich treffenden Sätzen.

„Geist und Seele kommen in Einklang mit der Natur. Der Mensch spürt die Elemente: Wind, Sonne und Regen gelangen ungehindert in Berührung mit der Haut. Man nimmt sich selbst wahr, spürt Kälte, Wärme, Regen und noch viel mehr. Es wird wieder möglich, externe Einflüsse zu definieren. Temperatur, Nuancen des Lichts, die Bewegungen der Äste im Wald."

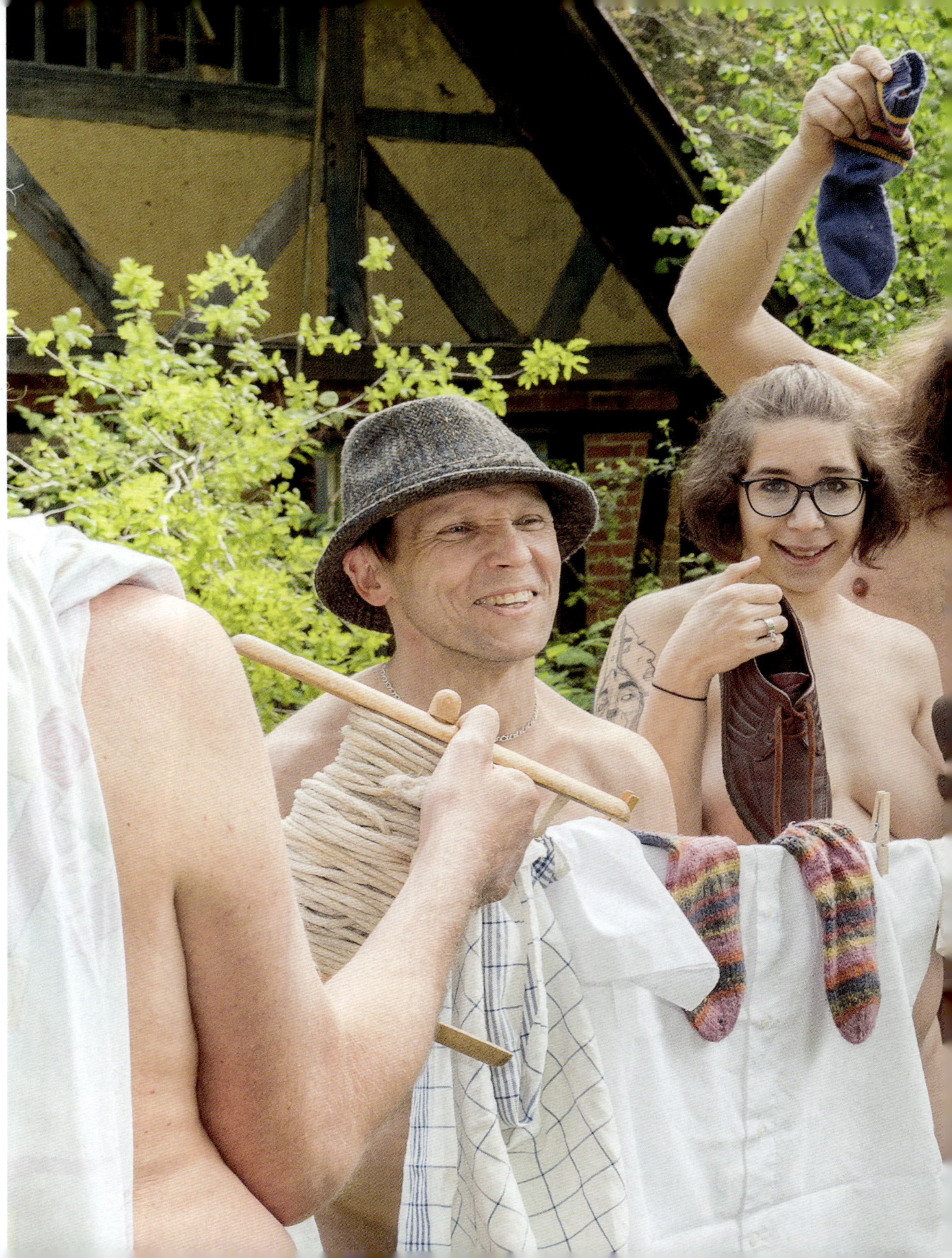

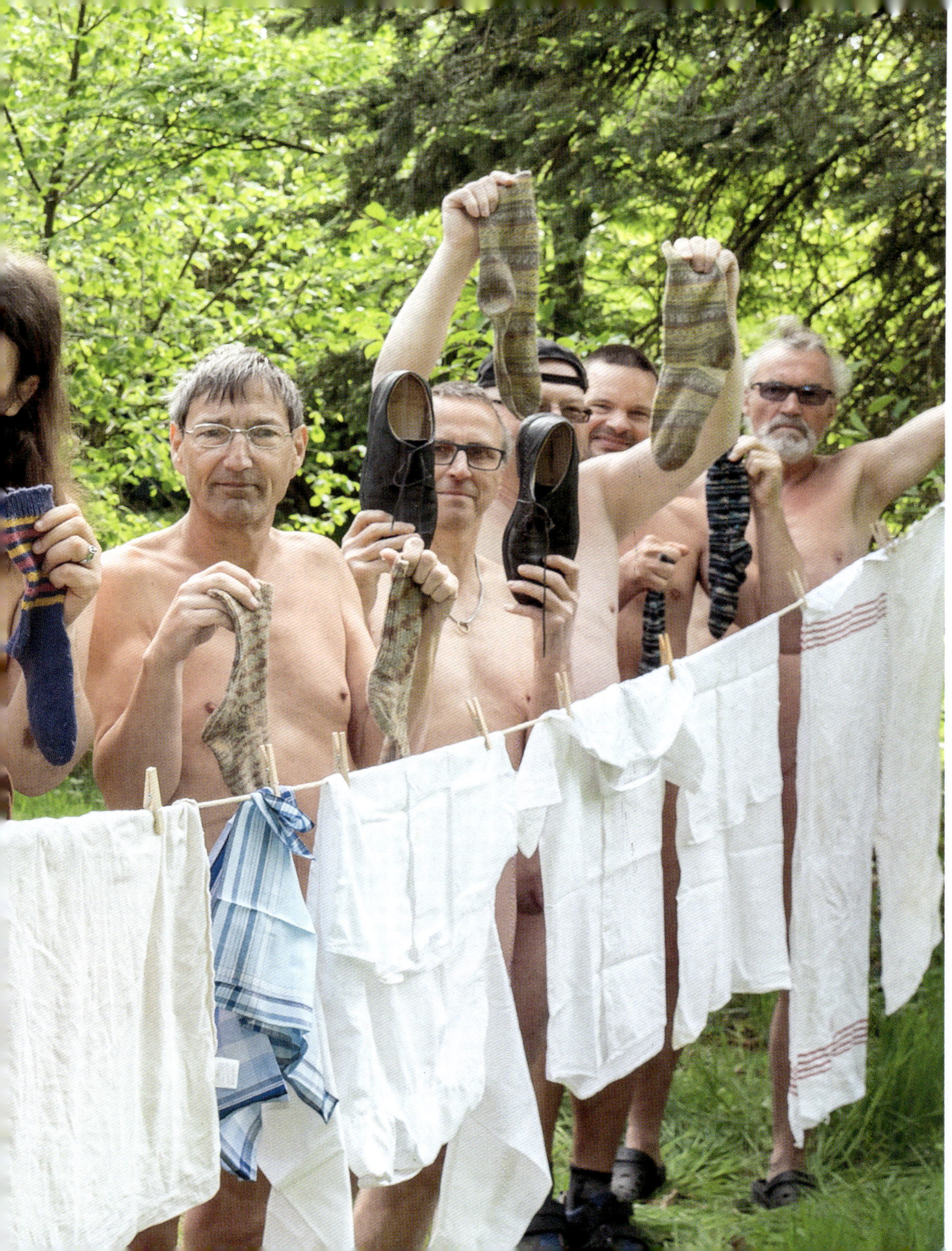

Wie weit hat sich der moderne Mensch von der Wirklichkeit entfernt? Ist ihm überhaupt noch bewusst, dass er sich ein künstliches Leben aufbaute? Eine zweite Realität? Und dabei ist und bleibt er Teil des großen und Ganzen, der Natur, die uns umgibt. Das wird auch in den Ausführungen von Roland ganz deutlich.

„Das Nacktsein in der Natur stärkt die Selbstwahrnehmung. Alles wird reduziert. Auf das Grundsätzliche. Das Naturerlebnis. Wer einmal eine Nacht draußen verbracht hat, der weiß, was ich meine. Kälte, Wärme und Nässe bekommen eine zentrale Bedeutung. Wer länger unterwegs ist, muss sich einen Schlafplatz sichern, Wasser, ganz einfach die Dinge, welche zum Überleben wichtig sind."

Naturismus bringt einen ganz anderen Umgang mit Krankheiten. Er härtet ab, die freie Bewegung in der Natur wirkt heilend. Naturisten sind im Frühjahr schon ganz zeitig draußen und im Herbst sehr lange am See. Sie sieht man immer, ganz Widerstandsfähige sind sogar im Winter bei eisigen Temperaturen nackt.

Wolfgang bringt den praktischen Aspekt ins Spiel. „Naturismus stellt Komfort dar. Stichwort Badeklamotten. Die packe ich nicht mehr ein. Außerdem soll man die ja sowieso nach dem Baden wechseln. Denn sonst kommt es zur Unterkühlung, es bilden sich Bakterien in den Textilien. So spare ich Gepäck und ein lästiges Umziehen."

Für Andreas gibt es weitere wichtige Punkte. „Es ist die Gemeinschaft, die mich immer wieder ganz besonders fasziniert. Ich organisiere selbst regelmäßig naturistische Wanderungen, und mittlerweile sind wir da wie eine große Familie. Beim Baden am See fällt mir immer wieder

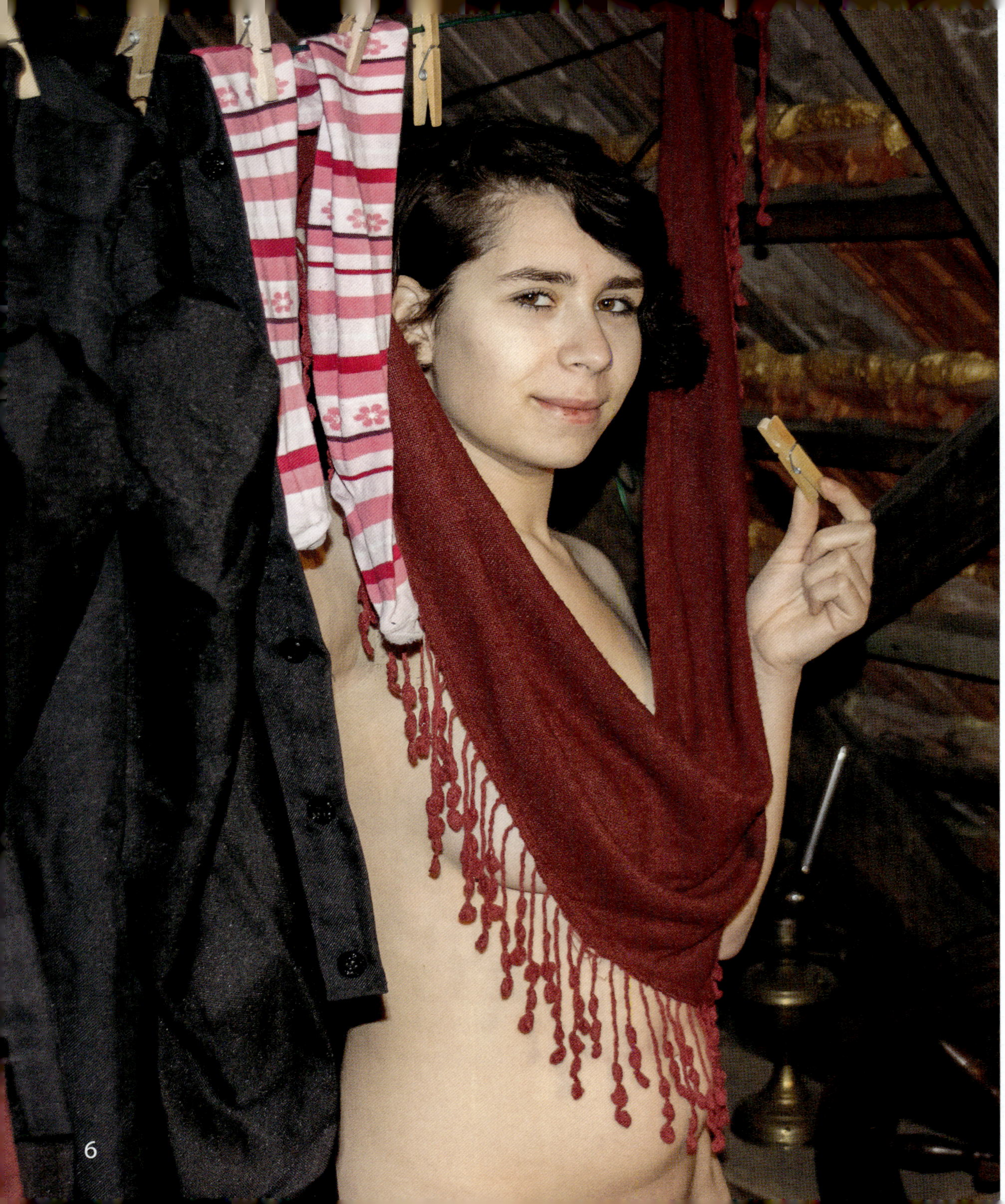

auf, dass man schneller ins Gespräch kommt als sonst. Es gelingt, Leute anzusprechen, es entstehen Bekanntschaften mit interessanten Leuten."

Beim Wandern vergisst man mit der Zeit, dass man nackt ist. Eigentlich ein normaler Zustand. Wer wurde denn mit Kleidung geboren? Nackt sein. Raus aus der Zivilisation. Oder ist das gerade die echte Zivilisation? So, wie es eigentlich richtig wäre?

„Es ist das echte Freisein. Frei von Zwängen, frei von dem Auferlegten!"

Dazu gehört, dass es egal ist, was wer ist, welcher Beruf ausgeübt wird und aus welchem Umfeld der Mensch kommt. Naturismus zeigt nicht den Rand der Gesellschaft, sondern einen breiten Querschnitt. „Bei den großen Nacktwanderungen machen Ärzte, Pfarrer, Ingenieure, Kraftfahrer, Reinigungskräfte, Rentner und Studenten mit. Nur mal zum Beispiel." Im Herbst wickeln sich dabei die Spinnweben des Altweibersommers um die Beine. Die Spinne spannte den Faden, der beim Wandern mitgezogen wird.

Man genießt das Leben, die Achtsamkeit steigt. Vor sich selbst, vor dem Leben. Das ist etwas, was im Alltag viel zu oft verloren geht. Das Nacktsein erdet. Alles, was sonst belastet, irritiert und vom wirklichen Sein ablenkt, wird zur Seite gelegt.

Durch den Naturismus kommt die natürliche Offenheit der Menschen zum Tragen, meint Lea. Die Kreativität in der Gemeinschaft wächst. „Ich verbinde das mit dem künstlerischen Tätigsein", ergänzt sie.

Michael nennt die 3 W die für ihn zum Naturismus gehören. „Wärme-Wiese-Wasser" So läuft es doch am besten!

Zugleich kommt GetNakedGermany ins Gespräch. Dieser Verein widmet sich seit einigen Jahren dem Thema des Nacktseins und seiner größeren Akzeptanz. Hierzu eine Selbstaussage des engagierten Zusammenschlusses (**www.getnakedgermany.de**):

> „GetNakedGermany ist ein eingetragener Verein, inspiriert vom Erfolg australischer Freunde (GetNakedAustralia) und der Unzufriedenheit mit der öffentlichen Darstellung und des Images des Naturismus in Deutschland.
>
> Es ist an der Zeit, dass das einfache Nacktsein als nichts Besonderes angesehen wird und in der Gesellschaft nicht länger intuitiv mit sexuellen Handlungen verbunden wird.
>
> Nacktsein ist der natürliche Zustand des Menschen!"

Besonders der letzte Satz ist unbedingt zu unterstreichen. Das will der mittlerweile fünfte Band der Nackedeibuchreihe tun. Ohne Kleidung. Darum ganz selbstverständlich:

Nackedei 5: Ohne Schuh und Strümpf!

Norbert Sander

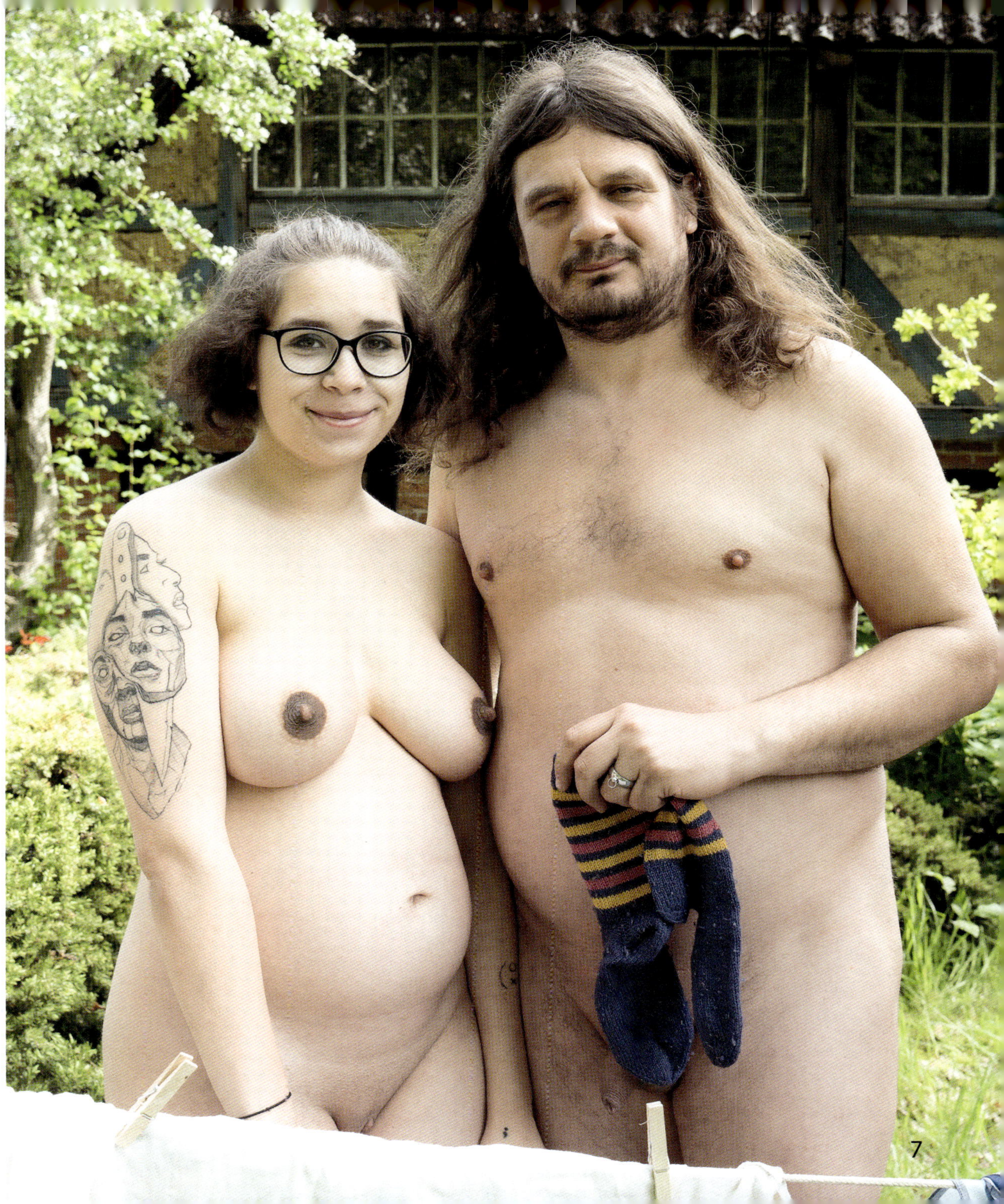

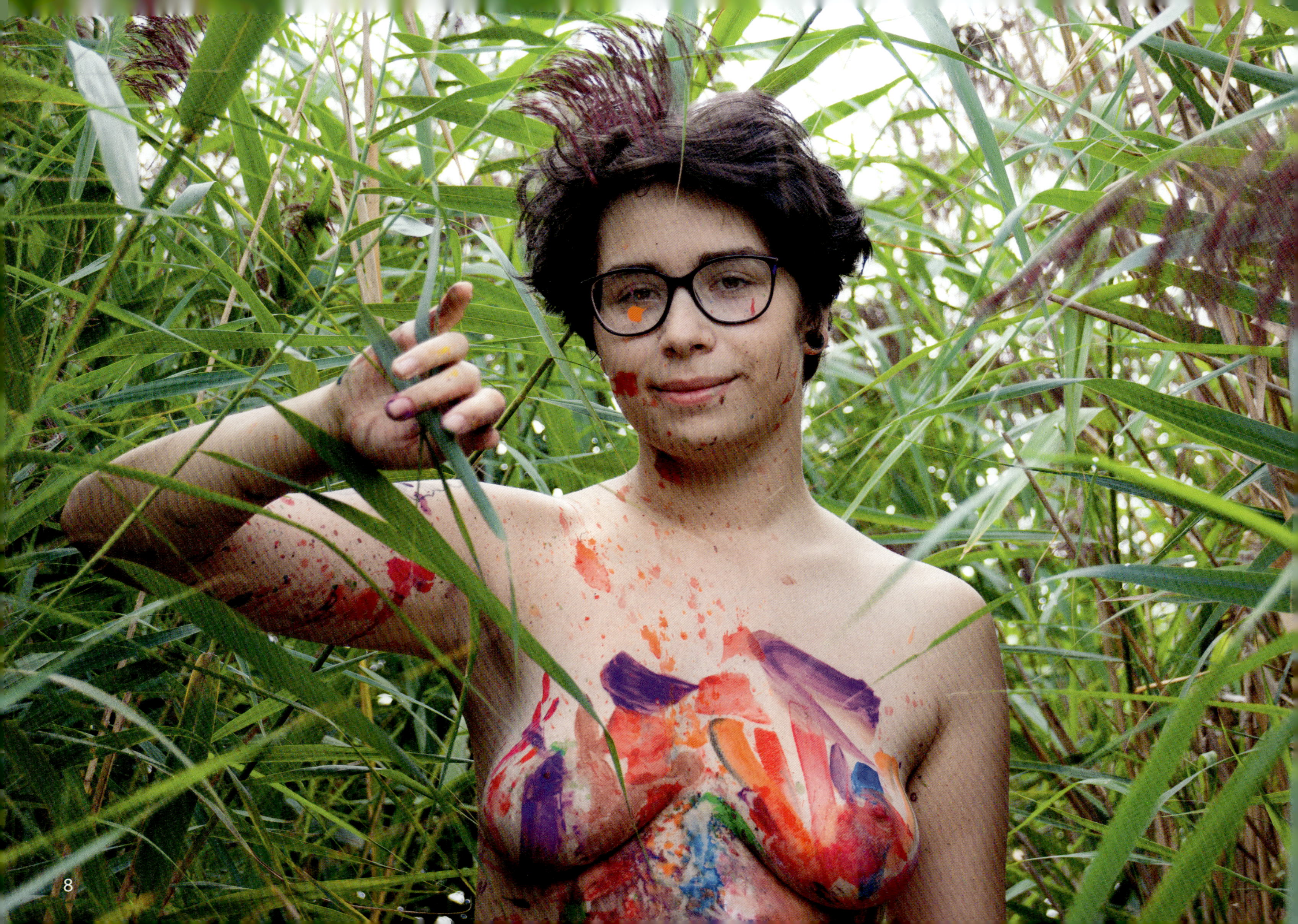

Kreativ am See

Farbenspiel im Schilf mit Lea und Micha

„Lea und ich waren gestern im Wald malen“ klingt Michas Stimme aus dem Telefonhörer. „Mit der Leinwand? Übt ihr euch in der Naturmalerei?“ Künstlerisch veranlagt sind beide und so entsteht vor dem geistigen Auge das Bild eines gemeinschaftlich malenden Paares in der Wildnis.

Doch alles war ganz anders. „Nein, nein. Bei der Hitze haben wir einen Abendspaziergang gemacht und uns dann im Wald ausgezogen. ...

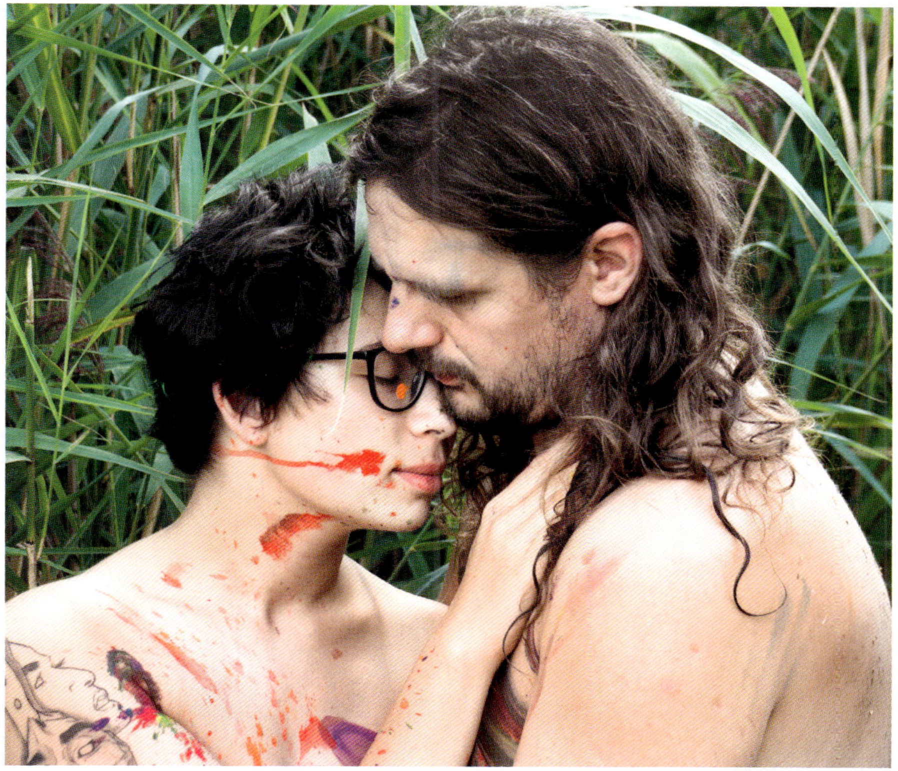

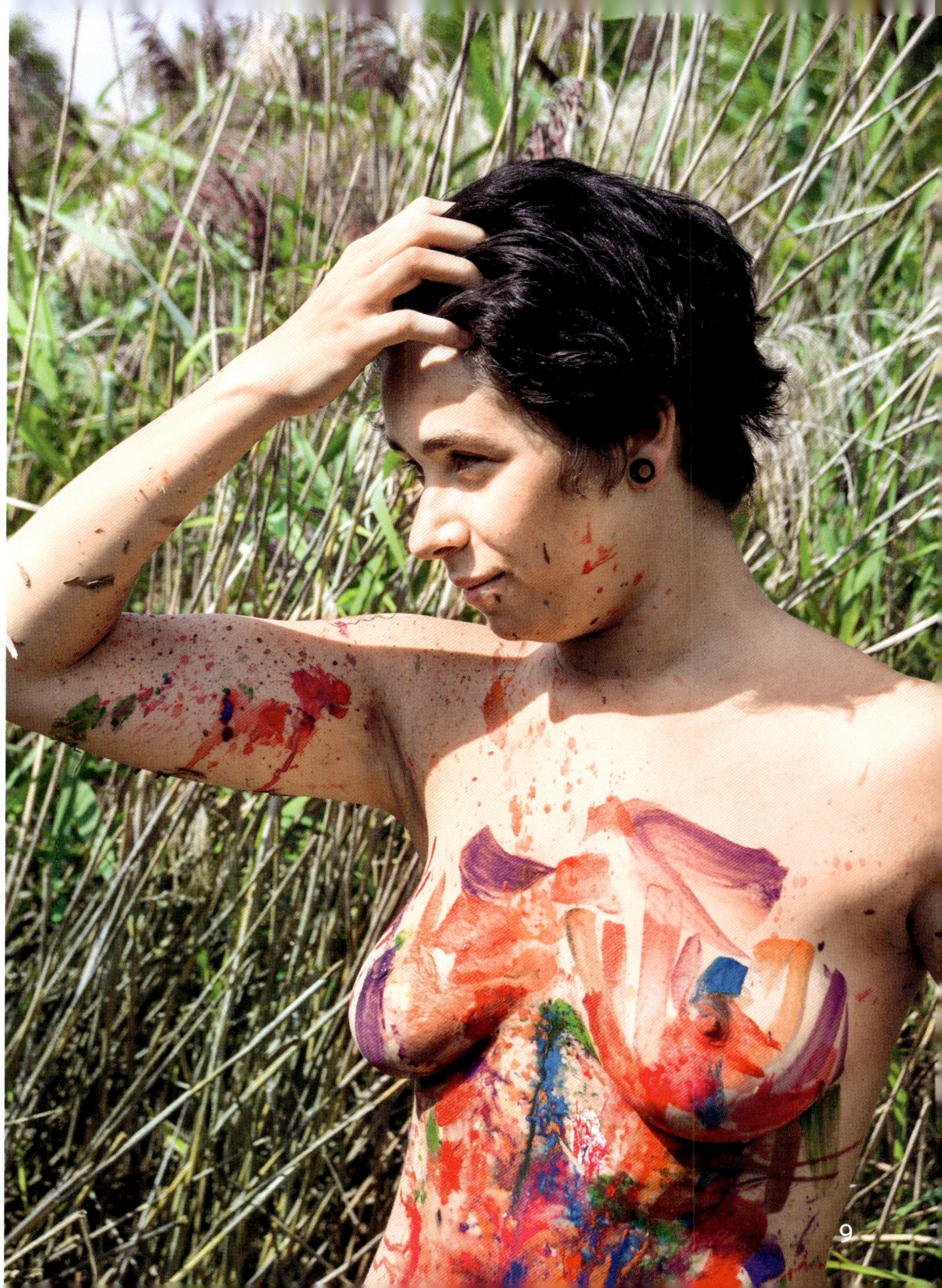

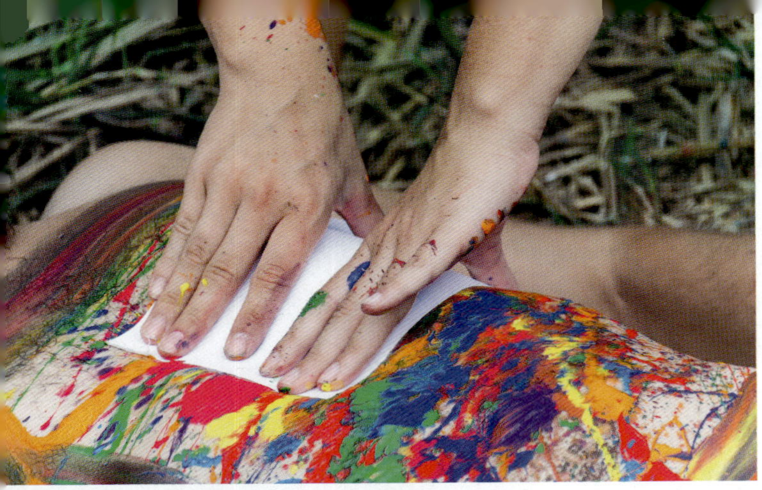

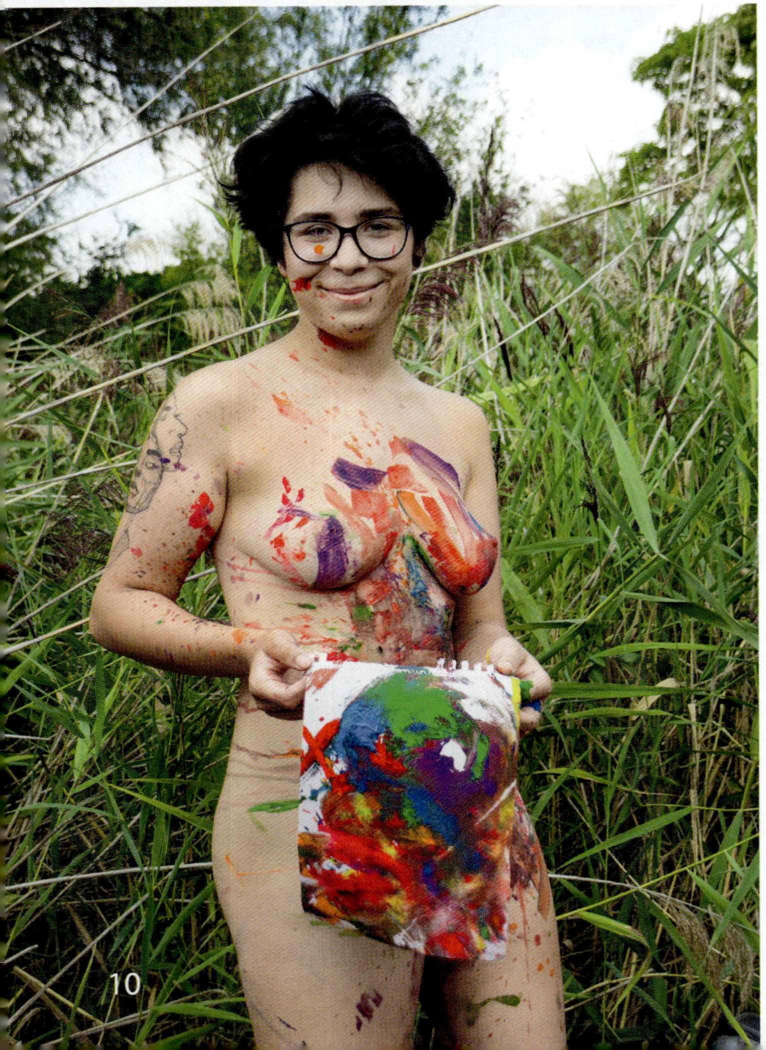

... Mit Farbe, Pinsel und etwas Kreativität haben wir uns eingefärbt und entsprechende Papierabdrücke genommen." Klingt gut. „Ja, hat eine Menge Spaß gemacht . Und nun bräuchten wir ein paar schöne Bilder davon. Vom nächsten Malvorgang halt." So einfach kommt man in das Buch Nackedei 5. Schnell wird ein Termin gemacht und der Ort gefunden. Ja, es ist zum wiederholten Male der Kulki

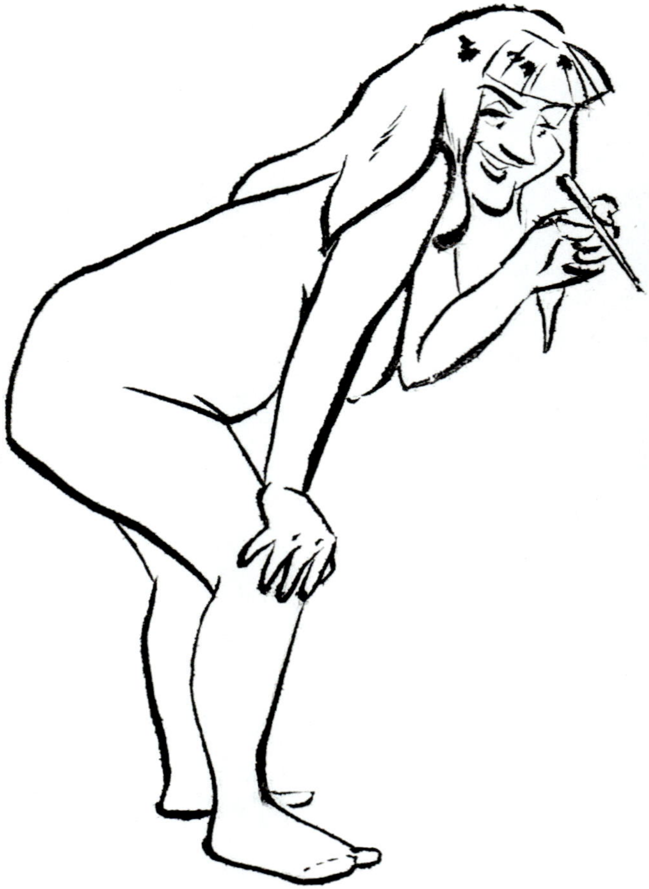

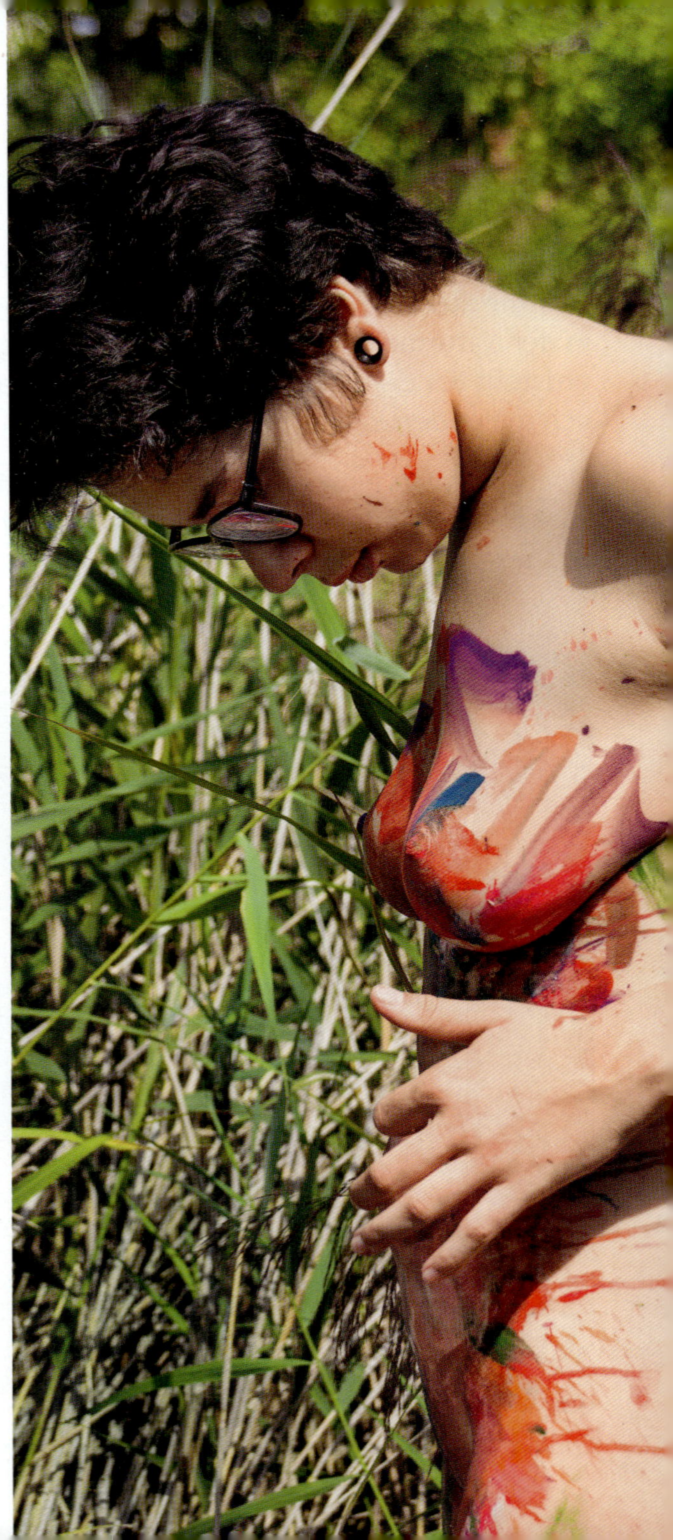

in Leipzig. KK: Kulkikult. KK für FKK. Außerdem: „Das ist sowieso unser Lieblingssee. Wir fahren da selbst einfach mal am Sonntagnachmittag hin, selbst wenn es fast zwei Stunden mit dem Zug sind!" schwärmt Lea.

Einen leeren Fleck auf dem FKK-Strandabschnitt am Kulkwitzer See, Grünauer Ufer, findet man an diesem späten Donnerstagvormittag Ende August kaum. Nach längerem Suchen bietet sich jedoch der Idealplatz an. Traumhaft. Mitten im Schilf wird das Körpermalatelier aufgebaut. Die Sonne brennt schon heiß.

Die Farbtöpfe werden geöffnet und es geht los. Spaß garantiert! Lea ist geduldig. Sie erfährt zuerst ihre Einfärbung. Ist es jetzt schon genug? „Nein, da könnte noch ein wenig Farbe hin und dort." Nachdem sich genug Farbe auf der Haut befindet, beginnt der Druckvorgang. Micha nimmt auf Zeichenblättern Abdrücke von der farbigen Haut ab. Das erfordert schon ein Menge Vertrauen, aber das haben die beiden ja. Es entstehen die unterschiedlichsten Kunstwerke. Gewollt und doch zufällig! Langsam merkt Lea, wie die Farbe auf ihrer Haut trocknet. Einfach nur Schulmalfarbe aus Töpfen. Ein interessantes Gefühl, muss man schon sagen. Nun ist Micha dran. „Nicht zittern Liebling, ich musste da auch durch!" lacht Lea. So, die Kunstwerke stecken zum Trocknen im Schilf. Nun ab ins Wasser und danach in die Sonne.

„Vielleicht werden wir mit den Bildern einmal eine Ausstellung veranstalten. Noch besser wäre es, das als Workshop anzubieten, aber Wasser müsste schon in der Nähe sein" planen Lea und Micha. Darauf noch einen dicken Kuss.

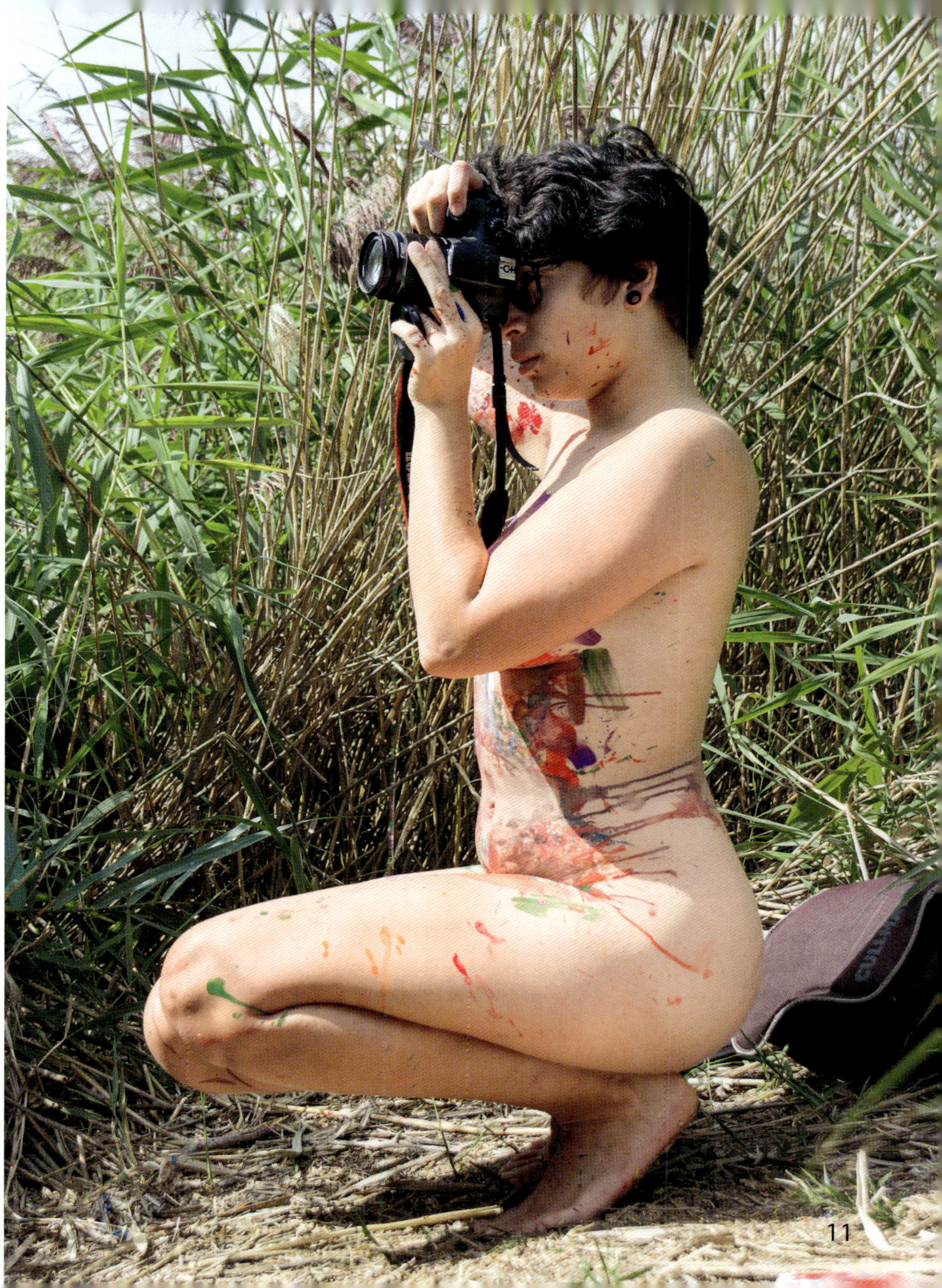

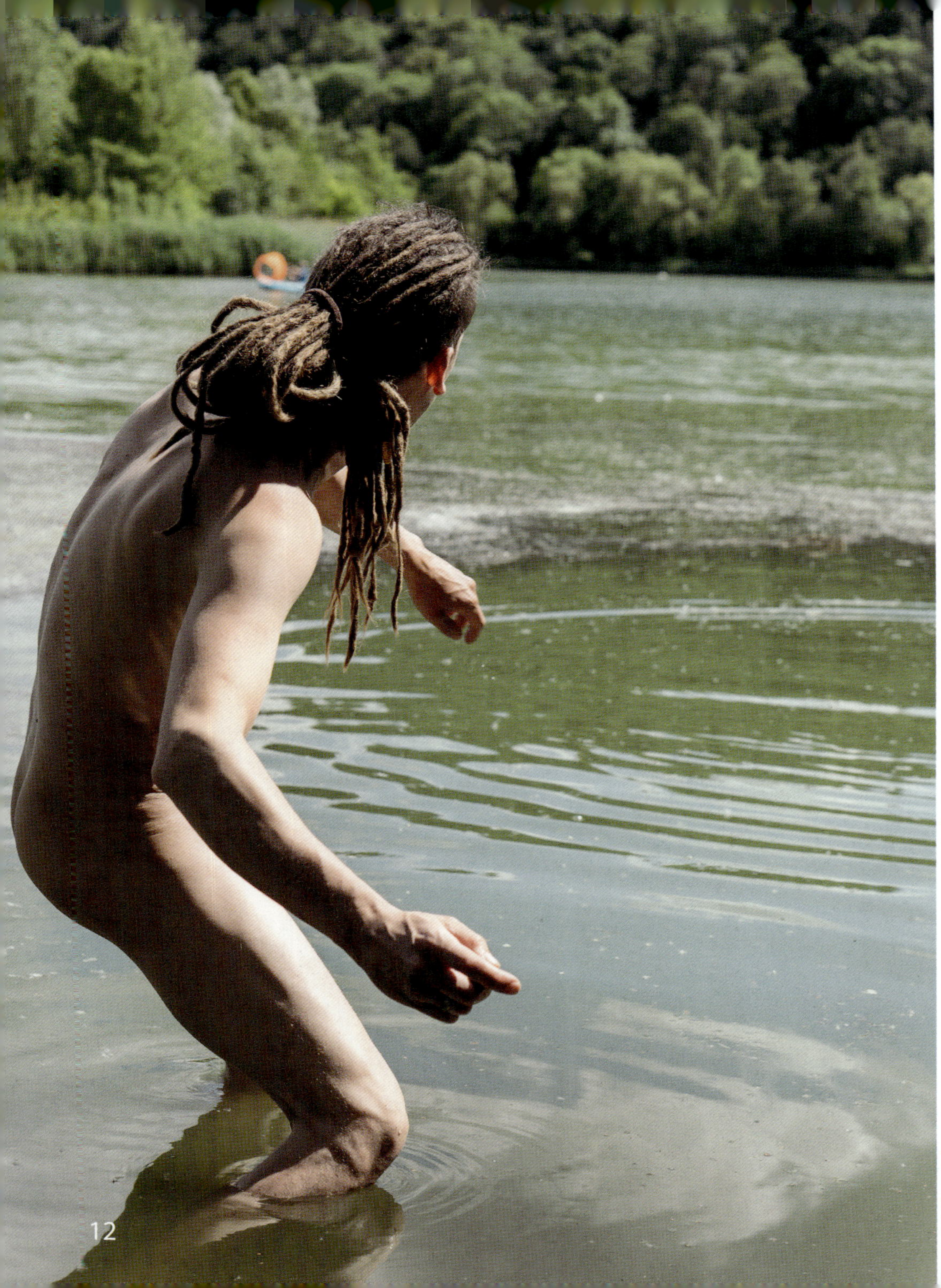

Tägliche Auszeit am See garantiert

Nico wohnt im wunderschönen Harz, so in über 400 Meter Höhe. Manchmal ist es dort ganz schön frisch, aber die Natur liegt ganz nah. Wärmebedürftig ist er, klar. Wer ist das nicht? Und so macht er es sich selbst im Winter auf seinem alten Gehöft ganz gemütlich. Aber wenn die ersten Sonnenstrahlen locken, dann geht´s in den Garten.

„Der Boden ist lehmig und die Bearbeitung macht schon einige Mühe. Aber wenn dann die Ernte kommt, weiß man, dass es sich gelohnt hat." Im Garten ist er oft, wenn es geht, auch mal nackt. „Bis dato hat das noch nie jemanden gestört. Und es macht Laune, bringt Abhärtung!" Nico kennt FKK aus Kindertagen. Ursprünglich aus Augsburg kommend, rutschte er in seinen Zwanzigern wieder in die FKK-Leidenschaft hinein. „Am Kaisersee bei Augsburg machte ich meine ersten neuen FKK-Erfahrungen. Gut im Kindesalter war das relativ normal. Jetzt ist´s einfach schön, das Problem mit der Badehose nicht zu haben, die ja so kalt und nass ist. Außerdem habe ich seit ich so Mitte 20 war, eine chronische Hauterkrankung, und da riet mir der Arzt, weniger Klamotten zu tragen. Ja, richtig gehört: Weniger Klamotten. Luftige Klamotten. Keine T-Shirts, sondern Achselshirts. Viel Luft und Sonne an die Haut lassen, das bringt Linderung. Mittlerweile gehe ich überall da, wo es Wasser gibt, nackt rein. Egal, ob FKK erlaubt ist oder nicht. Stört eigentlich keinen. Ich liebe FKK-Thermen, zwecks der Wärme.

In meiner Region zieht es mich zu einem unbekannten See zwischen den Feldern oder zum Wiesenbecker See. Ich fahre mit dem Rad durch den Wald, mache es mir gemütlich, spiele ein wenig am Handy. Liege in der Sonne. Wenn es heiß ist, radle ich stets dorthin zur Abkühlung. Täglich! Hier auf dem Hof habe ich genug zu tun, eine Pause tut gut." Auch ansonsten geht Nico

FKK-mäßig auf Tour, war schon auf Vereinszeltplätzen und hatte auch schon mal Lust, bei einer FKK-Fernsehsendung mitzumachen. Kann ja noch werden.

Vielleicht relaxt Nico jetzt wieder in einer Therme oder an einem wunderschönen See. Oder er genießt gerade die Früchte seiner Gartenarbeit. Er schwärmt von den Tomaten und den Erdbeeren, die er im Hochbeet züchtet. Dabei geht sein Augenmerk vor allem auf die alten Tomatensorten, welche im rauen Harzer Klima gedeihen. „Der Geschmack ist unvergleichlich!" Oder Nico genießt ein Gericht mit selbstgezogenem Knoblauch. Mitunter nippt er genüsslich an einem Tee mit Minze aus dem eigenen Anbau. Die Vielfalt: Unvergleichlich. Der Genuss: Durch nichts zu ersetzen.

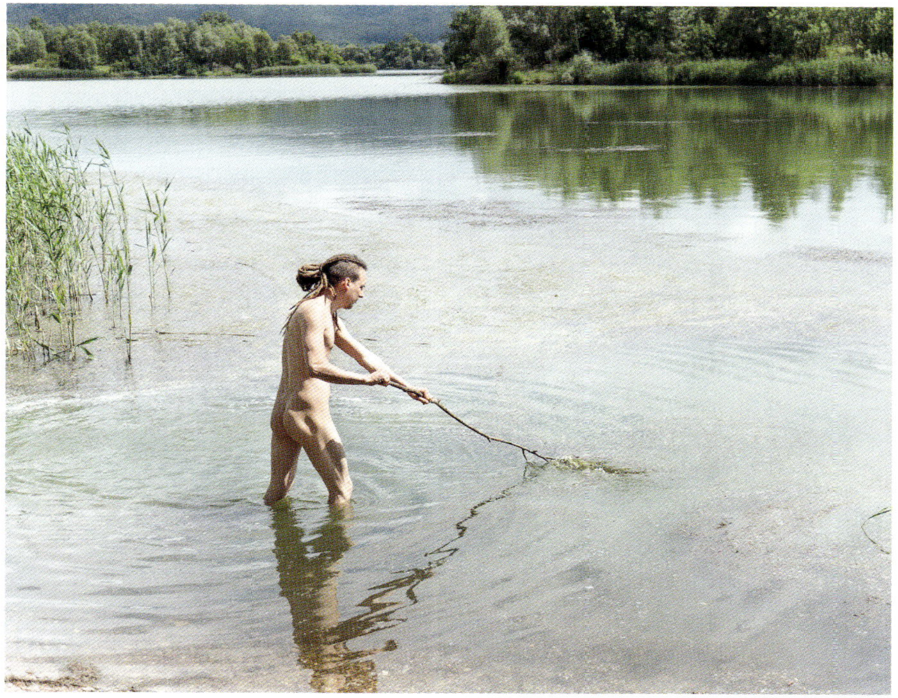

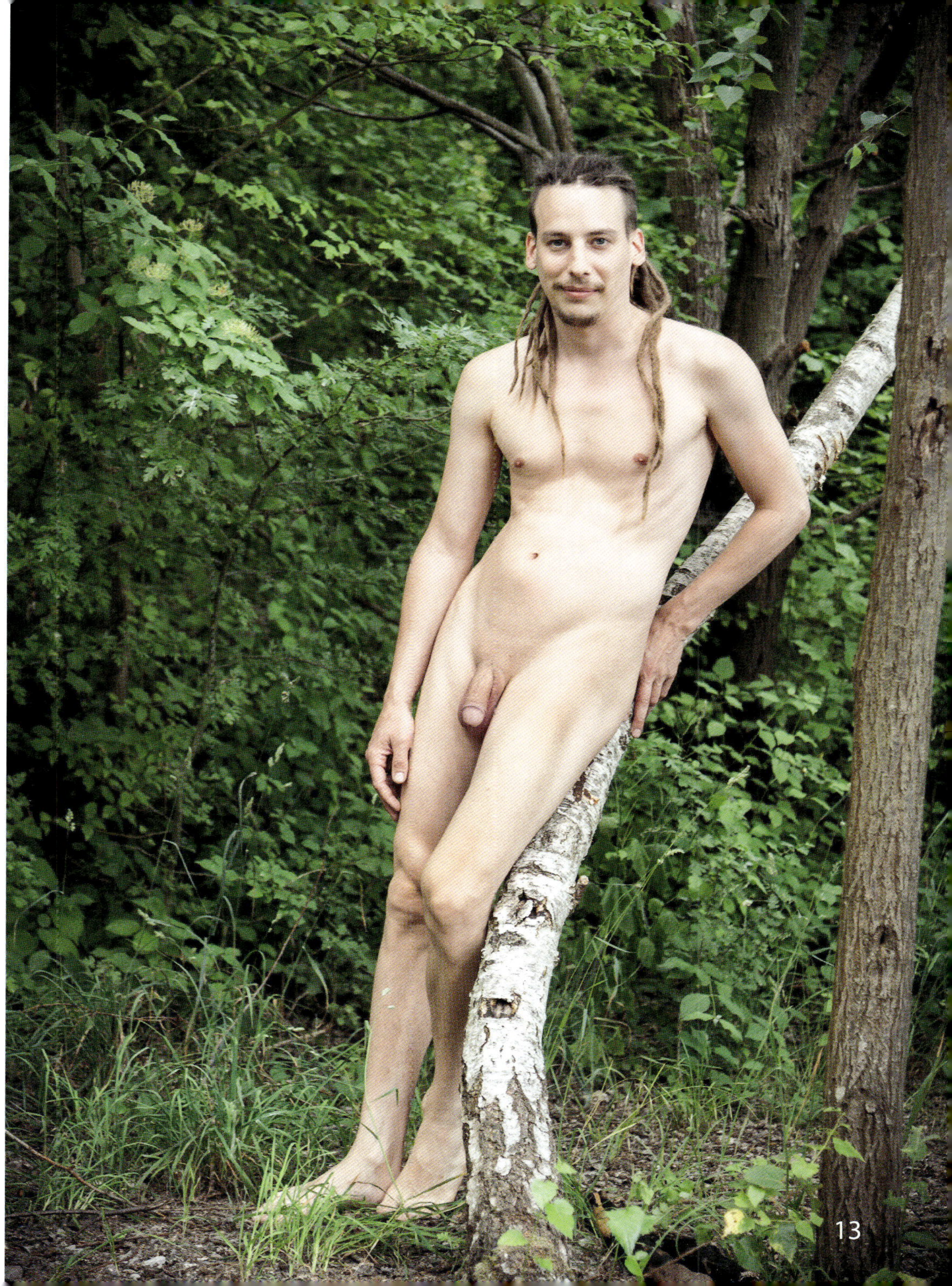

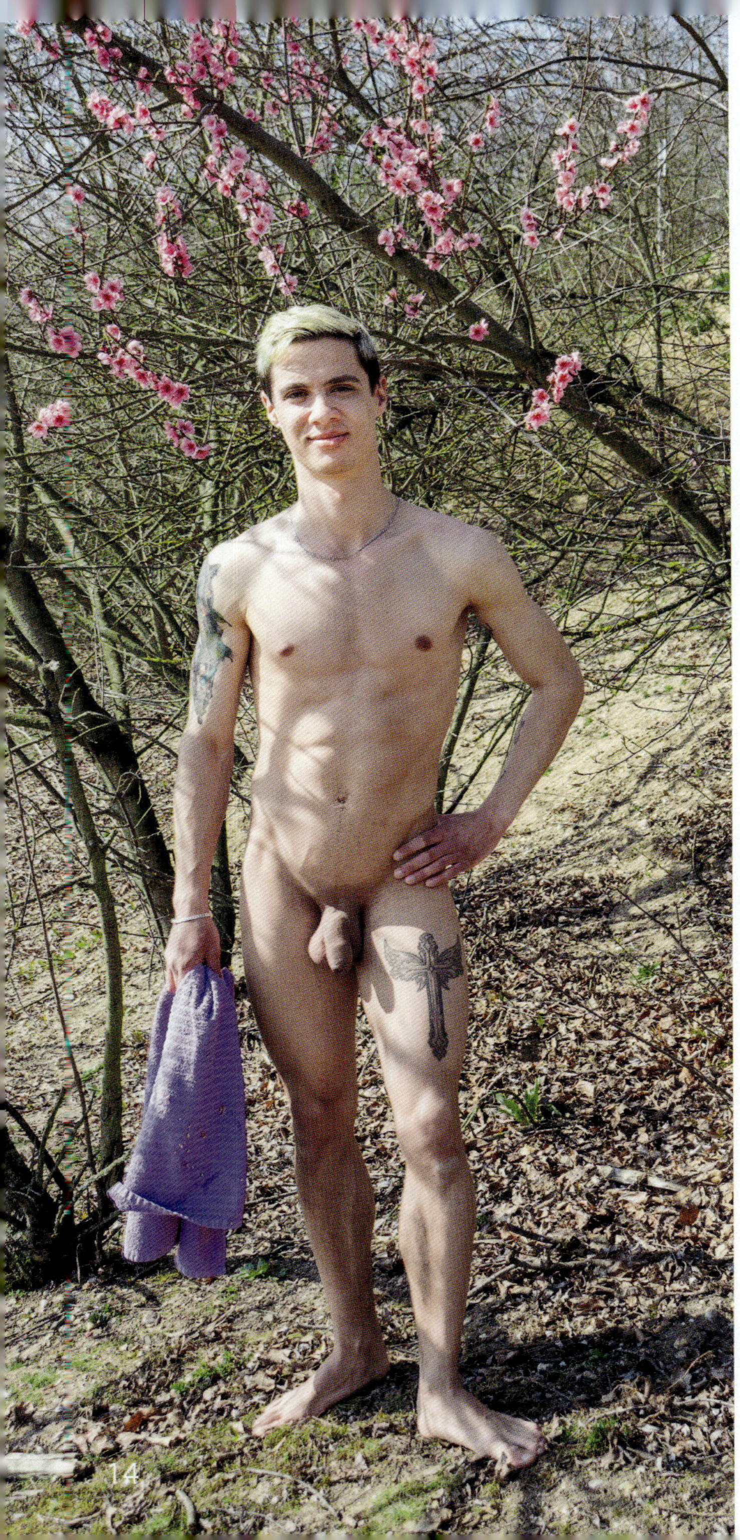

Sportskanone Julian begrüßt den Frühling

Ein göttlicher Sonnentag in Baden

Julian zieht es ganzjährig hinaus. Er ist fit und dafür stets sportlich aktiv. Draußen sein ist toll! Am schönsten ist es natürlich nackt, und da geht es oft an den Epplesee in der Nähe von Karlsruhe. Diesen tollen See werden wir im Buch hier später noch näher kennenlernen. Versprochen!

Dieser sonnige Märztag lockt nicht nur Julian erstmals in diesem Jahr an den See. Bereits kurz nach Mittag sind am FKK-Strandabschnitt an die 20 Leute zu finden, ständig kommen welche dazu. Der Textilstrandabschnitt dagegen sieht gähnend leer aus.

Eine Beobachtung der letzten Jahre bestätigt sich. Die FKK-Freunde nutzen jeden Sonnenstrahl. Sie gehen im Frühling hinaus, wenn die Sonne kitzelt und bleiben ihrer Passion treu, bis im Herbst die letzten Sonnenstrahlen weichen. Jetzt, im Frühling, die Tage sind schon wieder länger als die Nächte, scheint die Sonne besonders klar und zeichnet die Konturen scharf. Die Laune steigt und die Hoffnung auf einen schönen Sommer wächst.

Manche Leute legen über den Winter etwas gewichtsmäßig zu, was durchaus normal und akzeptabel ist. So ein wenig Winter- und Weihnachtsspeck gehört doch dazu, oder? Wenn die Seesaison naht, versucht man noch schnell zu fasten oder ein paar Grämmchen weg zu hungern. Nicht so bei Julian! Er erzählt zwar nicht, wie viele Lebkuchen er zu Weihnachten wirklich verzehrte, aber man sieht ihm eindeutig an: An Trainingseinheiten hat er über den ganzen Winter nicht gespart. „Es macht mir einfach Spaß, den Körper zu trainieren. Eine gesunde Lebensweise bringt auf jeden Fall was. So fühle ich mich wohl, treibe viel Sport und bin regelmäßig im Fitnessstudio. Schön ist, dass man jetzt wieder im Hellen draußen joggen und spazieren kann.

Jetzt, wo die Sonne wieder lacht, kann man doch auch mal zeigen, was Körperkultur ist. Wo geht es besser als bei der Freikörperkultur" lacht Julian. „Ich habe mich schon lange darauf gefreut wieder an den See zu gehen. Das Wetter ist doch heute wirklich ein Traum."

Tatsächlich, es gibt bereits das eine oder andere neu zu entdecken. „Die Natur verändert sich das Jahr über. So früh war ich noch nicht hier, die Blüten des Mandelröschens am See habe ich noch nie bemerkt." Julian muss die Augen zusammenkneifen, denn die Frühlingssonne blendet ganz schön.

Julian modelt gern für Fotos. Dabei erweist er sich durchaus als eine Person der hundert Gesichter, die sich dazu nicht mal zu verkleiden braucht. „Manchmal staune ich selber über die Resultate, die bei den Fotoshootings herauskommen. Letztens habe ich mich als Harry Potter ablichten lassen. Oder so lässig mit Baskenmütze und Pfeife. Ich probiere da gerne so einiges aus um zu sehen, wie ich auf den Bildern rüberkomme!" erzählt Julian.

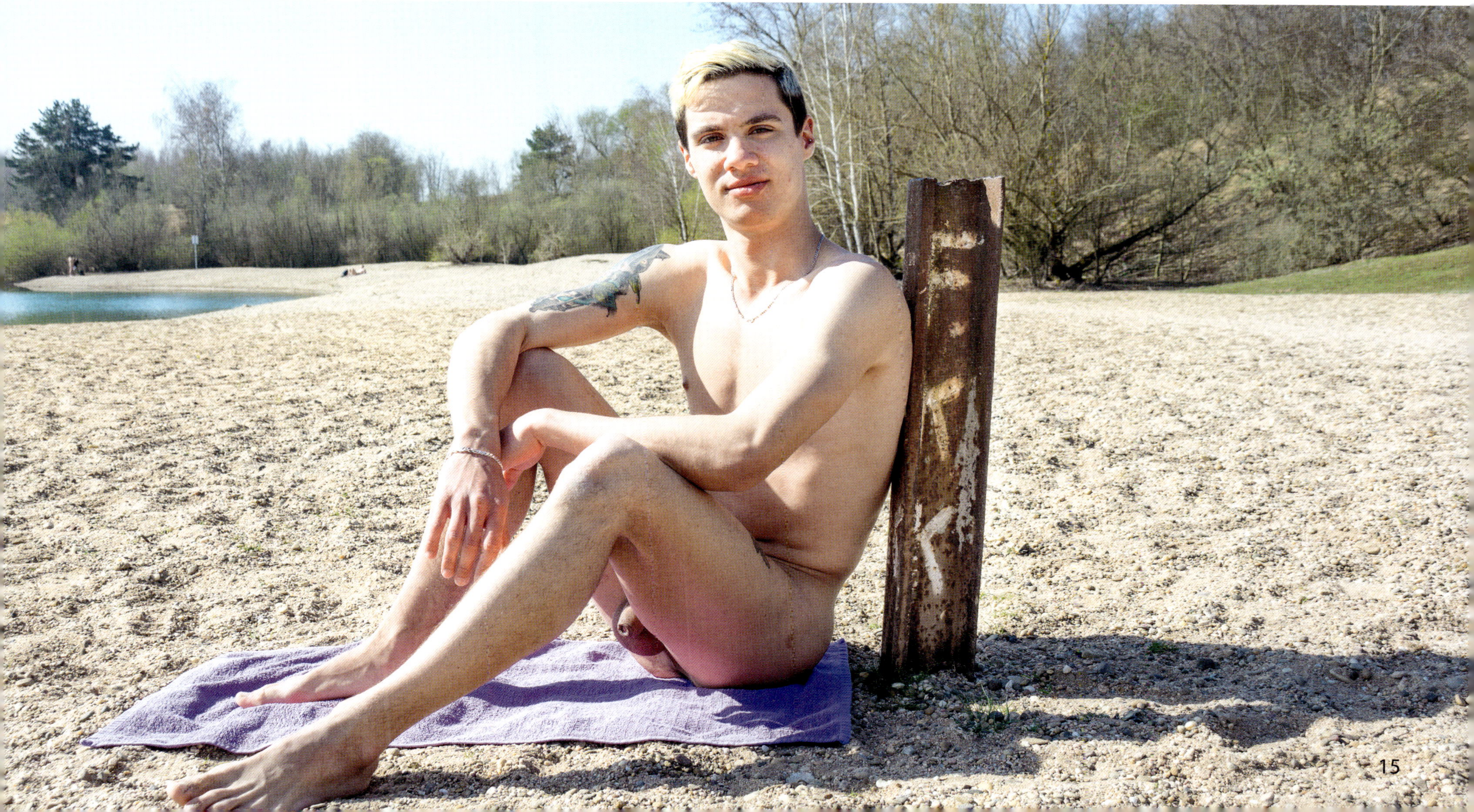

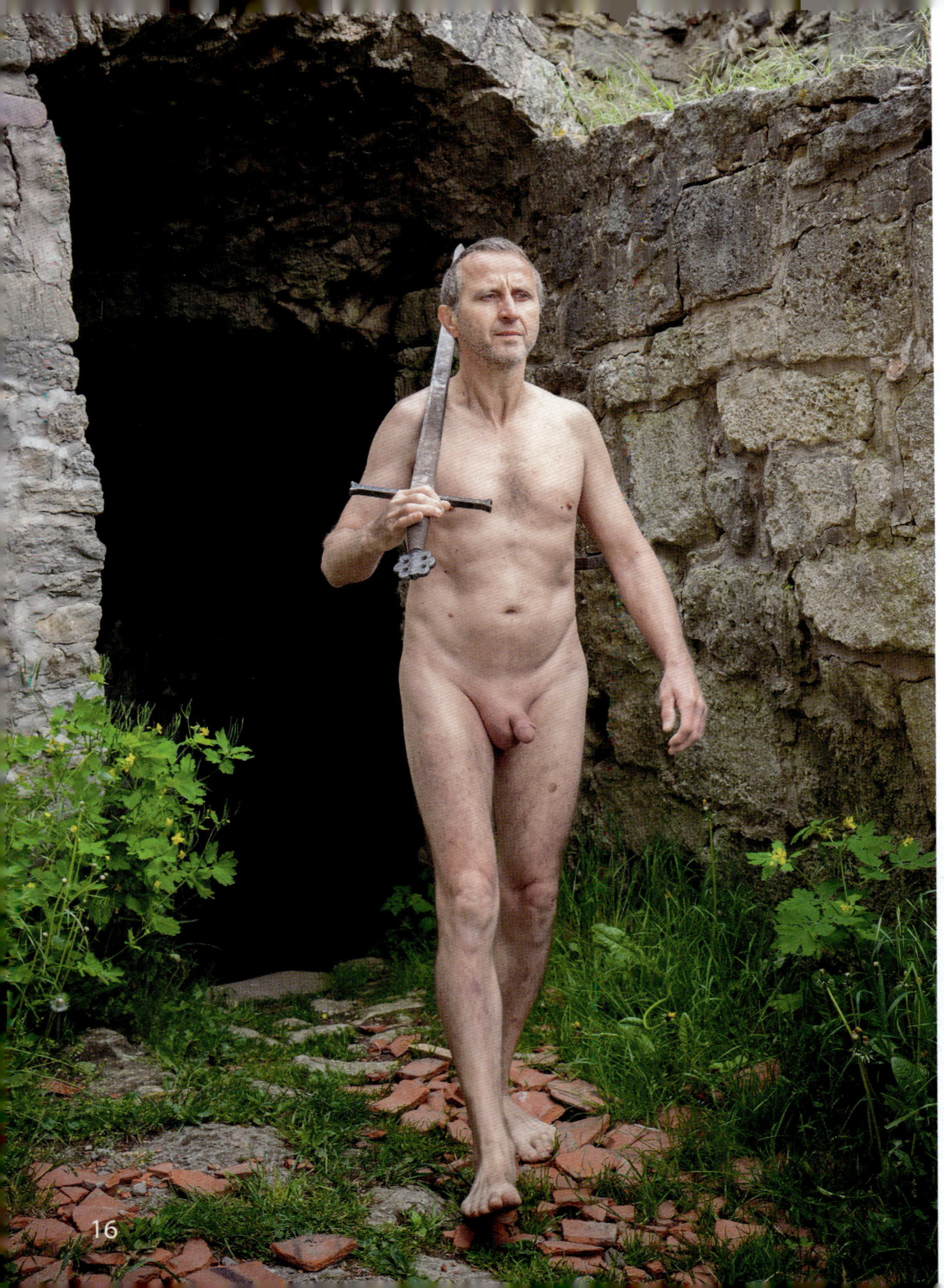

Ritter, Tod und Teufel

Nackte Abenteuer in alten Mauern

„Ritter Tod und Teufel" steht groß und in Frakturschrift auf der Einladung. Thomas feixt. Eine ganz schön ausgeleierte Phrase: „Wie viele Abenteuerfilme oder Historienschinken habe ich dazu schon gesehen." Die Burg soll unverbraucht, abgelegen und romantisch sein.

Thomas ist seit einiger Zeit gern nackt und lebt das voller Begeisterung. Seitdem ist er bei vielen Events, Begegnungen und Unternehmungen der nackten Art dabei und kein Weg ist ihm zu weit. Wie heute. Von seiner bayrischen Heimat bis zu dieser ihm bis dahin völlig unbekannten Burg im nördlichen Thüringen sind es glatt mal 400 Kilometer. Eine Strecke. Für drei Tage.

Thomas fühlt sich so ohne ganz frei, einfach wohl und freut sich, Freunde aller Altersklassen zu finden, die seine Einstellung ganz einfach teilen. Zu finden? Eine Menge hat er schon gefunden, und mit denen geht es an einem schönen Maiwochenende nun zur Burg Lohra.

Mit der Begrüßung kommt wie üblich, zuerst einmal eine Menge Theorie. Aber das mit „Ritter, Tod und Teufel" ist schon eine interessante Sache. Das sind geflügelte Worte, die man gebraucht und über deren Ursprung man nicht nachdenkt. Im Prinzip sind sie auf den berühmten Kupferstich des Meisters Albrecht Dürer zurückzuführen, den dieser im Jahre 1513 schuf. Dargestellt wurden ein gepanzerter Ritter, der Tod und der Teufel. Die Interpretationen dazu sind unterschiedlich. „Aber der Spruch ist doch einfach nur kernig, oder Leute? Das verspricht ja spannend zu werden. Nackig + Spannung + Superwetter. Die Mischung!"

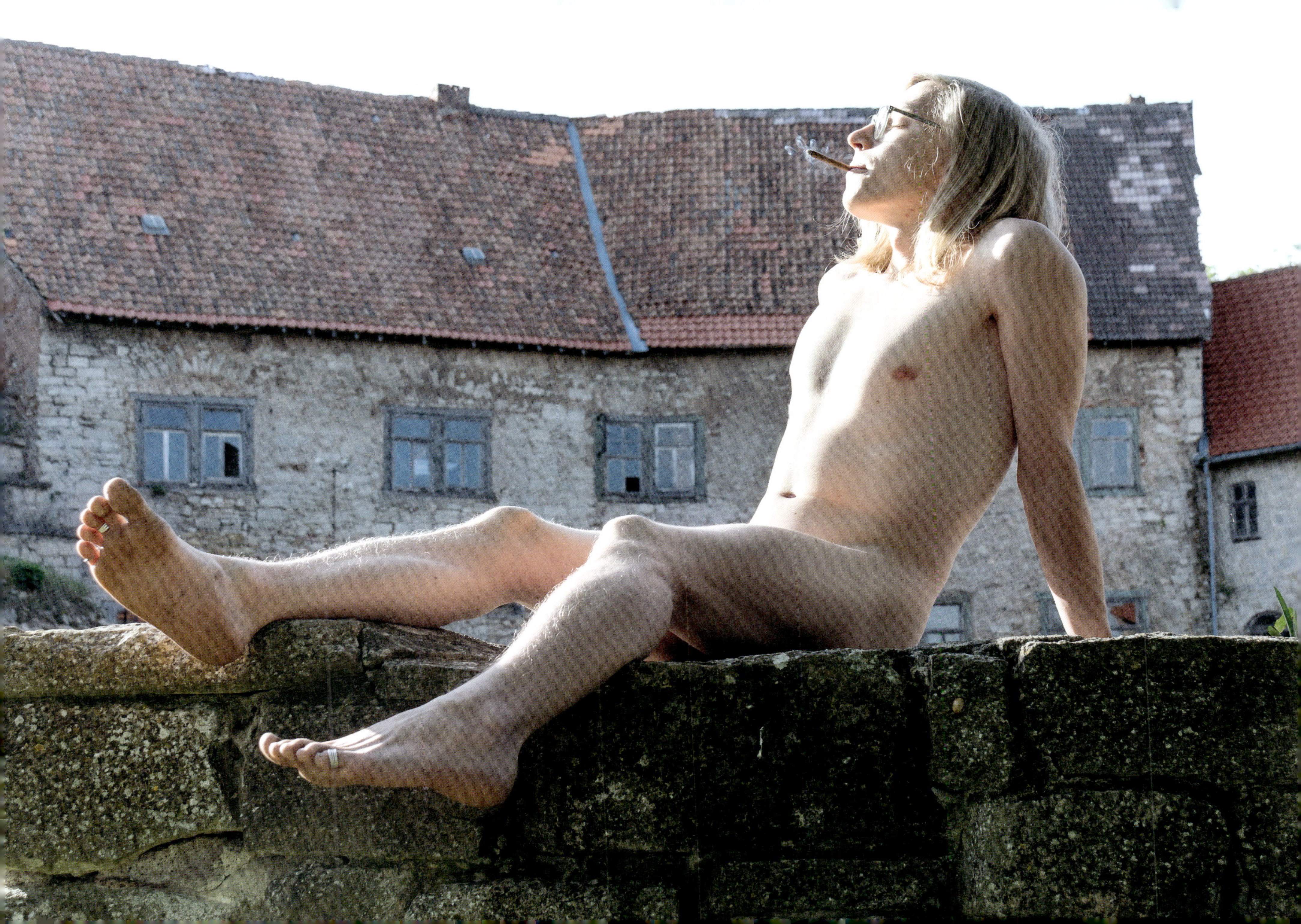

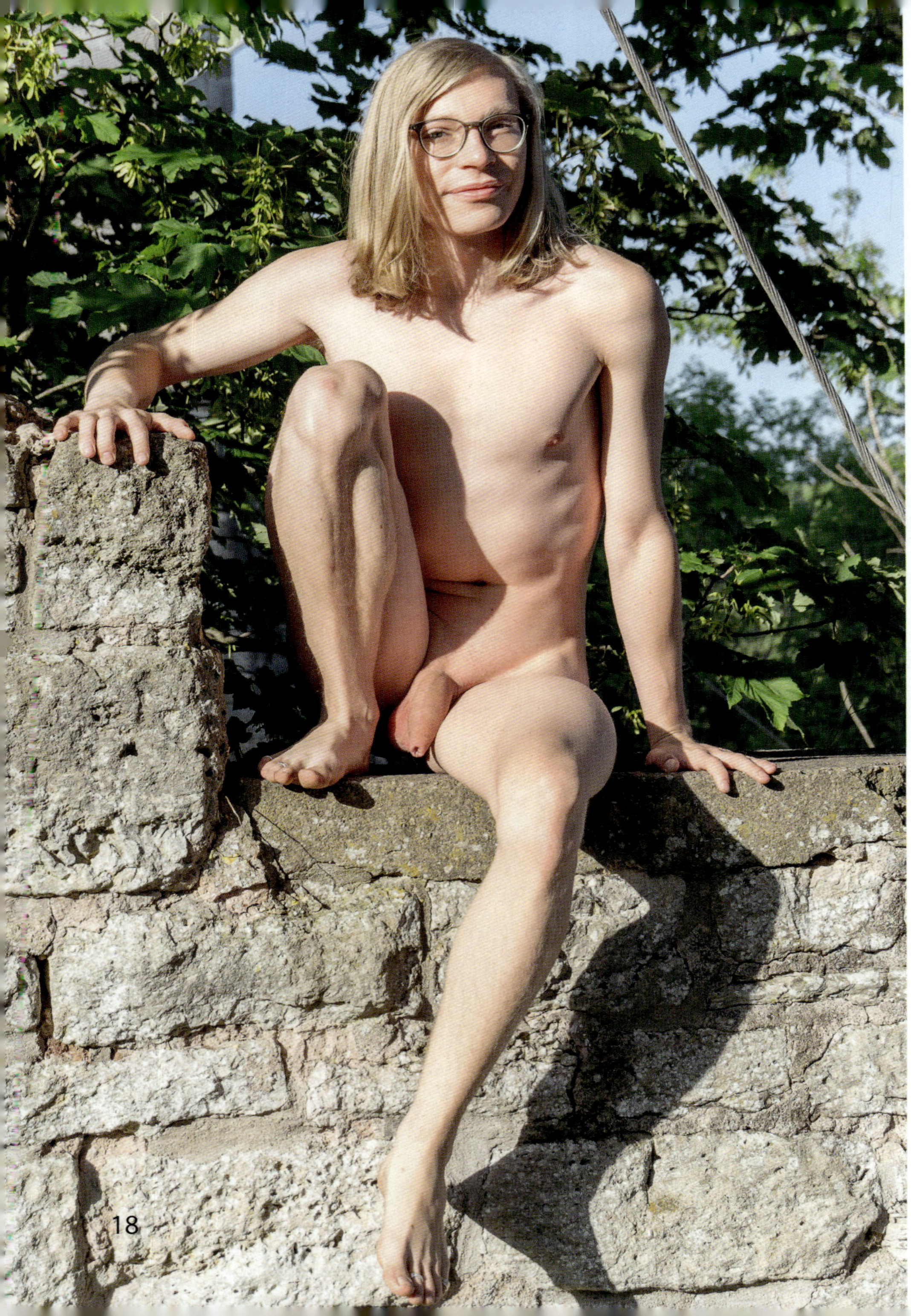

Ein sonnenverwöhnter Morgen auf dem Burghof

„So, jetzt ist die Theorie vorbei, und nachher treffen wir uns auf dem Burghof und dann geht's los. Bis dahin könnt ihr euch noch ein wenig alles anschauen." Das lässt sich Thomas nicht zwei Mal sagen, denn wo kann man schon mal nackt eine Burg besichtigen. Es geht auf Erkundungstour!

Auf einmal steht Thomas auf dem riesigen Burghof. Die Strahlen der Morgensonne streicheln die Burgmauern und seine Haut. Was für ein Gefühl! Das kennt so keiner, der mit Kleidung einen solchen Morgen erlebt. Die Luft ist noch kalt und die Sonnenstrahlen wärmen und lassen auf einen schönen Tag hoffen. Eine angenehme Gänsehaut entsteht. Die Sonnenstrahlen scheinen auf die alten Mauern, deren zerklüftete Steinreihen dadurch malerische Schatten werfen. So etwas erlebt man nur an einem solchen Frühlingsmorgen. Nackt ist es was ganz Besonderes.

Nachdem Thomas ein wenig auf den Mauern herumgeturnt ist, entschließt er sich, die Aussicht bei einer Zigarette zu genießen. Ja richtig gehört: Bei einer Zigarette. Und eh jetzt die ersten eingefleischten Naturisten aufschreien: Ja, Thomas weiß, dass das Rauchen nicht unbedingt zum Programm der Freikörperkultur gehört.

Es war jedenfalls zur Zeit der Lebensreformbewegung in den 1920er Jahren in der gemeinschaftlichen Freikörperkultur nicht nur verpönt, sondern sogar verboten. Genauso wie Alkohol. Damals waren Freikörperkultur und gesunde Lebensweise eine Einheit.

Thomas hat sich seine Zigarette angezündet und zieht genüsslich daran, während die Rauchwölkchen in den blanken Himmel steigen. Wer noch nie eine Morgenzigarette geraucht hat, und das dazu noch nackt, weiß gar nicht, wie das so ist. So ein Zigarettenrauch macht so ein angenehmes Gefühl wie ein Gläschen Wein. Es wird so schön schummrig, angenehm, das Leben wird leicht.

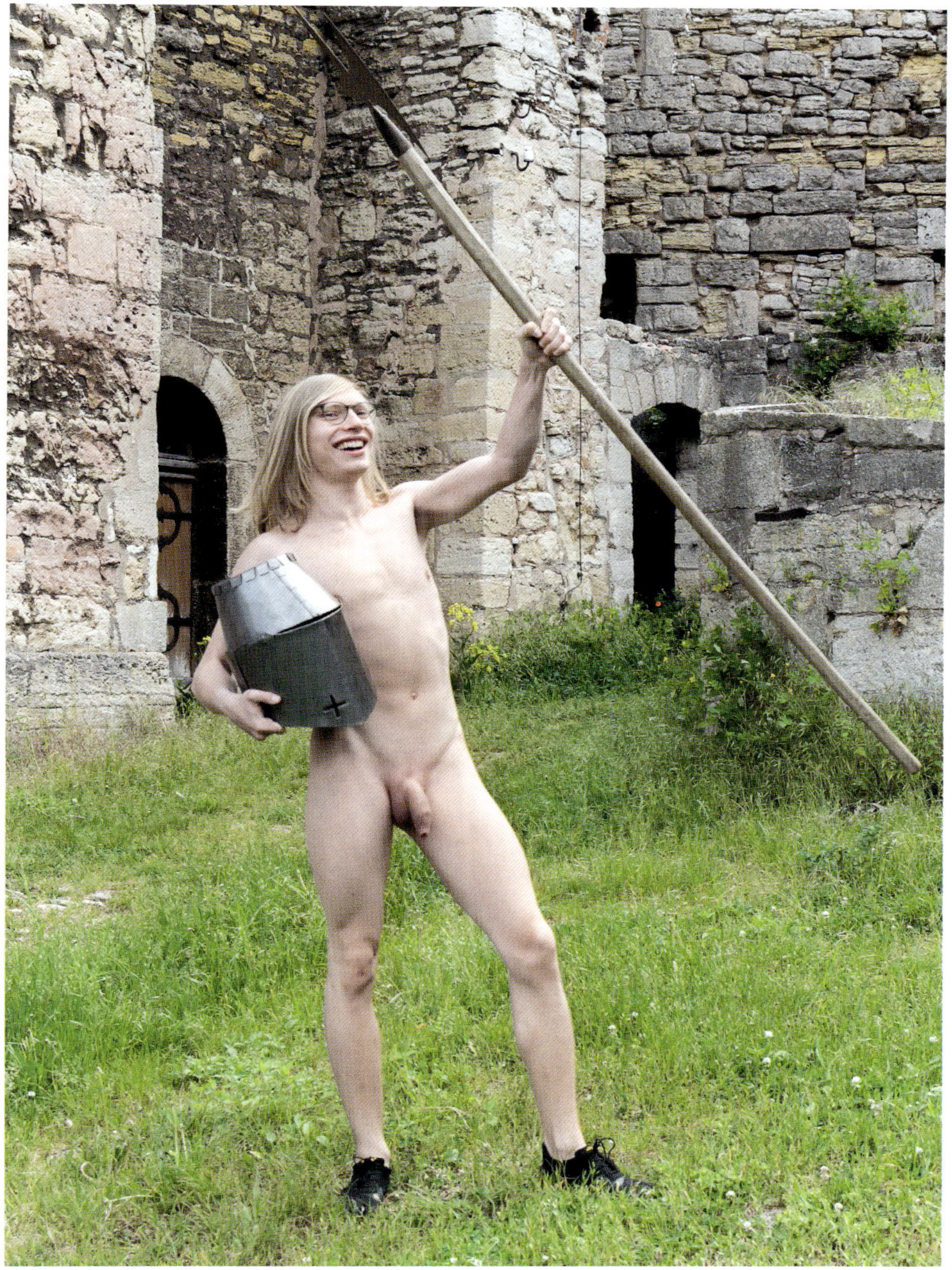

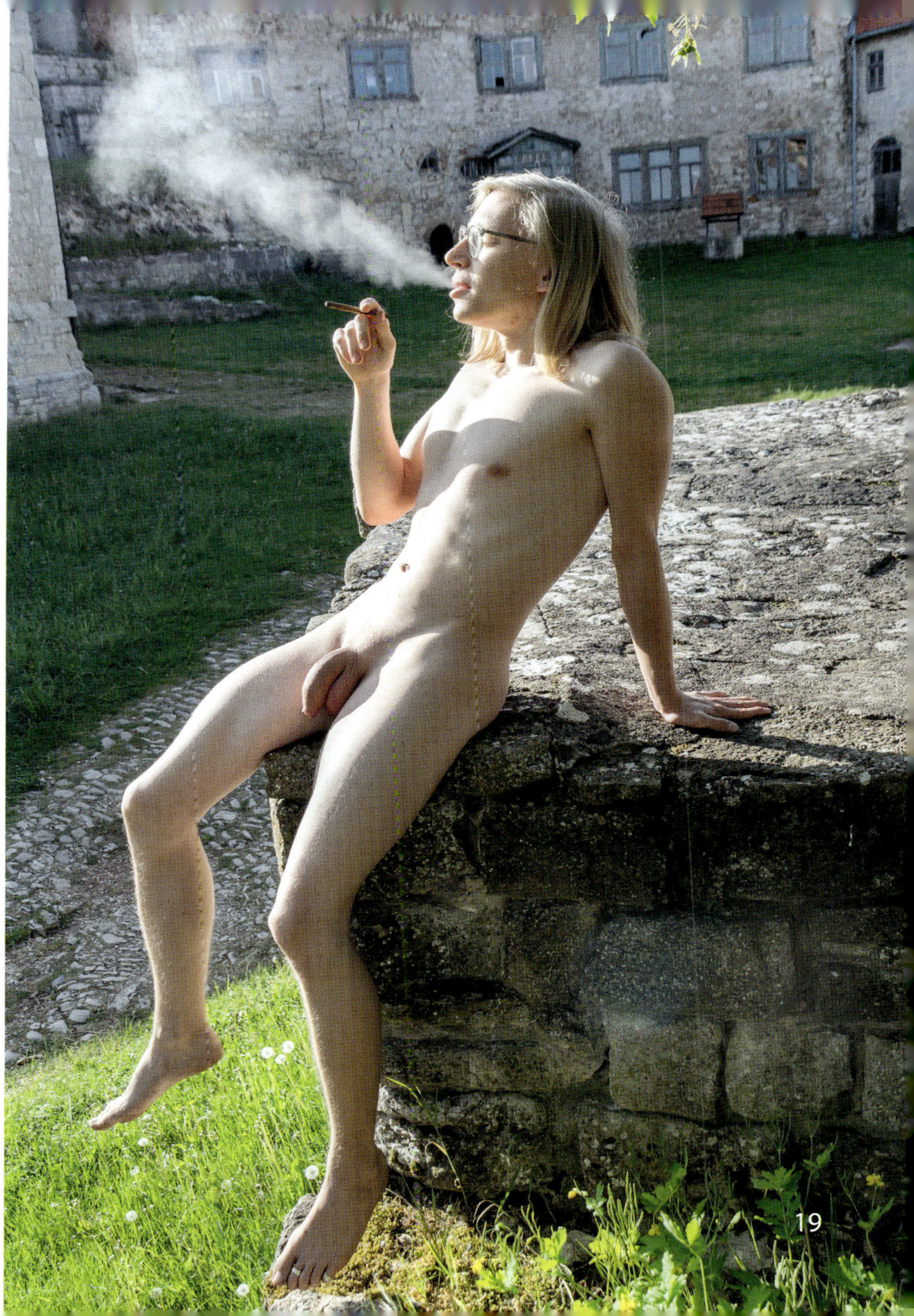

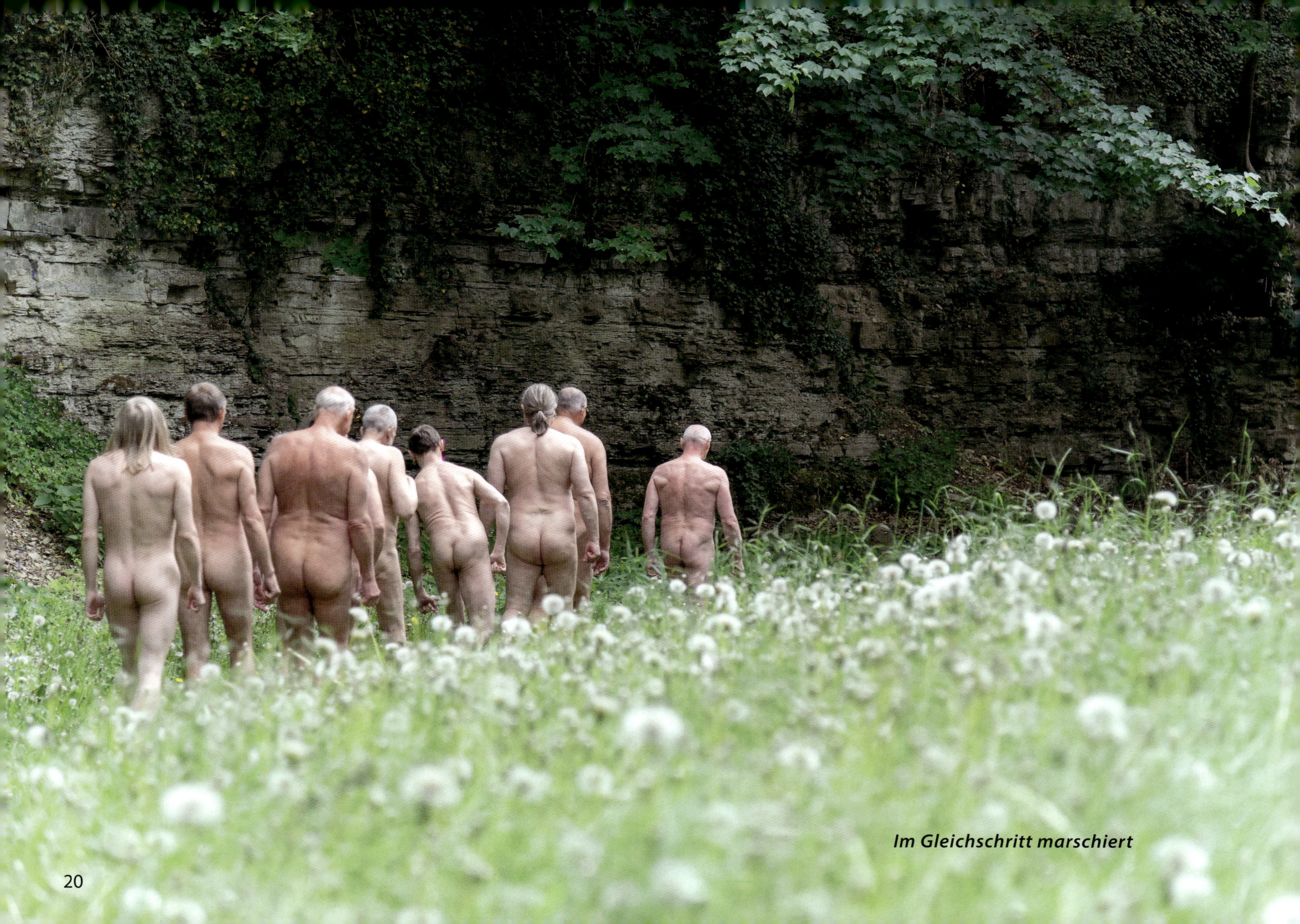

Im Gleichschritt marschiert

Auf einmal kommen die Anderen bereits in einer langen Reihe über den Burghof gelaufen. Thomas schließt sich einfach an. Gleichschritt. Ob´s so was wirklich schon im Mittelalter gab? Mal sehen, was jetzt kommt. Was glänzt und blinkert dort auf den Steinen? Etwa der Burgschatz? Auf den Mauern liegen Waffen und Rüstungsteile. Aha, der ritterliche Teil? Richtig. Es geht los und die wehrhaft-männlichen Attribute werden verteilt. Es scheppert ganz schön. Manche Teile sind echt schwer, wie der Eisenhut. Gut nachgemacht. Drei Millimeter Stahl. Aber manche sind nur theatermäßig, aber so leichter zu tragen. In der Ritterzeit hätten sie zum Schutz wohl nur wenig genutzt. Aber für das Aktionswochenende sind die doch prima, oder?

Eine Art Herold ruft aus:

VOLK ZU LOHRA

Euch sey gesayt und Kund' gethan dasz der Hohe Herr Michael von Sonntag, Edelmann von Gottes Gnaden, gekommen, Euch die noble Kunst des Schwertes zu lehren, auf dasz Ihr streyten könnt wider spitzbübisch Volk, welches begehret Eurer Beutel klingende Münze und Eurer Weyber Lenden.

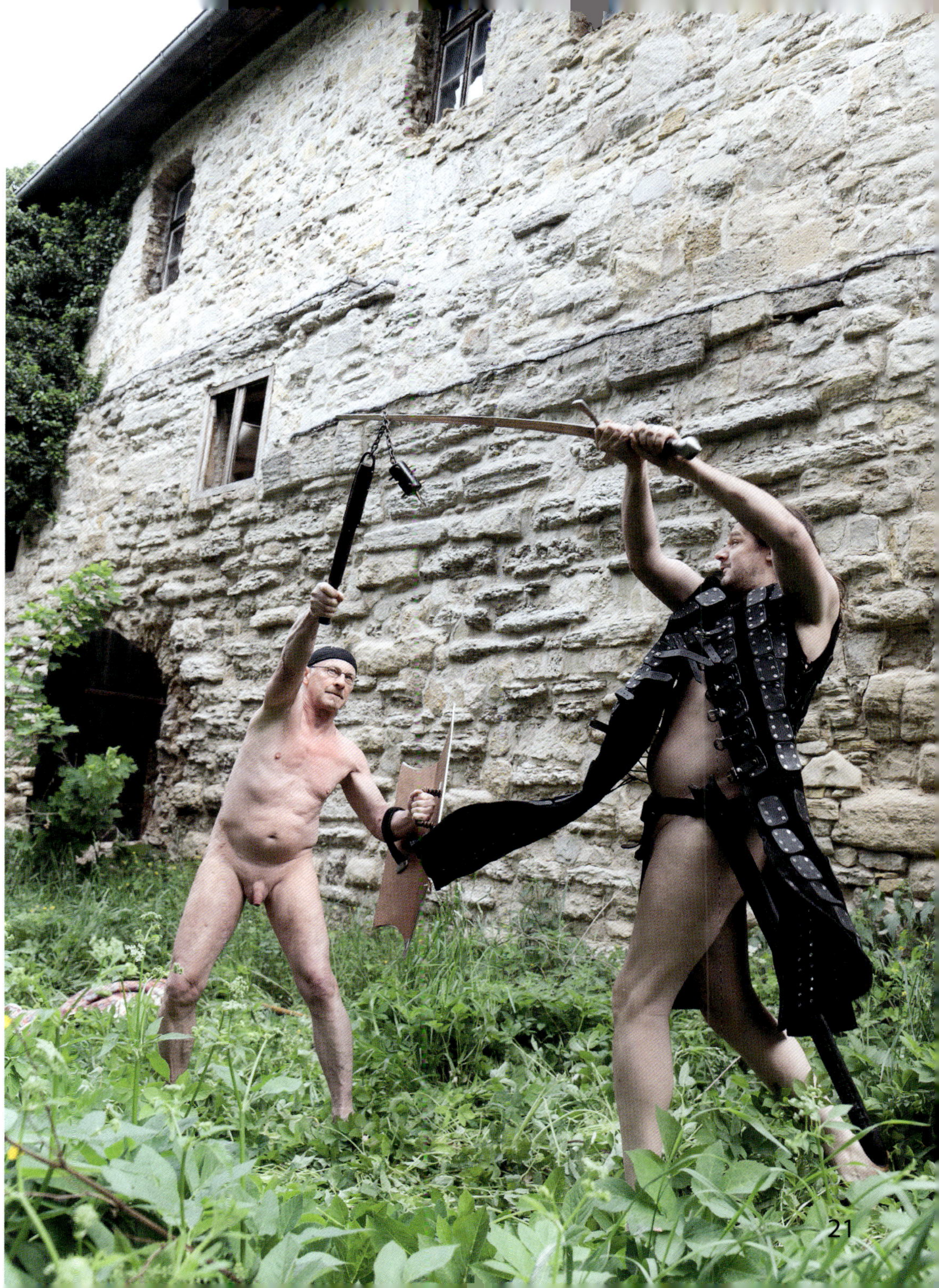

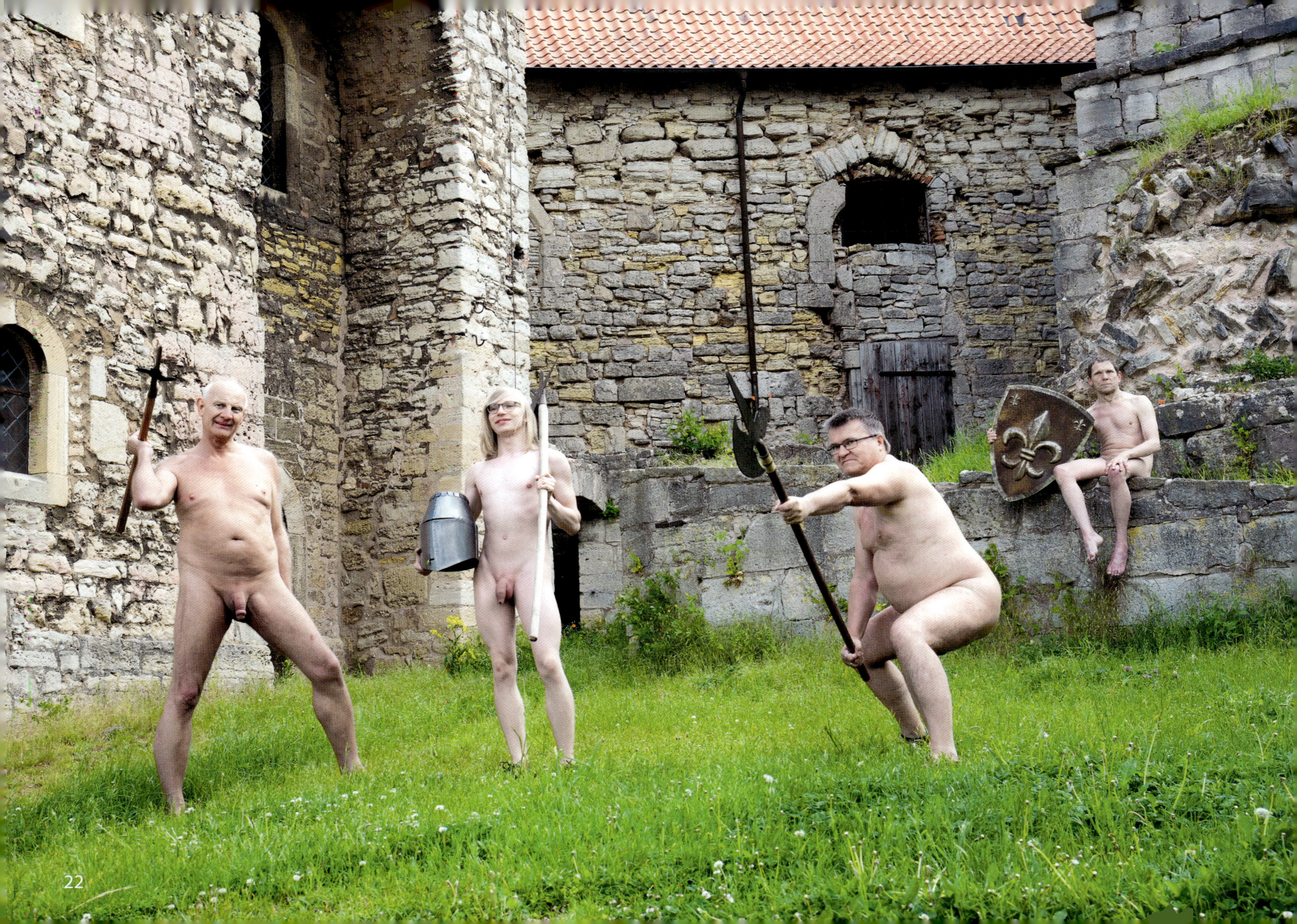

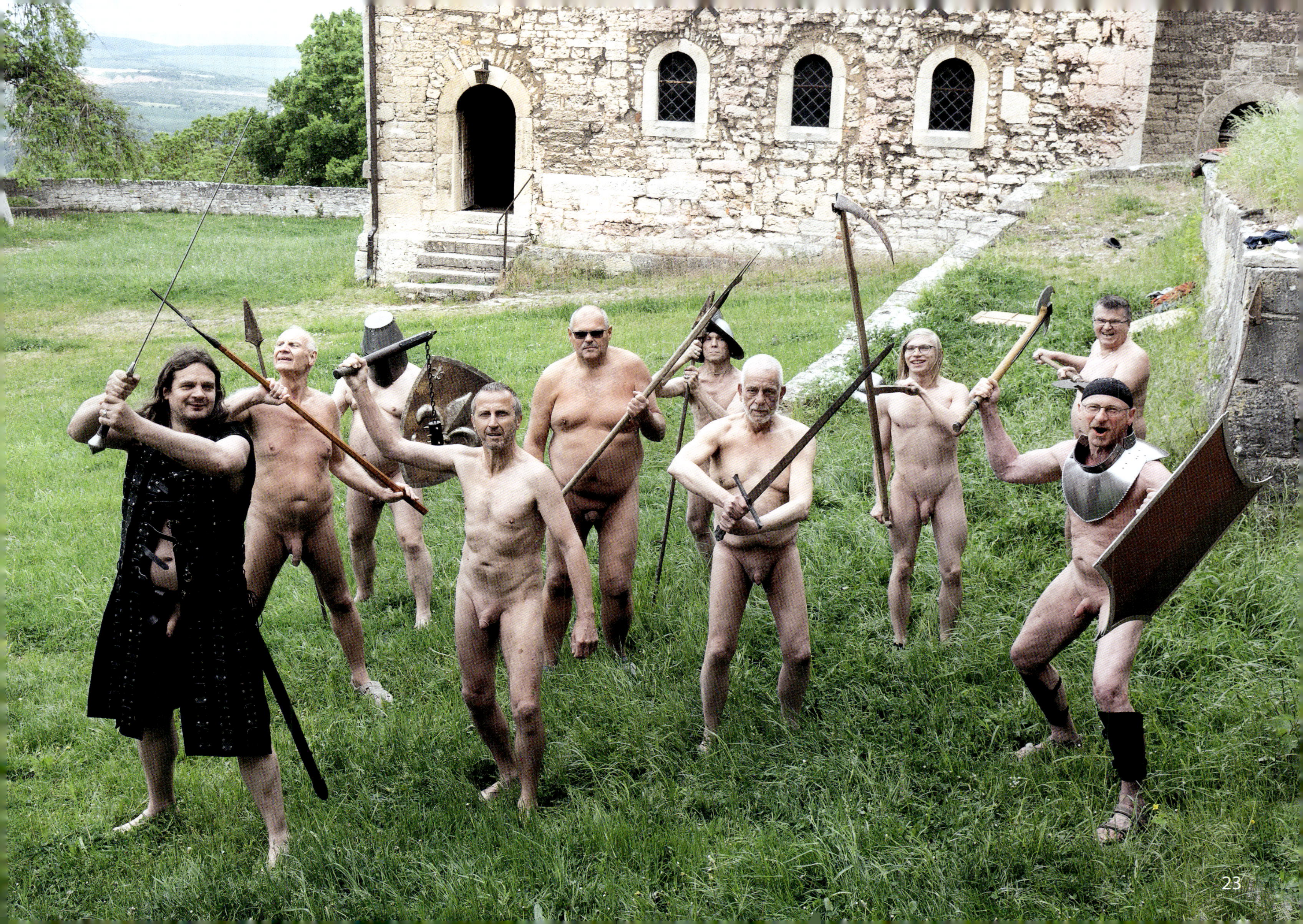

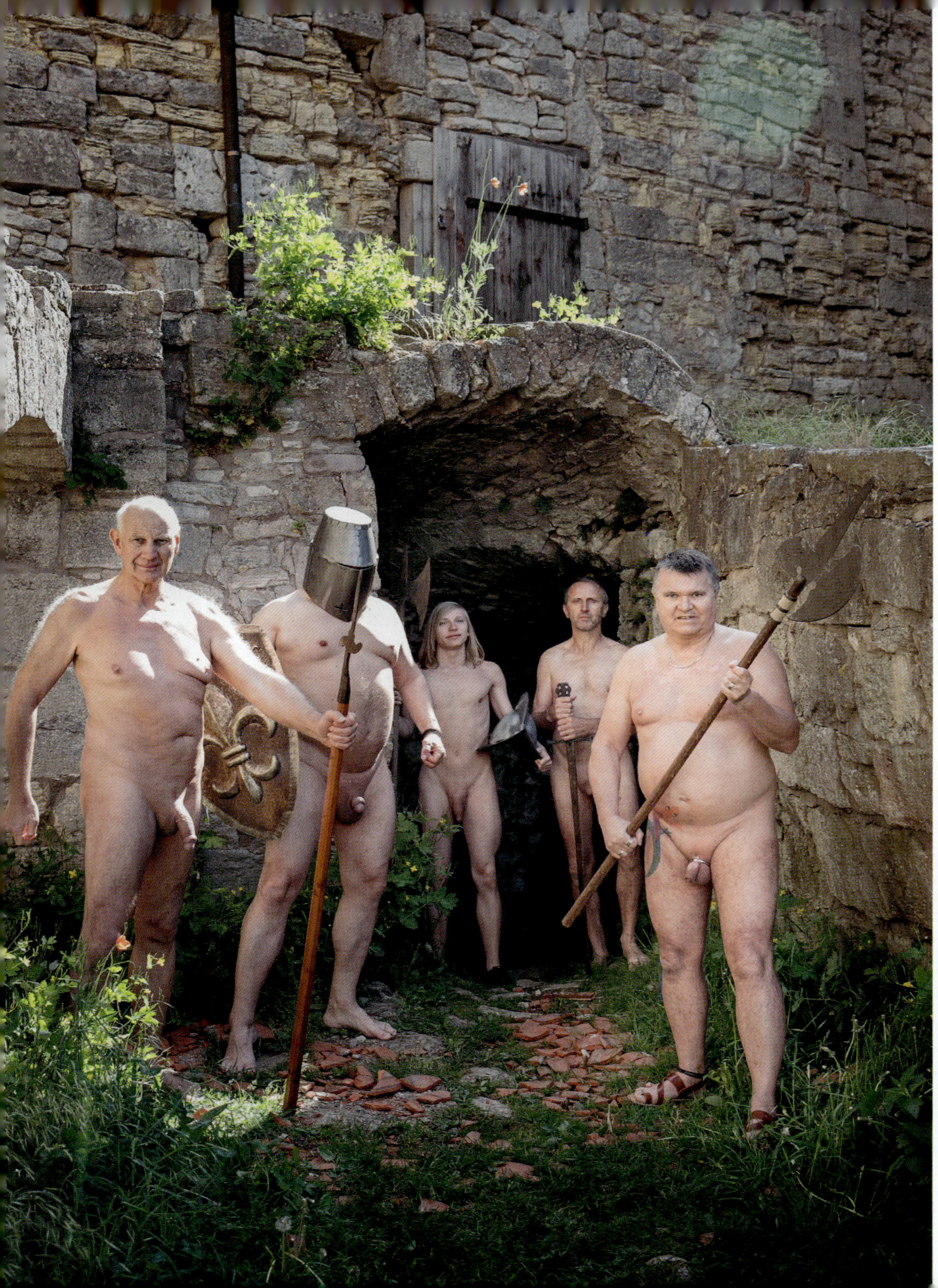

Nach so viel Kampf gönnt sich Thomas ein Ruhepäuschen mit seiner zweiten Zigarette. Doch auf einmal, die Zigarette ist schon aus, riecht es irgendwie verbrannt. Thomas schaut um sich. Da ist doch nicht irgendwie durch die Tabakglut etwas in Brand geraten? Nein, der Geruch riecht eher nach schwelendem Holz. Dahinten, aus dem versteckten Bereich des Burggrabens, steigt Rauch auf. Nichts wie hin! Straffes Programm hier oben.

Ja, hier ist schon was los und ein Lagerfeuer klimmt warm. Aber irgendwie wirkt es doch komisch. Die anderen sind so, sagen wir mal, ulkig.

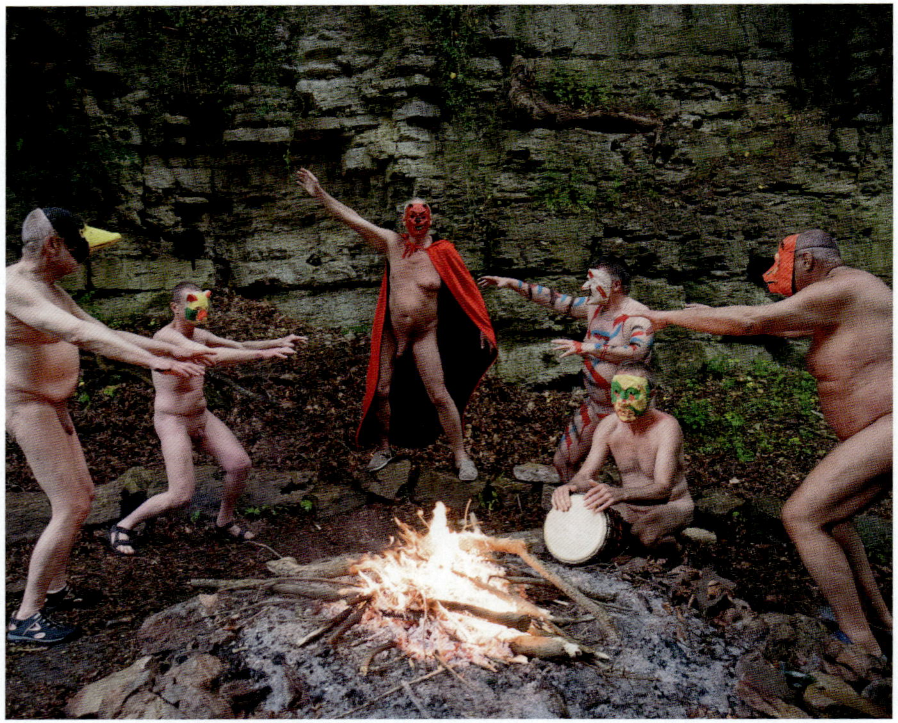

Du Opfer!

„Schön, dass du auch schon kommst. Wieder mal zu spät." Der mit der Teufelsmaske meint: „Na, da haben wir doch schon das Opfer!"

Ein kalter ruppiger Wind streicht durch die Bäume. Die Holzscheite glühen noch einmal frisch auf und Funken knistern in der Luft. Thomas läuft ein eiskalter Schauer über den Rücken. Unheimliche Situation. Die Masken sind auch ganz schön unheimlich. Freakig, die Jungs hier! Im Pulk geht's auf den Burghof. Thomas in der Mitte. Wenn er nicht wüsste, dass das hier ein Spiel ist… Schwarze Messe war angesagt… Aber irgendwie… Egal!

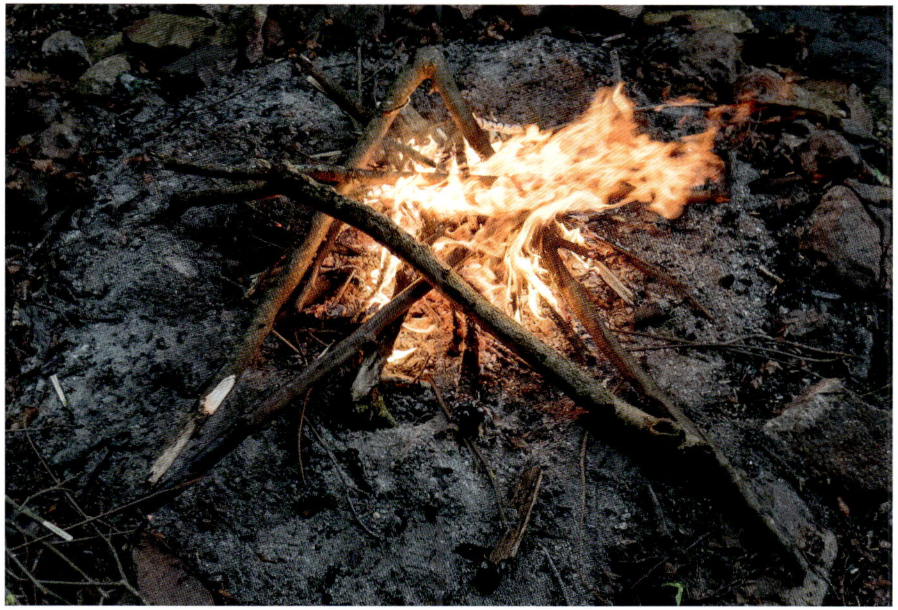

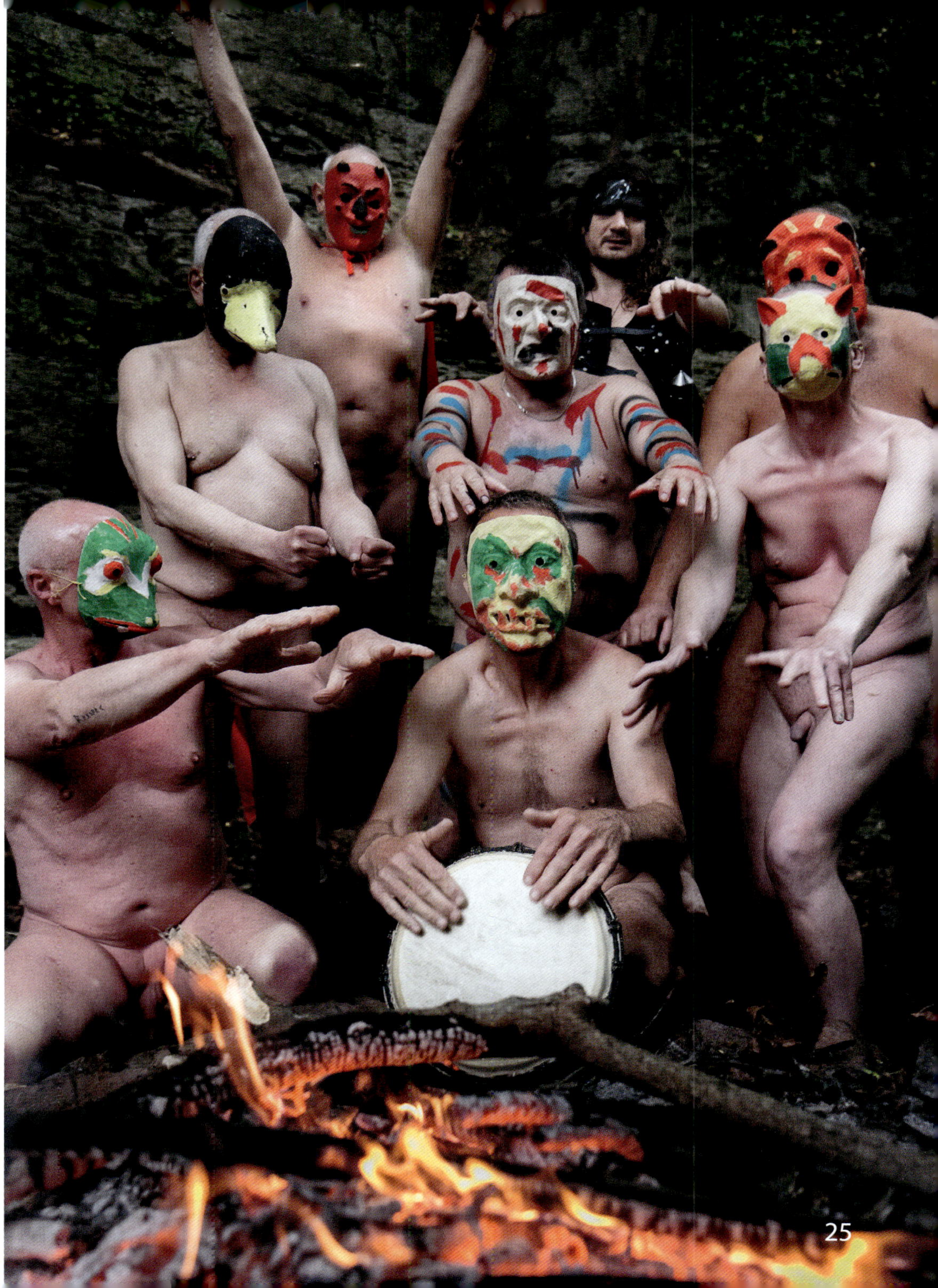

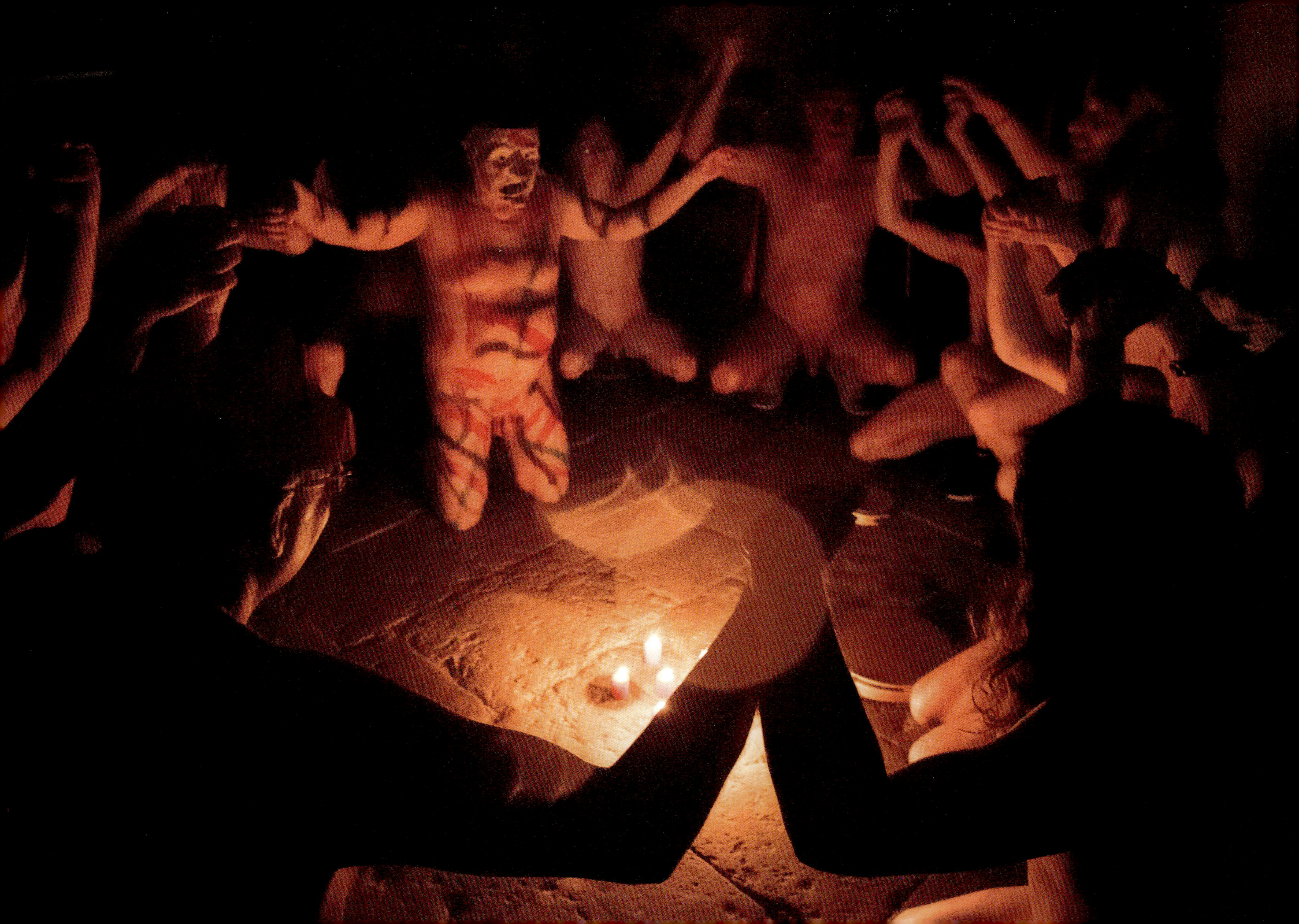

Das Elixier des Teufels

Über eiskalte Steinstufen geht es ins Innere eines der muffigen, uralten und dunklen Häuser. Die Wände hier sind meterdick, das erkennt Thomas sofort. Es müffelt, ein Hauch der Vergangenheit weht durch die uralten Gewölbe, die sich über den Köpfen spannen.

Drinnen hält jetzt Micha einen Vortrag. „So fern liegen wir mit einer nackten Schwarzen Messe gar nicht. Hexerei und Zauberei wurde oft mit Nacktheit in Zusammenhang gebracht, Nacktsein bedeutet die absolute Hingabe an ein Ritual. Und man dürfte staunen, wie oft vermeintliche Hexen unter der Folter aussagten, bei bestimmten magischen Handlungen nackt gewesen zu sein.

Falsch ist jedoch wahrscheinlich, dass die Schwarzen Messen und die Hexerei einst so mannigfach auf den Burgen ausgeführt wurden, wie es uns heute in Filmen präsentiert wird. Sicher, es ist nicht ausgeschlossen, dass sich einige Herrschaften gern dem okkulten Treiben widmeten. Aber oft wurde es ihnen zugeschrieben, um ihnen übel nachzureden und sie in Misskredit zu bringen. Wie bei den Templern, die unter anderem aus dem Grunde, sie würden den Teufel verehren, enteignet wurden und auf dem Scheiterhaufen landeten. Oder die Untertanen machten sich so ihre Gedanken, was die Herren so trieben. Da waren die halt mal nackt bei der Teufelsanbetung.

Und es gab auch männliche Hexen. Einige unschuldige Männer, ja sogar Halbwüchsige und Knaben landeten auf dem Scheiterhaufen."

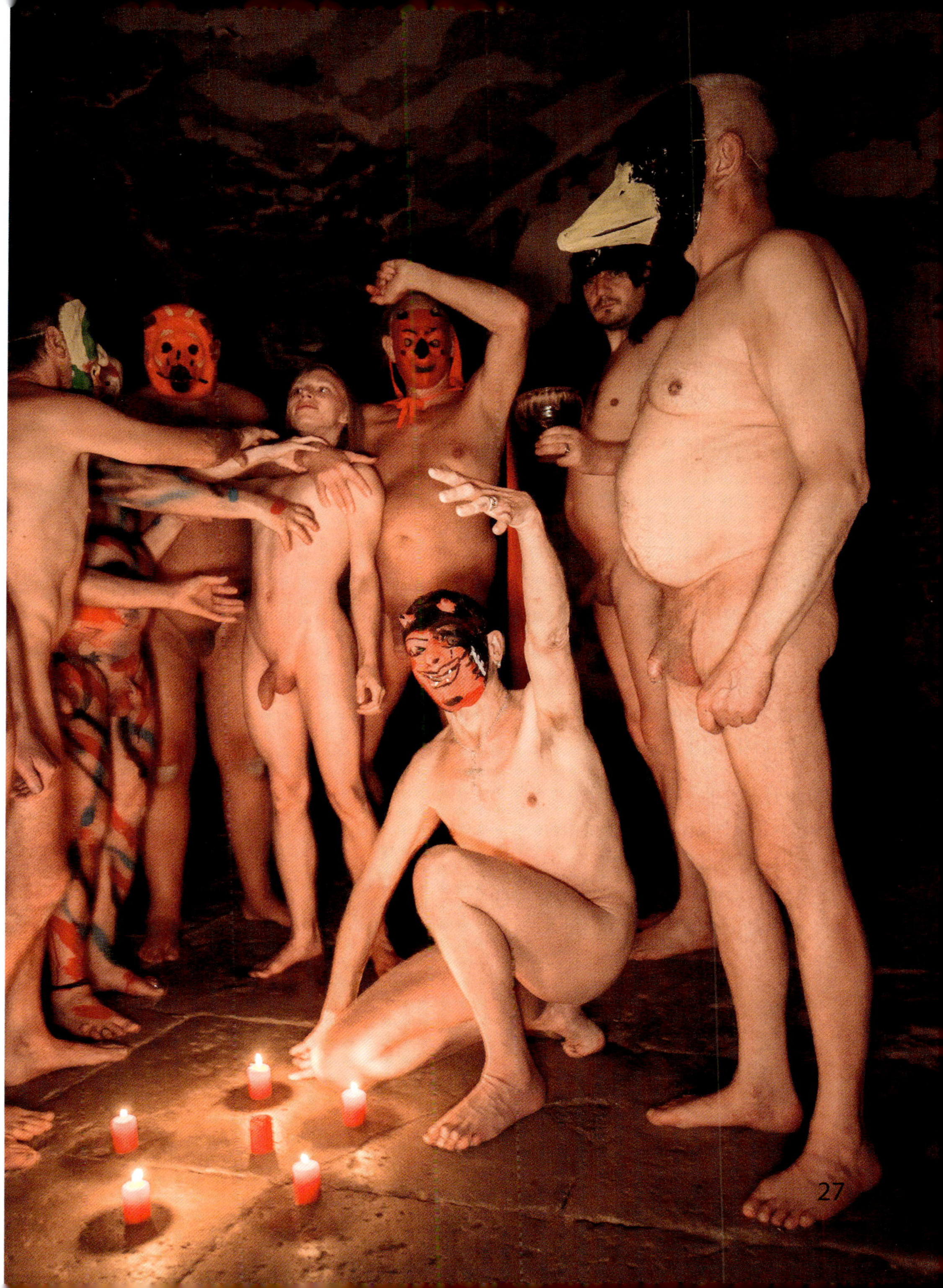

„Sind die jetzt total übergeschnappt?“ denkt sich Thomas. Der Fußboden ist eiskalt und durch die linden Lüfte der letzten Tage sind die eiskalten Steine angelaufen. Der Fußboden ist richtig glitschig. Sollte das hier die Hölle sein, dann entspricht sie nicht dem gängigen Bild, geht es Thomas durch den Kopf. Oder es wird massig Energie gespart. Energiekrise beim Teufel.

„Und die männliche Hexe bist du!“ spricht prosaisch und mit viel Brimborium der Oberteufel.

„Wenn ich doch nur wüsste, wer sich hinter dieser Maske verbirgt! Grübelt Thomas. Schon komisch, wenn man hier der einzige mit echtem Gesicht ist.

„Der hochprozentige Teufelstrunk wird dich zum Hexer machen!“ rufen alle laut im Chor. Die spinnen doch total! Davon stand aber nichts auf der Einladung.

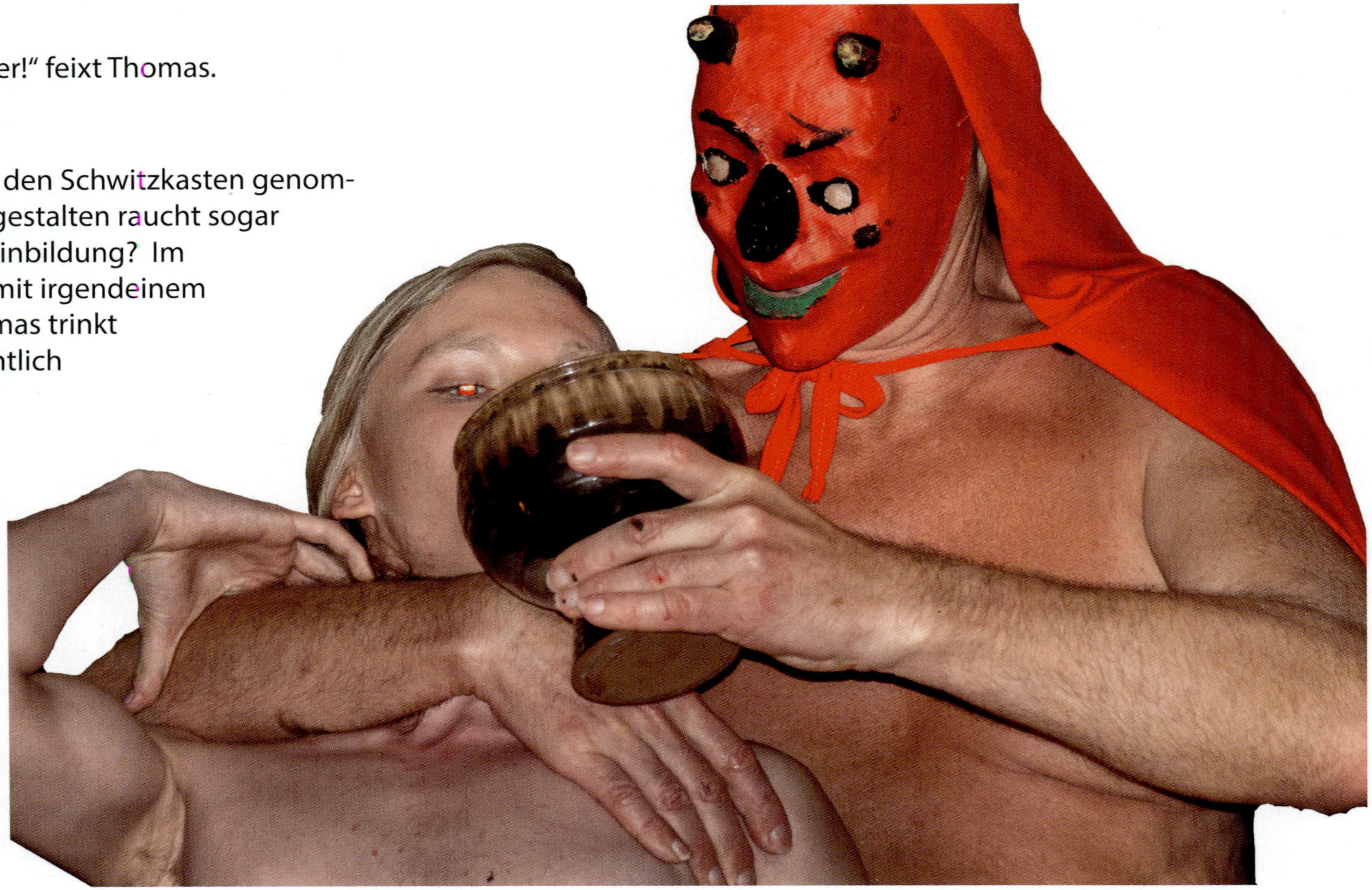

„Teufelstrunk. Ich bin Antialkoholiker!“ feixt Thomas.

„Du freche Laus, lügst auch noch!“

Im selben Moment wird Thomas in den Schwitzkasten genommen und irgendeine dieser Horrorgestalten raucht sogar aus den Nüstern. Oder ist das nur Einbildung? Im nächsten Moment nähert sich ein mit irgendeinem Gesöff gefüllter Tonpokal und Thomas trinkt tatsächlich daraus, obwohl er eigentlich gar nicht will…

Kurz blitzen seine Augen gespenstisch auf. Der teuflische Funke? Gott sei Dank ist es nur der Fotoblitz, der diese absonderliche Erscheinung verursacht hat. Aber jetzt wird es zu bunt.

Erst mal raus hier. Thomas stürmt über die Treppen auf den Hof ins Tageslicht. „Also wenn ich nicht gewusst hätte, dass das alles nur gespielt war!“

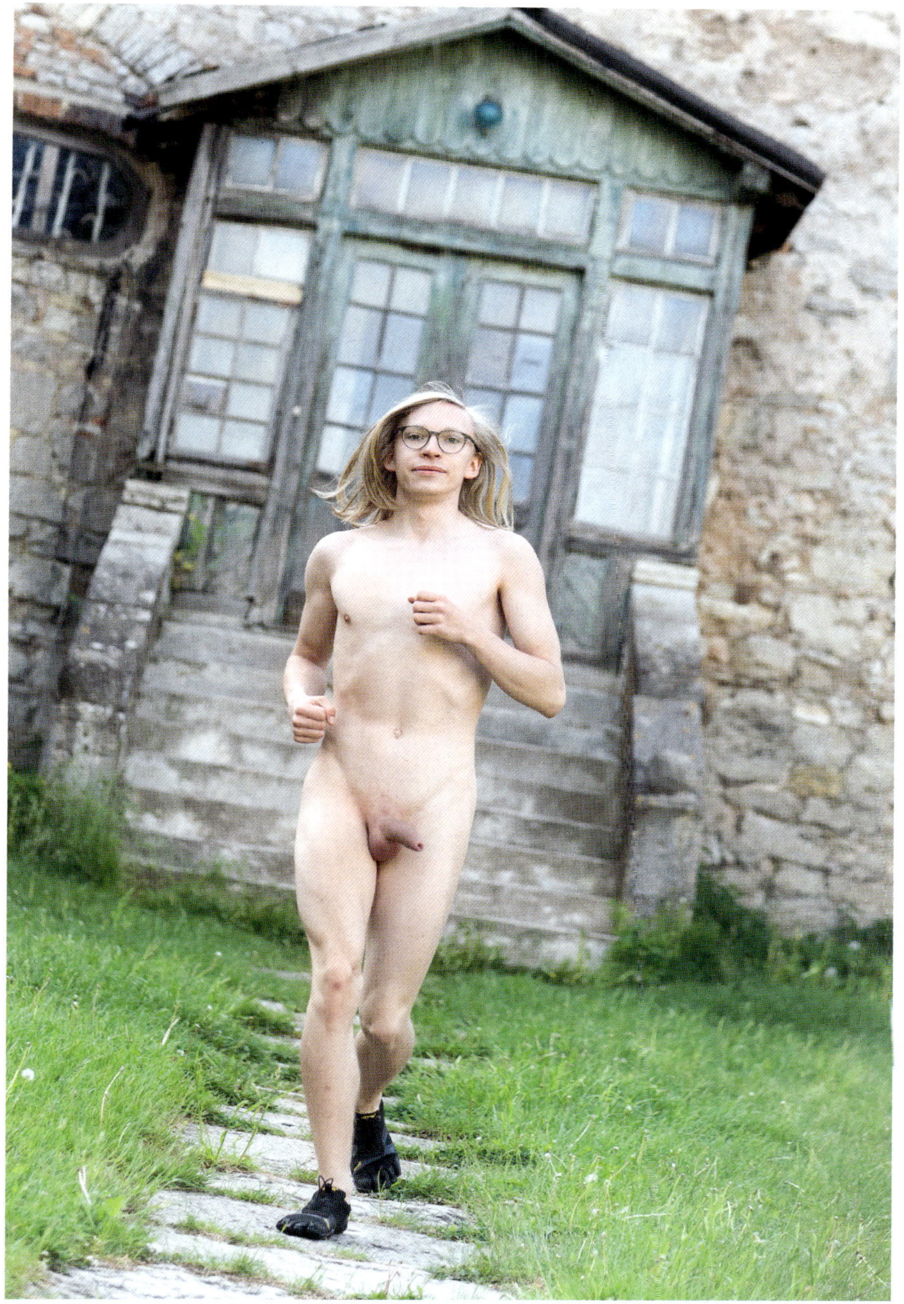

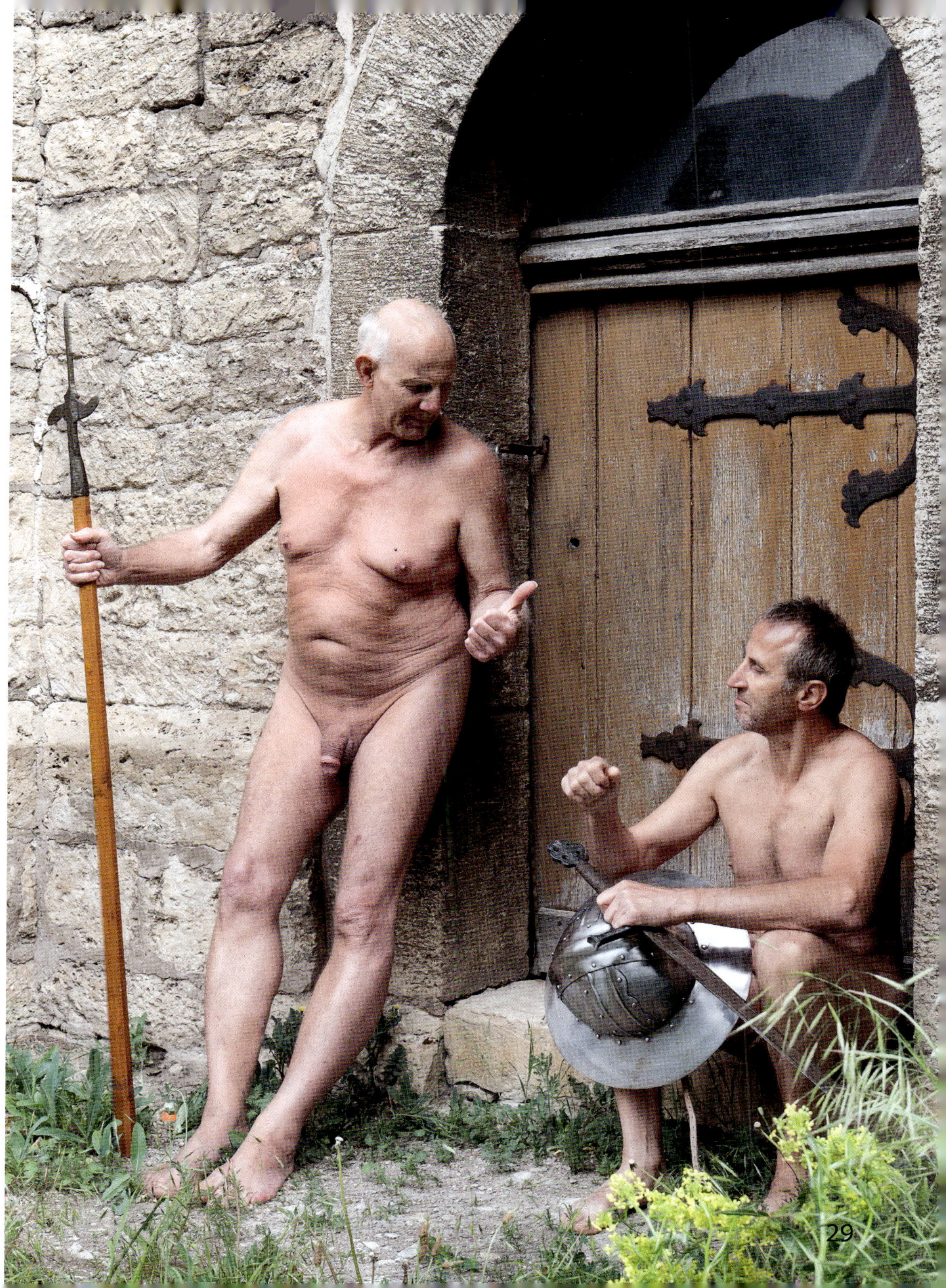

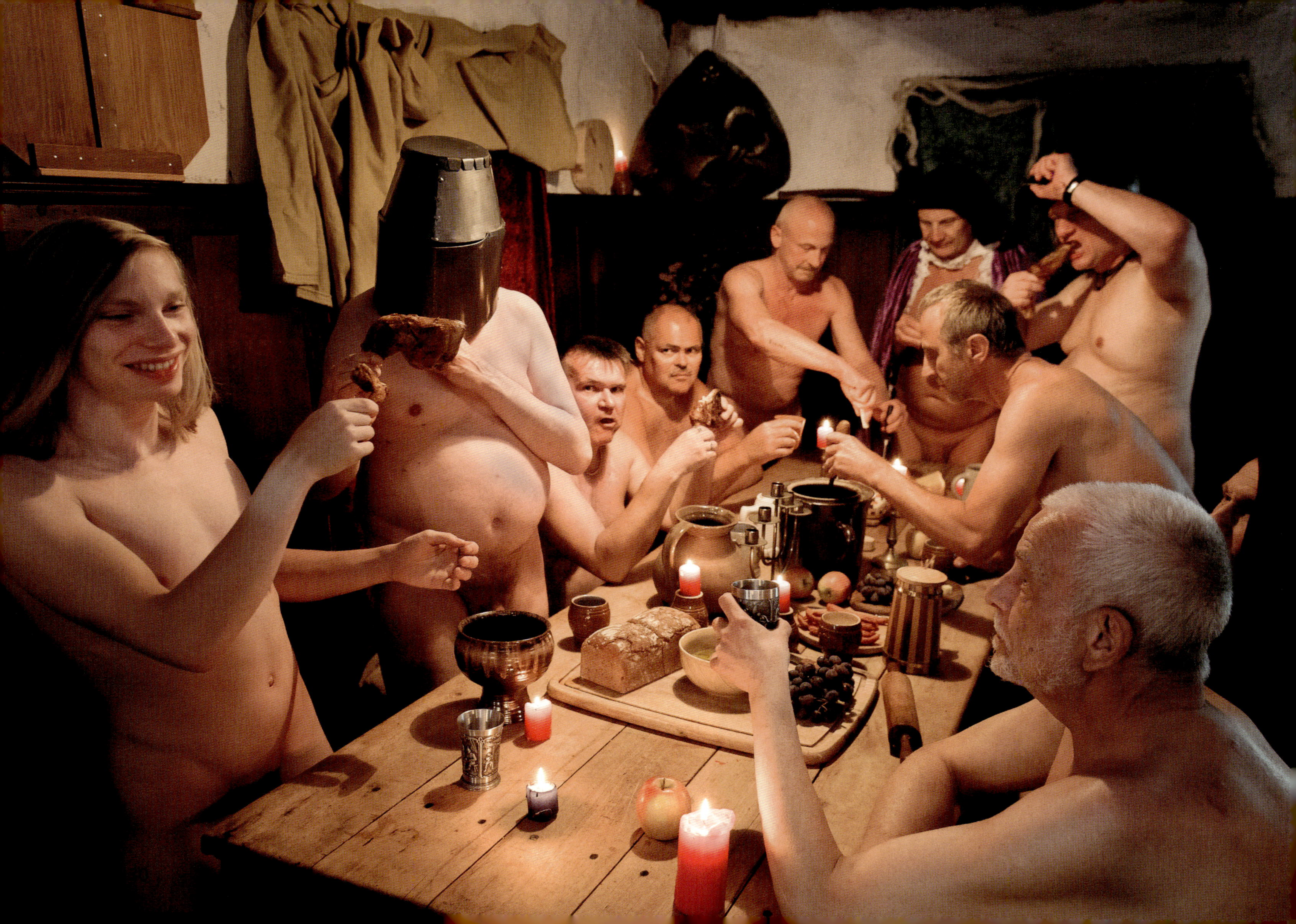

Das große Mahl

Am Abend geht es beim Rittermahl einfach nur zünftig und gemütlich zu. Alle, die gekommen sind, haben etwas vorbereitet und nicht an ihren Kochkünsten gespart. Keulchen, Salate, Wurst und Weine aus den besten deutschen Anbaugebieten sorgt für Wohlsein nach einem tollen Tag. Gegessen wird mit den Fingern, aus Tonschüsseln und von Tontellern. Die Pokale klingen und Mittelaltermusik ertönt. Gut, nur aus dem Lautsprecher, aber anders geht es nicht.

Am nächsten Tag geht Thomas noch ein wenig im Burggraben spazieren. „Was mir gefehlt hat? Ja, da gab es schon einiges! Hätte gern mal mit ein paar Burgfräuleins im Zuber gebadet oder im Schwitzbad geweilt! Grade das wäre ja mittelalterlich gewesen und das Nacktsein dort hätte auf jeden Fall der realen Überlieferung entsprochen. Denn im Badehaus waren in den alten Zeiten einfach alle nackt!" Thomas lacht verschmitzt und holt noch sein Pfeifchen raus. Wie gesagt, er hat so seine Hobbies. Wir freuen uns auf ein Wiedersehen. Natürlich nackt!

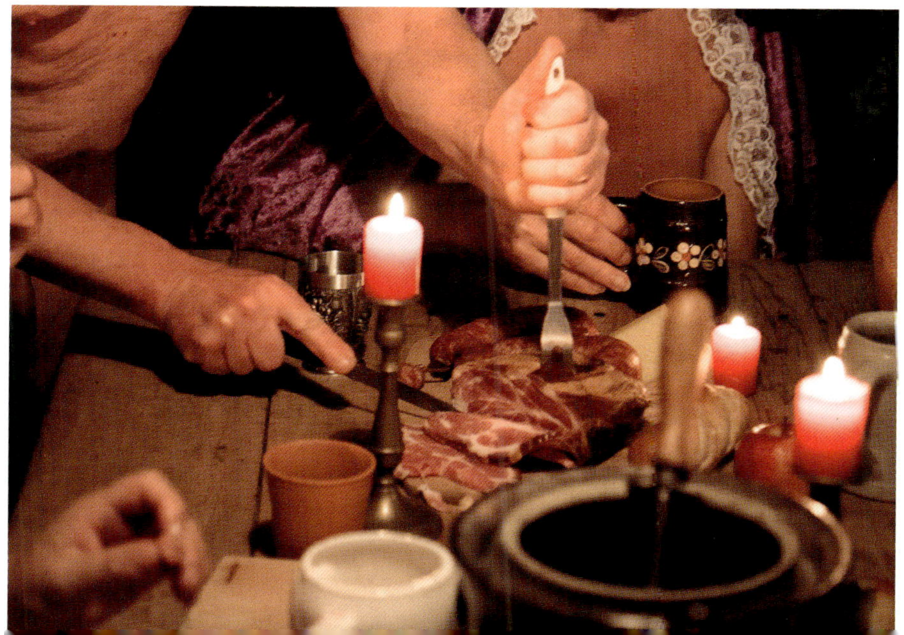

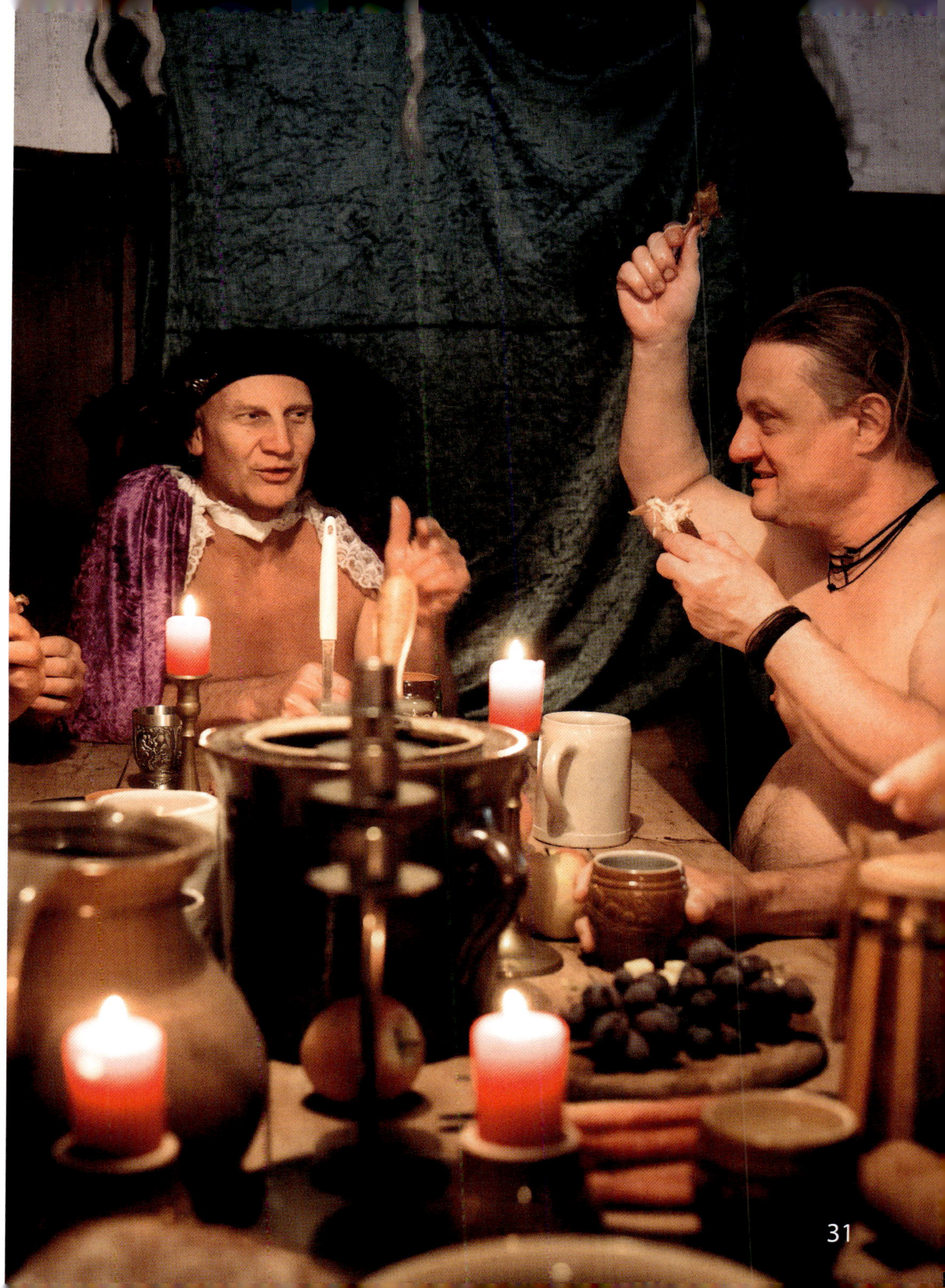

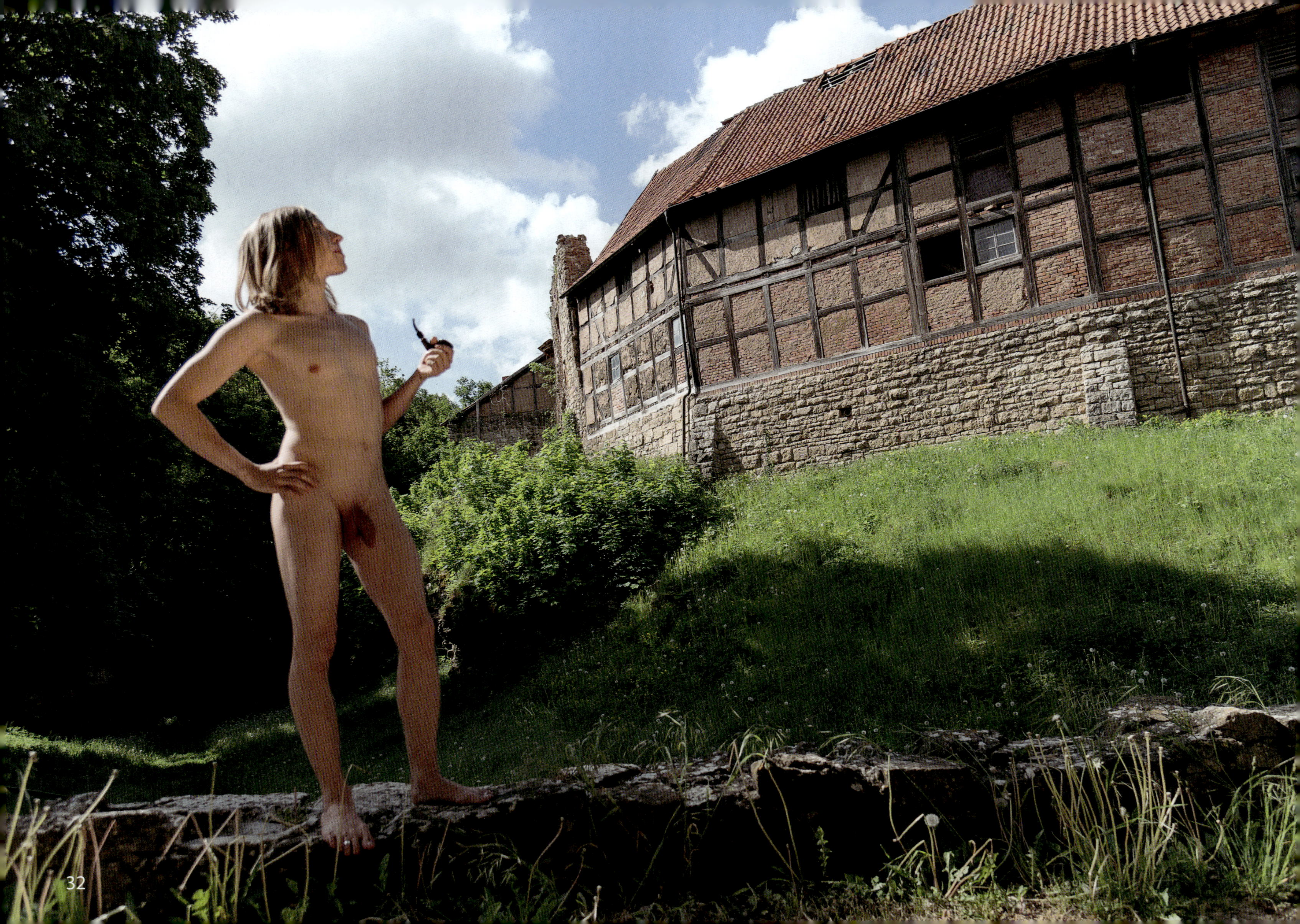

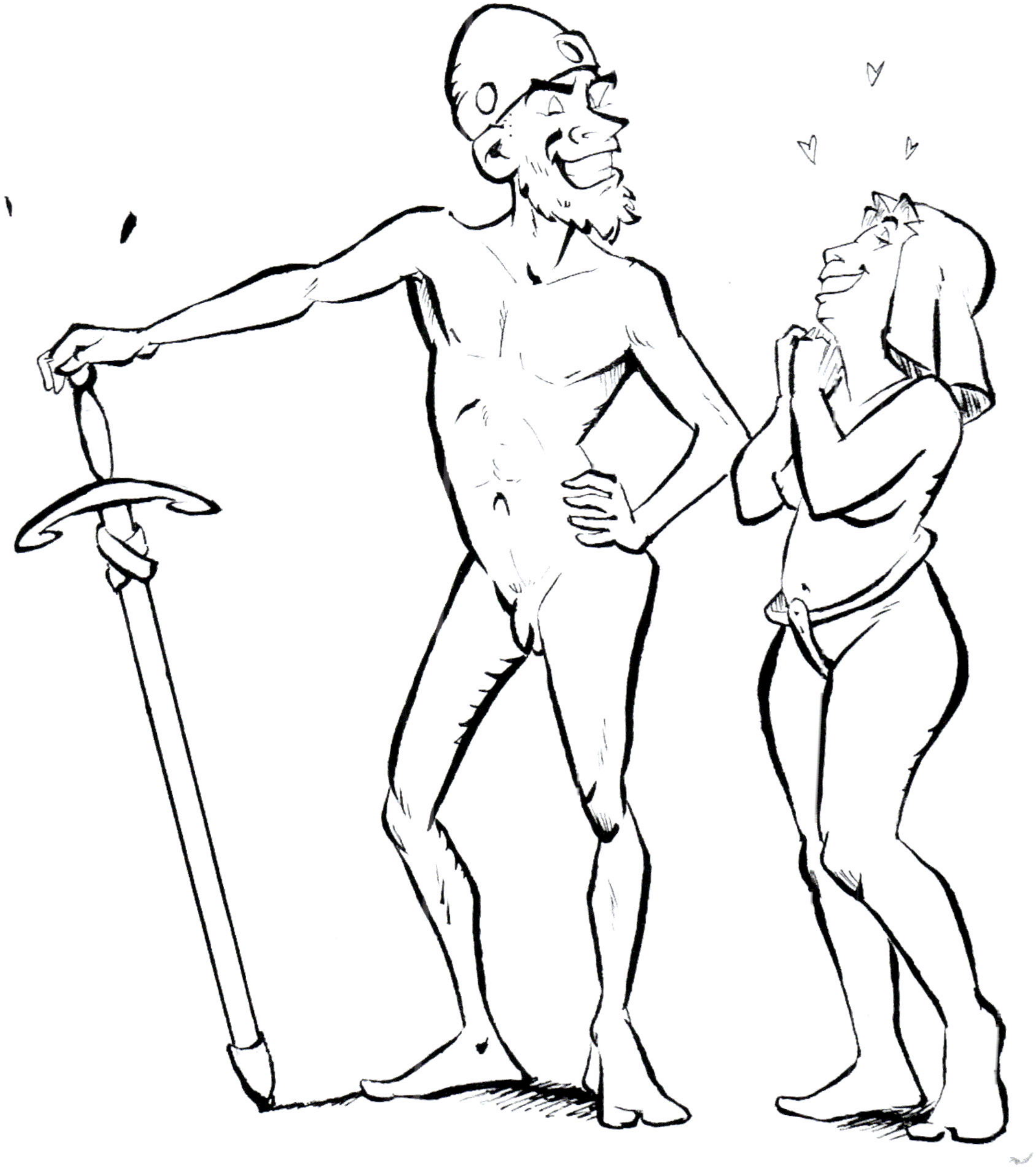

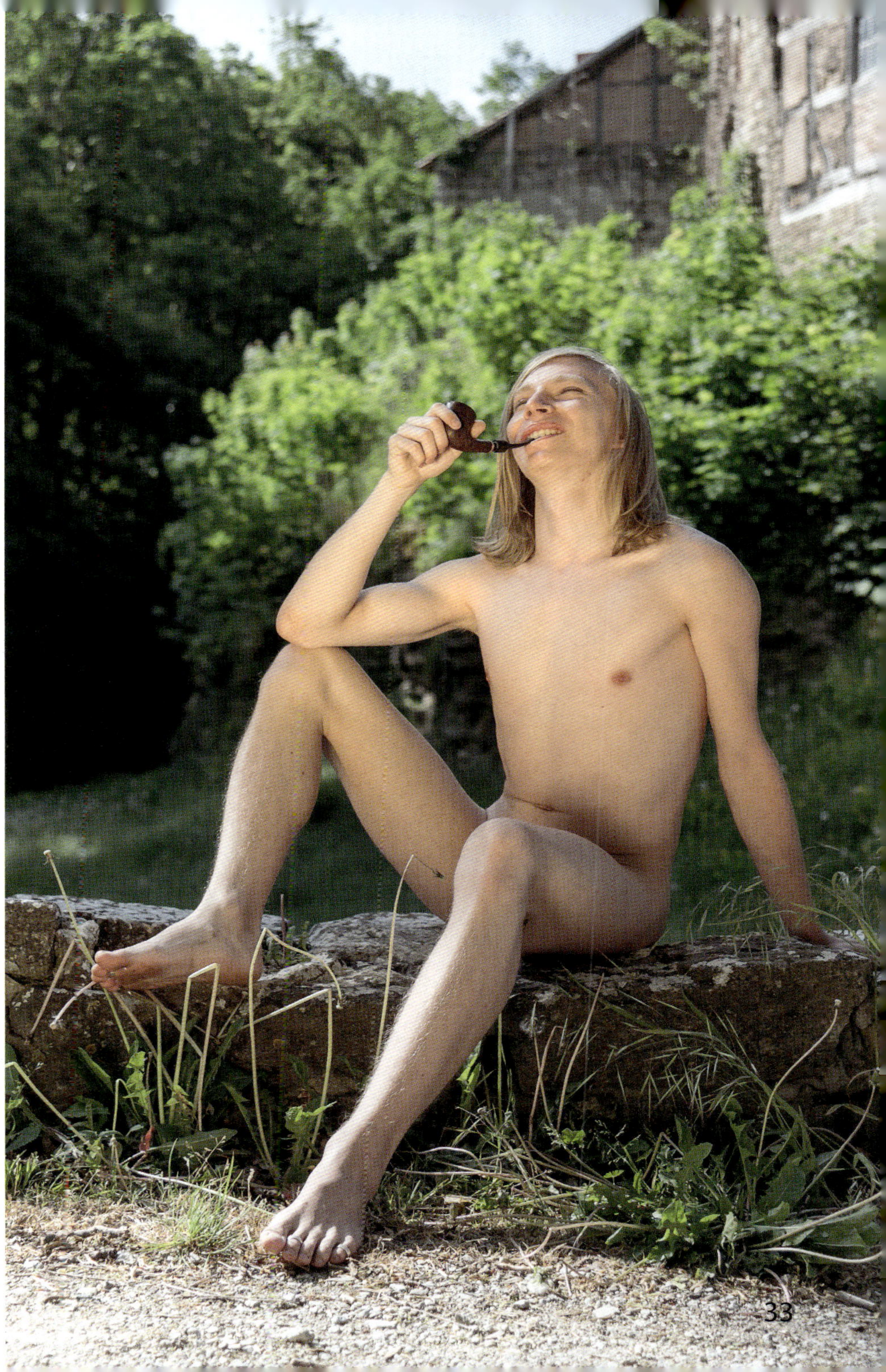

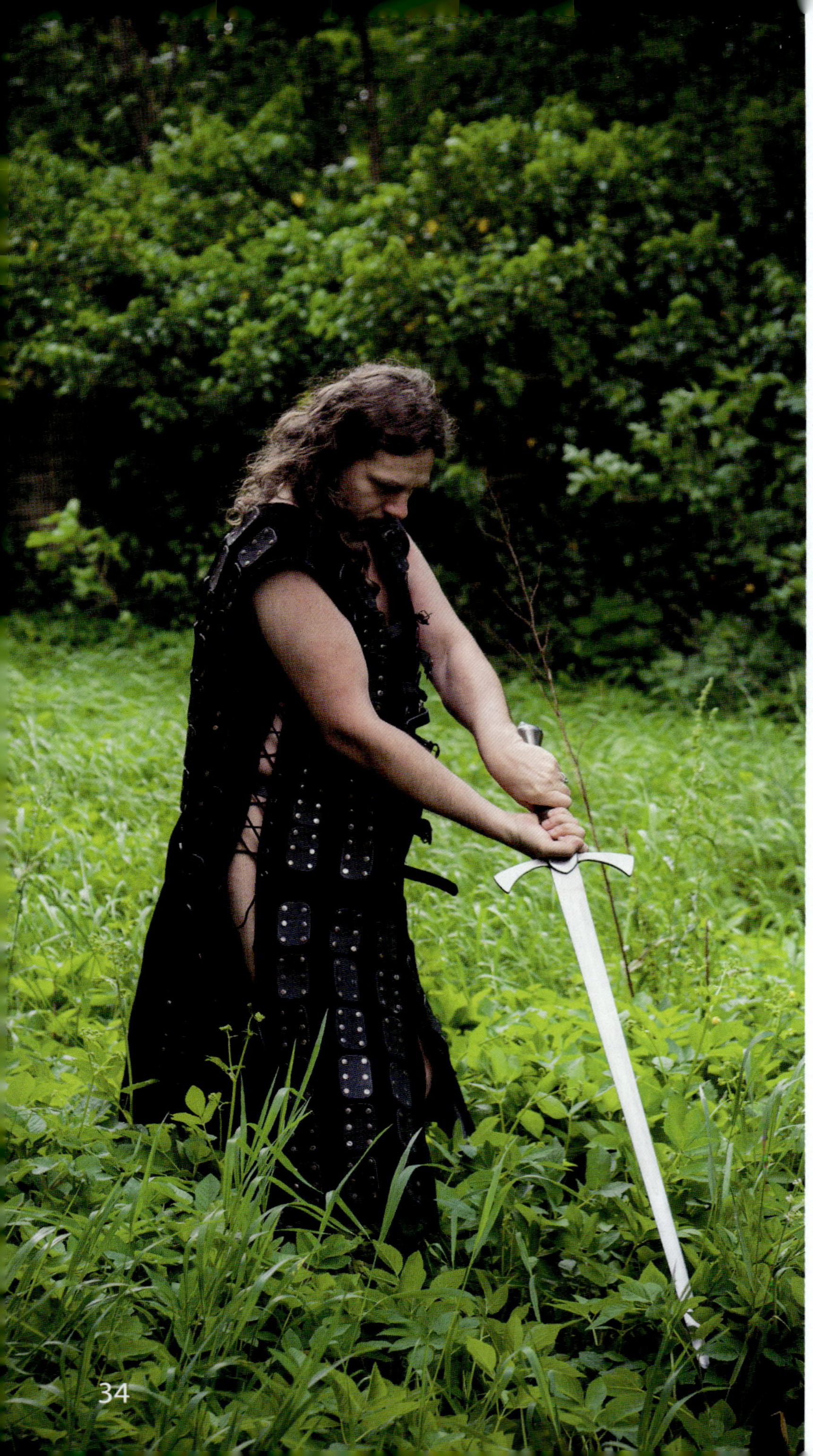

MITTELALTER UND FKK

von Michael Sonntag

Auf Burg Lohra fand sich allerhand nacktes Volk zum Shooting für den nächsten Nackedei-Band ein.

Zeit, sich ein paar Gedanken zum Thema „Mittelalter" zu machen. Über die Geschichte des Mittelalters gibt es Experten, die sich weitaus kompetenter äußern könnten als ich. Darum soll es mir hier auch nicht gehen, vielmehr um unsere Wahrnehmung dieser Zeit.

Der Begriff „Mittelalter" stammt aus der Renaissance und war eher abfällig zu verstehen. Es bedeutete in etwa so viel wie „die bedeutungslose Zeit zwischen der Antike und der Renaissance". So wurde dieser Zeitspanne auch kaum Aufmerksamkeit zuteil. Doch ereignis- und bedeutungslos war diese Zeit keineswegs. Vielmehr müssen wir hier von mehreren Epochen sprechen, in denen sich Europa mehrfach veränderte und wichtige historische Ereignisse stattfanden.

Doch erst in der Romantik kam wieder ein Interesse an dieser Zeitspanne auf. Und dann kam die Befreiung Europas von der Herrschaft Napoleons. Deutschland, bisher in Fürstentümer aufgesplittet, entwickelte ein neues Einheitsgefühl. Daraus erwuchs ein großes Interesse an der eigenen Geschichte, die oft verklärt und romantisiert wurde. Viele historische Irrtümer aus dieser Zeit sind heute noch im Umlauf.

Dazu gehörte natürlich auch die Begeisterung für das Mittelalter. Gefeiert wurden große Ritterfeste, die mit der wirklichen Geschichte nicht viel zu tun hatten, sondern einem Idealbild entsprachen, das für ein paar Stunden eine Realitätsflucht war.

Als die Nazis die Macht ergriffen, vereinnahmten sie die Nationalromantik, die bis dahin weltoffen und antirassistisch war und damit auch die Ritterspiele. So geriet nach Kriegsende die Begeisterung für das Mittelalter in Vergessenheit.

Vorerst. Seit den 80ern kehrten die Ritterfeste, die inzwischen Mittelaltermärkte genannt wurden, wieder mit wachsenden Besucherzahlen zurück. Außer dem Namen hatte sich nicht viel geändert. In einer Welt, die immer technischer und somit kontrollierter und übersichtlicher wird bieten sie zumindest kurzfristig eine Flucht in eine einfachere Welt. Niemand will das wirkliche Mittelalter mit seinen Seuchen, Fehden und Hungersnöten zurück, doch die romantische Vorstellung wird gern ausgelebt.

Auch musikalisch findet die mittelalterliche Fantasie so viel Nahrung wie nie zuvor. Corvus Corax, Subway to Sally, Tanzwut, In Extremo. Saltatio Mortis und Feuerschwanz gehören zu den bekanntesten Namen, sind aber nur eine kleine Auswahl an Bands.

Wo sind die Gemeinsamkeiten der Mittelalterszene zur FKK-Bewegung?

Auf den ersten Blick findet man keine Gemeinsamkeiten. Doch heute wie vor über hundert Jahren gibt es viele gemeinsame Ansätze. Das Abstreifen des Alltags, um sich in eine einfachere, weniger genormte Umgebung fallen zu lassen. Die Alternative zu einer vorgefertigten, allgemeingefälligen Gesellschaft, in der Medien und Werbung den Geschmack vorgeben wollen. Die Entfernung zu Telefon, Internet und Verpflichtungen.

So ist das FKK-Shooting im mittelalterlichen Ambiente logischer, als es auf den ersten Blick erscheint.

Besucht man dann auf einem Mittelaltermarkt dann auch noch das Badehaus so findet man auch dort wieder einen Hauch von FKK.

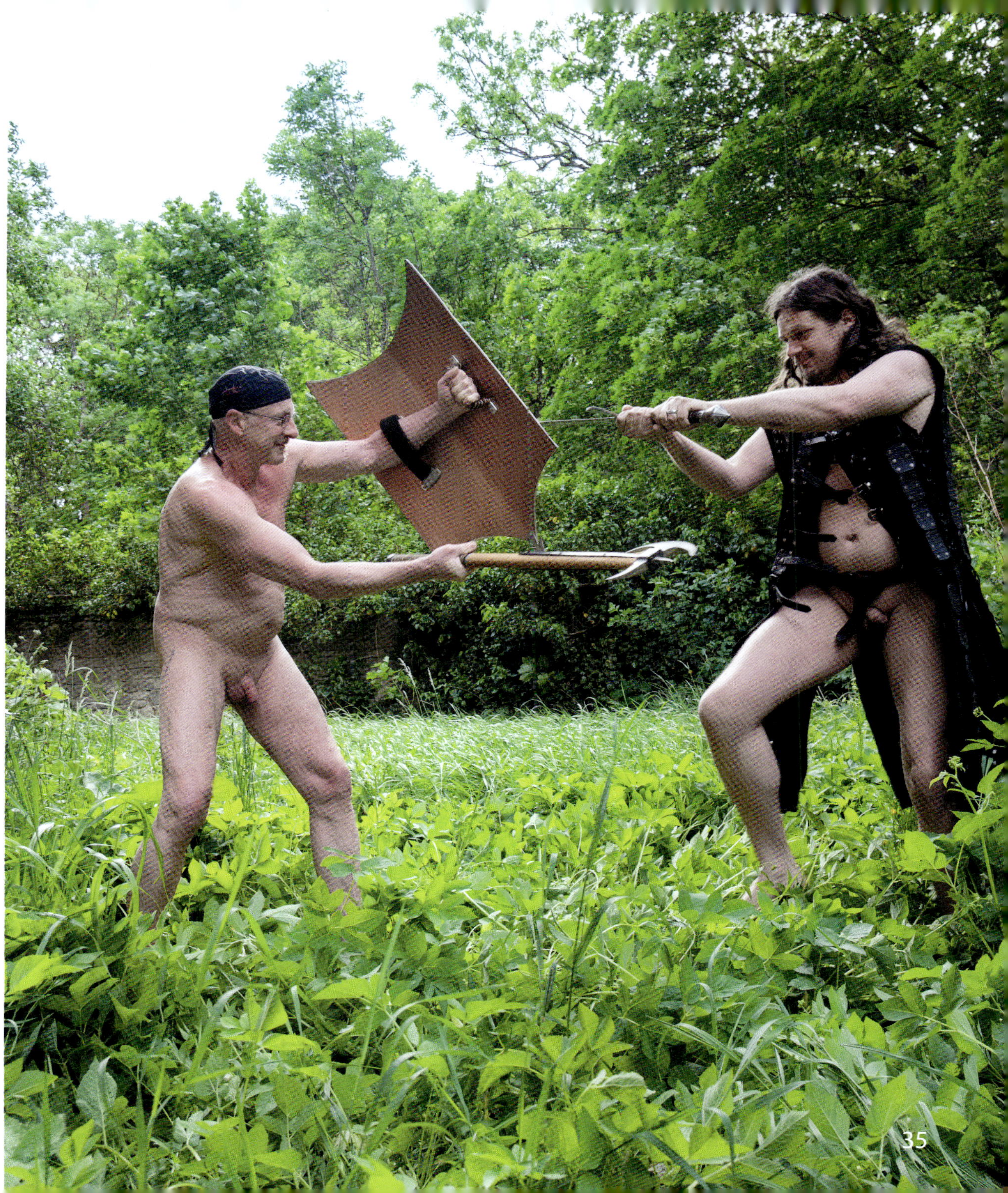

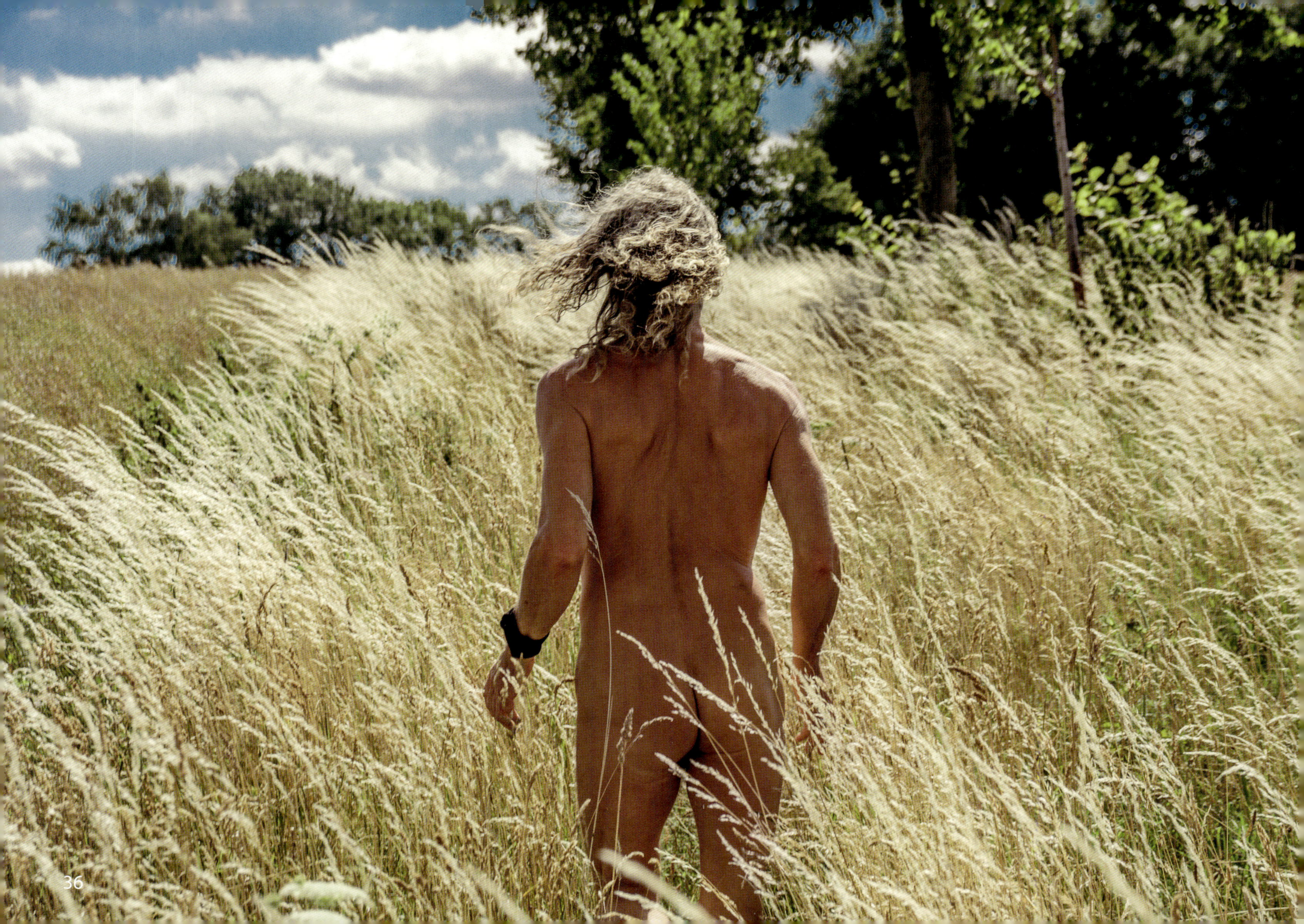

KUNG-Eis für Genießer

Das Wohlfühllaufen von Thomas, ein Lebenselixier mit Potential

„Wir treffen ihn öfters, früher war er ja mit seinem Hund unterwegs. Mich stört das gar nicht, wenn er nackt joggt, er ist sehr sympathisch. Und wenn er sich so wohlfühlt, dann ist das doch ok!“

„Seit einigen Jahren begegne ich ihm immer mal, nett und freundlich, aber nun ist es schon eine ganze Weile her, und ich frage mich, ob es den Hund noch gibt?“

„Netter Mann, toll was er macht, er stört damit ja niemanden!“

So oder ähnlich lauten einige Aussagen auf einer Facebookseite von Limbach-Oberfrohna, eine dieser zahlreichen und liebenswerten Städtchen mit Doppelnamen bei Chemnitz. Sie beziehen sich alle auf Thomas Kritz, der seit vielen Jahren ganzjährig nackt durch die tolle Umgebung seiner Heimatstadt läuft. Mit den Menschen, denen er begegnet, hat Thomas verschiedene Erfahrungen gemacht.

„Viele schauen weg, andere lächeln, es gibt auch einige, mit denen ich regelmäßig ins Gespräch komme.“ Das nackte Herumlaufen an sich ist ja juristisch nicht verboten. Daheim startet er noch in Kleidung. „Ich nehme selbstverständlich Rücksicht auf die Menschen, die im Siedlungsbereich nicht unbedingt einen Nackten sehen möchten!“

Stück für Stück entledigt sich Thomas seiner Kleidung. Halt, das stimmt nicht immer. Bei Kälte sieht man ihn mit Handschuhen und Stulpen an den Füßen. Thomas joggt nicht, und beim Mitlaufen wird schnell klar, dass er einen ganz anderen Laufstil pflegt. Einen, den er mit den Jahren selbst kreiert und immer weiter ausgebaut hat. „Kung-Fu ist was für Kämpfer, Kung-Eis für Genießer. Ein Zauberlaufen, ein fantastischer täglicher Kurzurlaub, ein Wohlfühllaufen. Also ich gehe täglich kungsen, das ist das Verb dazu“ erläutert Thomas. „Kung-Eis“ Das ist eine Buchstabenabkürzung, die allerdings noch nicht so geläufig ist wie FKK, wo mittlerweile jeder weiß, was es

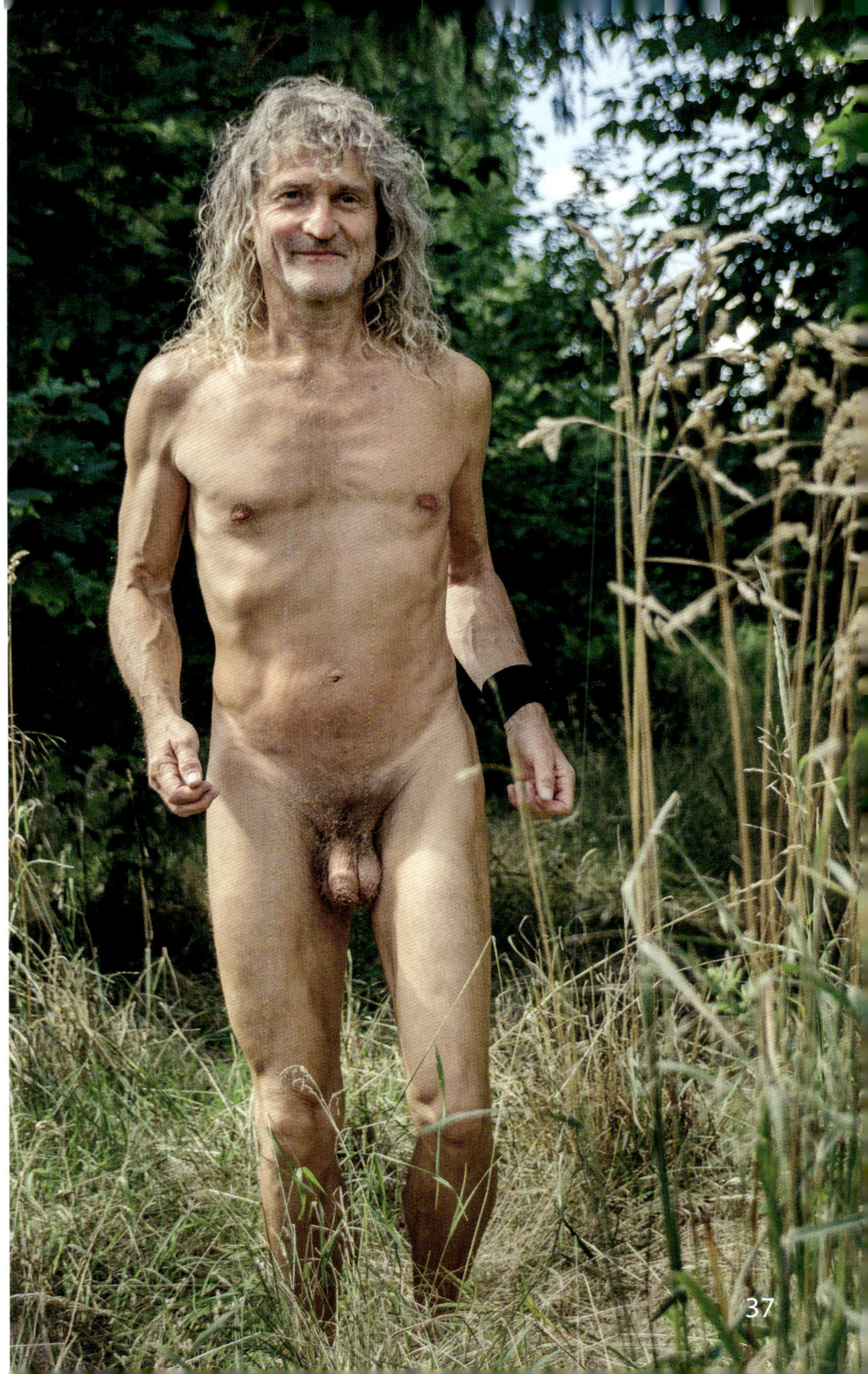

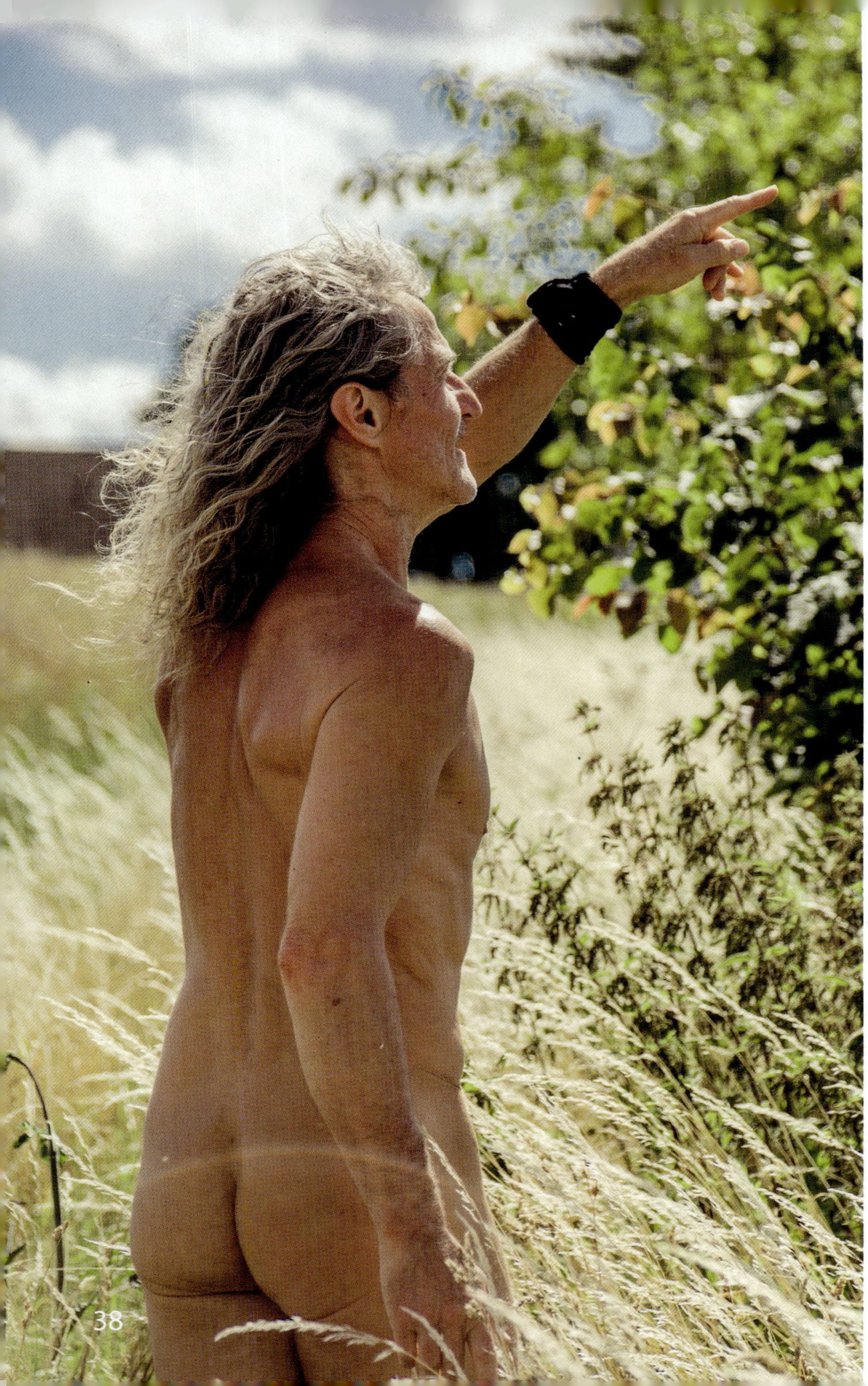

bedeutet. Sogar außerhalb des deutschen Sprachraums. Deswegen sei das Kung-Eis hier erläutert.

Kung-Eis: **K**örper- **u**nd **N**atur**g**enuss - aktive **E**rholung **i**n **S**onne, bei Schnee und Schlechtwetter
kungsen: **K**örper- **u**nd **N**atur**g**enuss in **s**ittsamer, **e**ffektiver **N**acktheit

Beim Kung-Eis hat Thomas eine ganz spezielle Lauftechnik entwickelt. „Hier hat der Laufgenuss den Vorrang. Immer. Der Laufstil besteht im Kurzschritt, dem Tanz-Geh Laufen. Dem Wetter angepasst erfolgt er minimal oder unbekleidet. Das bedeutet, nicht zu schwitzen oder zu frieren. Wenn es mir zu kalt ist, trage ich Handschuhe und Stulpen an den Füßen, weil die schnell auskühlen. Sonst bin ich nackt. Der Lauf erfolgt, wo möglich, als Freikörperlaufen, außerdem barfuß oder in gering stützendem Schuhwerk. Gelaufen wird täglich, aber nur soweit, dass man die Strecke zweimal laufen könnte. Wettkampfdenken, technische Laufausrüstung, Mode und Schaulaufen sind beim Kung-Eis außen vor." Laufen wird zum Erlebnis, wie an diesem sonnigen Nachmittag, an dem sich Afrikas Landschaften hierher ins Vorland des Erzgebirges versetzt zu haben scheinen. Die Natur wird beobachtet, das eine oder andere Früchtchen genascht, die Erfrischung im Wasser fehlt auch nicht. An einem Teich stand sogar einmal eine Mühle, das ist heute jedoch legendär. Dazu wurde der Teich lange Zeit als FKK-Badestelle benutzt, weiß Thomas zu berichten. „Heute ist das nicht mehr ausgeprägt, aber es stört sich keiner daran, wenn man hier nackt ins Wasser geht und sich etwas sonnt."

Auf diese Weise hat Thomas mit seiner Gesamtkilometerbilanz die Erde schon mehr als einmal umrundet. Ungefähr zwei Drittel dieser Strecke hat er nackt zurückgelegt. „Nackt heißt aber, dass Mütze auf dem Kopf, Handschuhe oder Stulpen an den Unterschenkeln bei entsprechender Witterung getragen werden.

In seinem lesenswerten Buch „Weltretten Geht anders" stellt Thomas ausführlich die Gesichtspunkte des Kung-Eis dar. Hier wird alles nachvollziehbar, es ist praktisch eine Anleitung.

Thomas sieht im Kung-Eis eine Menge Potential für den Menschen und seine gesunde Lebensweise. Sein Traum wäre, dass es möglichst Viele in ihren Alltag integrieren. „Es steht in der Traditionslinie der deutschen Freikörperkultur, die sich an der Gesunderhaltung und einer naturbewussten Lebensweise orientiert. Das kommt in der heutigen Freikörperkultur kaum noch in dieser Ausprägung zum Tragen, obwohl die Gesunderhaltung von Körper und Psyche wichtiger ist als je zuvor. Jeder Lauf, jeder Schritt soll Freude machen. Und das nicht irgendwie.

Sondern einfach das Maximale an Lauf und Naturgenuss, was man persönlich aus seiner Situation herausholen kann. Nur auf diese Weise läuft man regelmäßig, idealerweise täglich, ohne sich dazu überwinden zu müssen!"

Thomas wurde im Mai 1960 geboren. „Ich denke, ich bin für mein Alter recht fit", ja damit hat Thomas Recht. „Und schließlich will ich der erste Mensch sein, der 150 Jahre alt wird" lächelt Thomas. Soweit daneben liegt er mit dieser Altersangabe gar nicht. Der Mensch träumt seit Jahrhunderten von Unsterblichkeit und heute sind bereits Lebensalter von über 120 Jahren verbucht worden. Verschiedene Wissenschaftler sprechen davon, der Mensch könne 150 Jahre alt werden. Die Zukunft wird es zeigen.

Bekannt ist Thomas in Limbach-Oberfrohna schon jetzt und gewissermaßen ein Wahrzeichen. So konnte man auch schon den folgenden Satz hören:

„Dieser Mann ist einfach Kult und gehört zu Limbach, wie der Fernsehturm zu Berlin!"

www.Kung-Eis.de

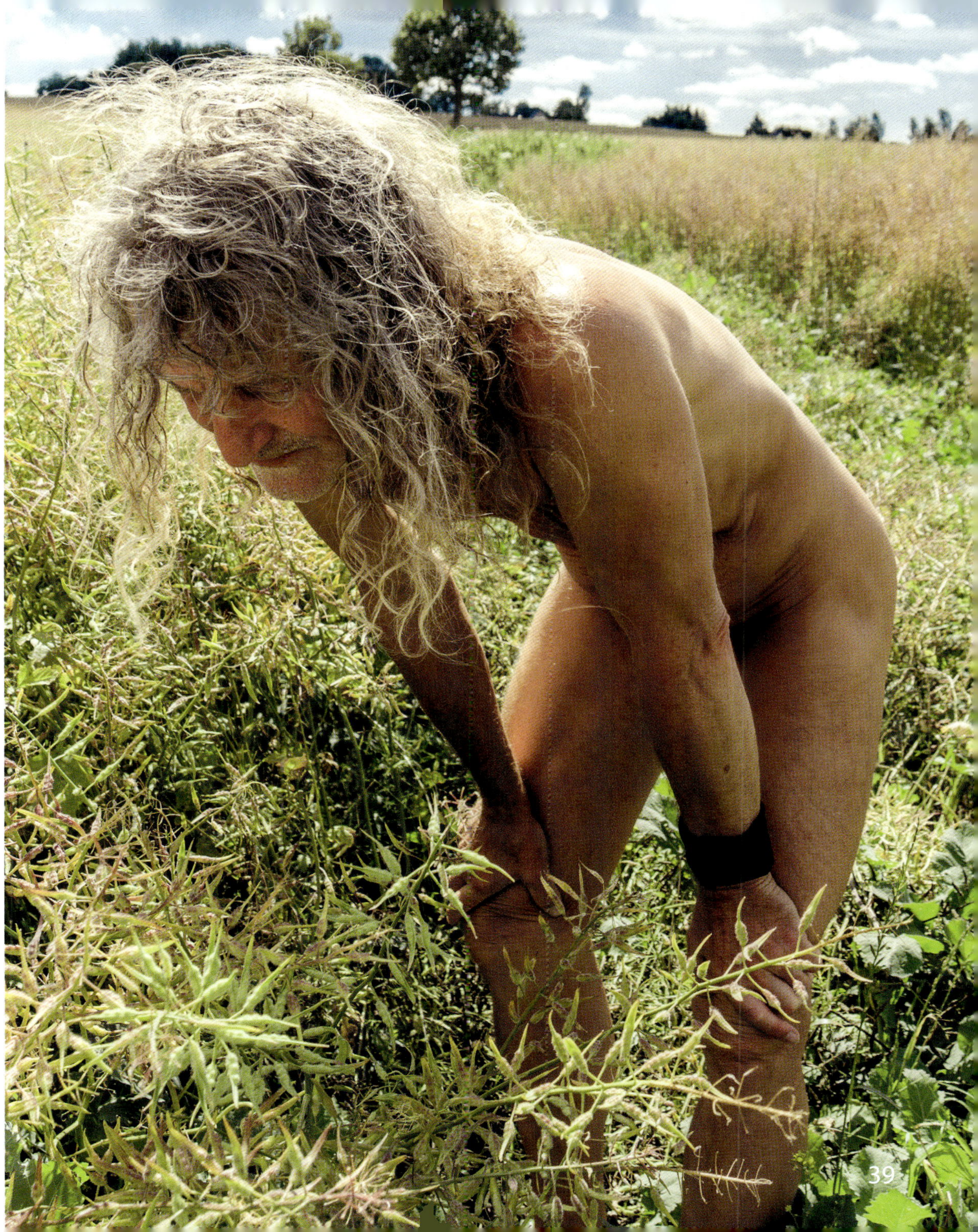

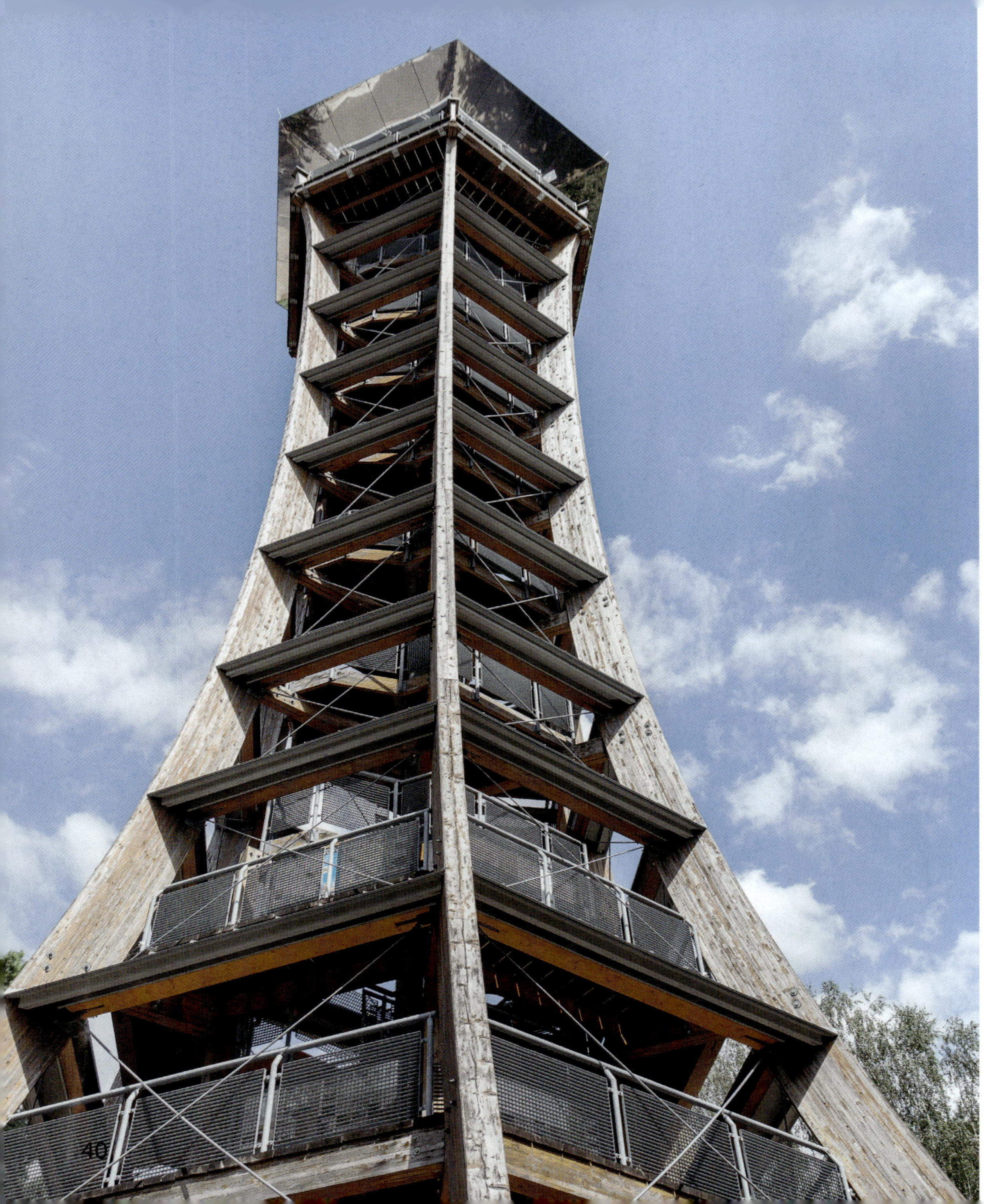

Azurblaues Wasser in ehemaliger Braunkohlegrube

Der Felixsee lockt seine Gäste mit Aussichtsturm und Traumlandschaften

Cottbus in der Lausitz. Der Spruch „Der Cottbuser Postkutscher putzt den Cottbuser Postkutschkasten" gilt als Zungenbrecher schlechthin. Doch darum geht es heute nicht. Jochen möchte aus seiner Stadt an den Felixsee fahren. Das Wetter lockt dazu. Wer daheim bleibt, hat entweder wirklich keine Zeit oder ist selbstschuld daran.

Durch Wälder und Felder geht es bis nach Bosdorf. Wie überall hier steht der niedersorbische Name des Ortes auf dem Ortsschild. Bóšojce. Auf dem Weg zum See führt die Straße an dem Laden vorbei, wo der bekannte Schriftsteller Erwin Strittmatter aufwuchs. Ja richtig, genau „Der Laden", dem sein gleichnamiges literarisches Werk gewidmet ist und das eindrucksvoll verfilmt wurde. Dort heißt der Ort allerdings „Bossdom", selbst der Felixsee fand da seinen Platz. Ein literarischer See also. Wie in der Lausitz üblich, entstand er aus einer Kohlegrube, wie Jochen berichtet. „Bereits 1850 wurde die Grube Felix zur Braunkohleförderung aufgeschlossen. In der Umgebung standen Tuchfabriken und Glashütten, die den Rohstoff unbedingt benötigten." Der Abbau der Kohle erfolgte im Berg- und im Tagebau. Teilweise finden sich Reste ehemaliger Obertageanlagen noch im umliegenden Wald. Sie sind den Menschen des nahen Dorfes noch als „Nickels Buden" bekannt, benannt nach dem letzten Grubenwächter mit Namen Nickel. Dieser lebte bis zu seinem

Tod in der Einsamkeit des Waldes. Erwin Strittmatter setzte ihm in seiner Romantrilogie „Der Laden" ein literarisches Denkmal. Als „Felix-Grube" wird der heutige See allerdings in zahlreichen historisch-geografischen Beschreibungen des Landstriches bereits vor Strittmatter erwähnt.

Doch das war gestern. Gut, es erinnert und bleibt stets aktuell. Der See gibt heute sogar der ganzen Gemeinde seinen Namen. Zum heutigen traumhaften Felixsee, an dem der Tagesbesucher eigentlich so gar nichts mehr vom Bergbau bemerkt, gehört auf jeden Fall der architektonisch interessante Aussichtsturm.

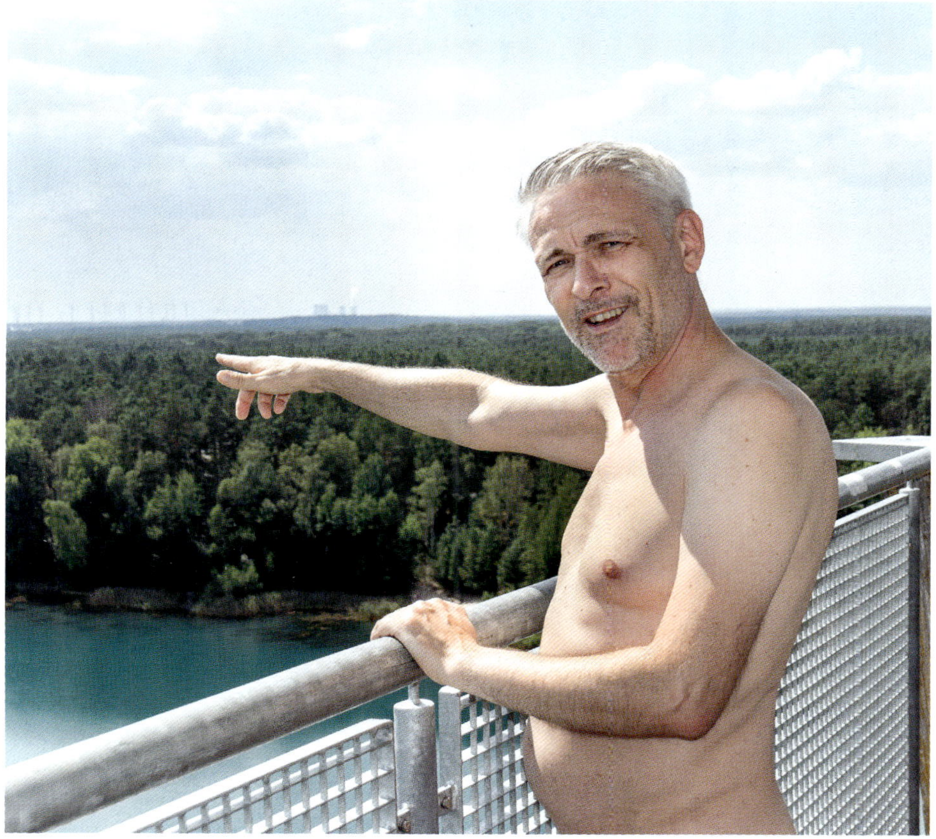

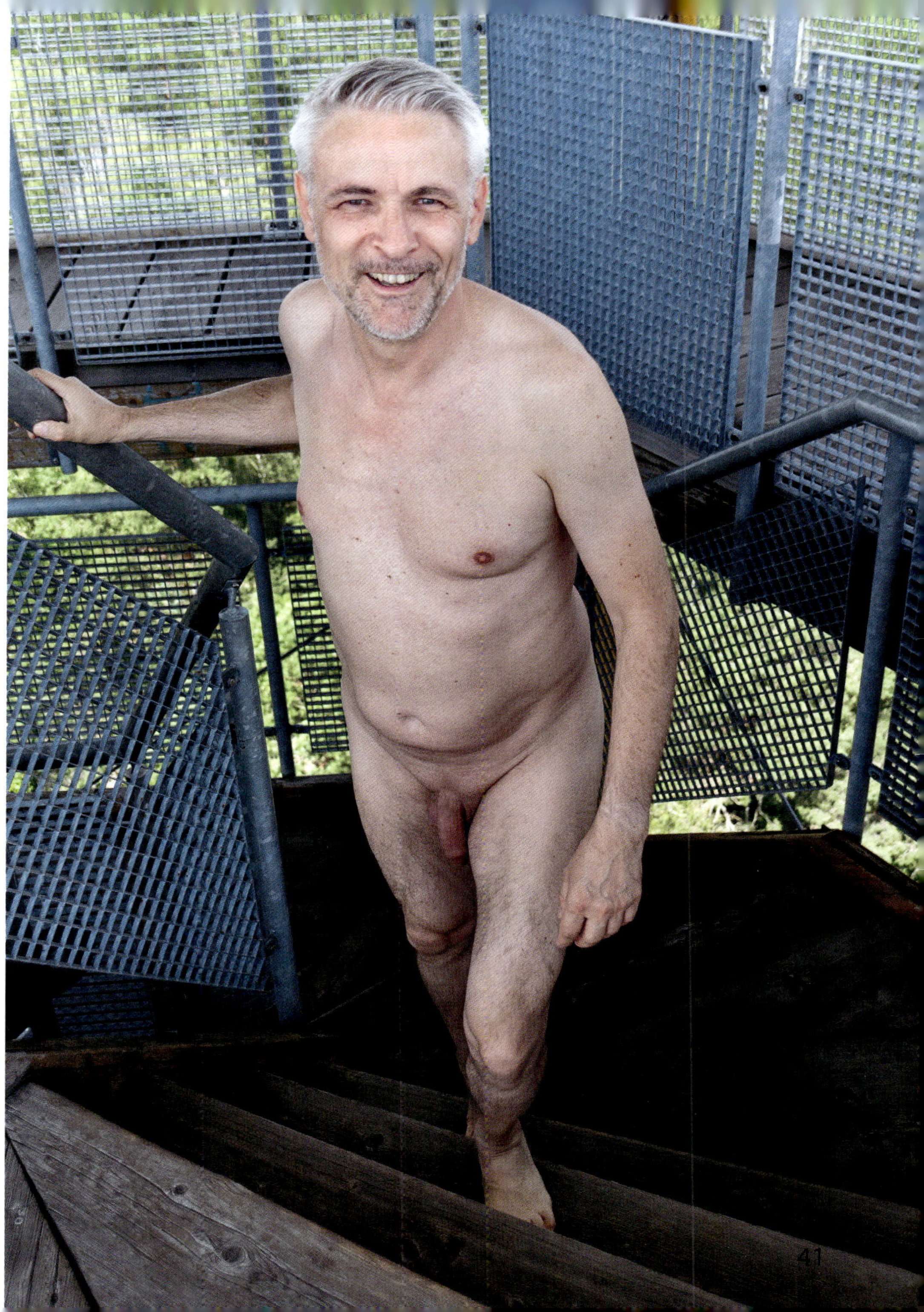

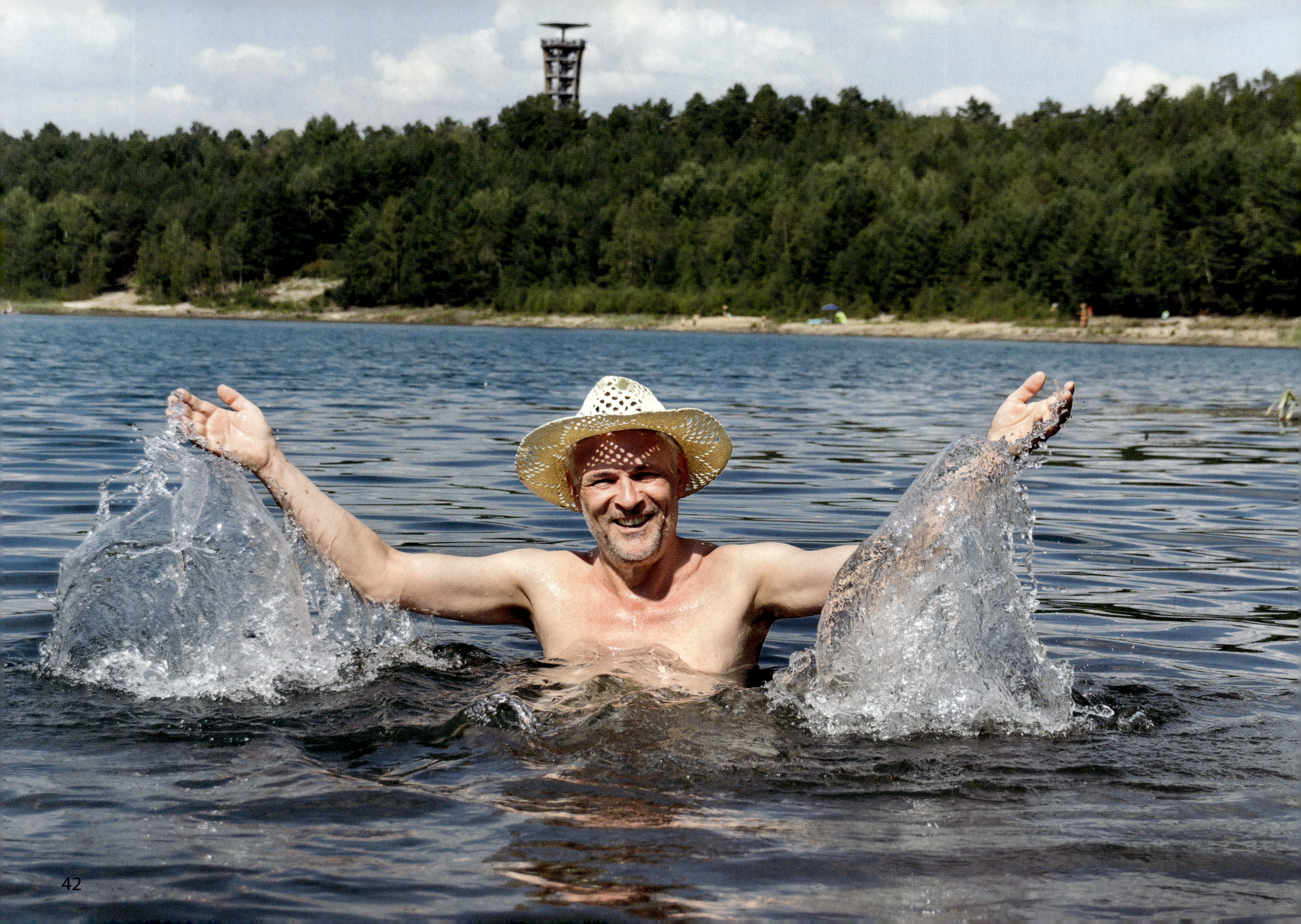

160 Stufen führen in 30 Meter Höhe, insgesamt weist das Bauwerk stolze 36 Meter auf. Am Horizont rauchen die Braunkohlekraftwerke in den Himmel, ansonsten fällt der Blick auf azurblauen Himmel, endlose Wälder, den weißen Sandstrand und das glasklare Wasser des Felixsees.

Der See selbst hat sich in den letzten Jahren stark verändert, wuchs immer mehr zum ruhigen Refugium der Erholungssuchenden mit Kurzurlaubspotential heran. Im weißen Sand braucht es nicht viel, um sich in die Gefilde des Südens zu versetzen. „Das klare Wasser zieht zudem Tauchsportler an" erläutert Jochen, bevor er sich in die Sonne legt und den Nachmittag genießt. „Man hört hier nichts. Für den lärmorientierten Städter völlig ungewohnt. Eine Wohltat!"

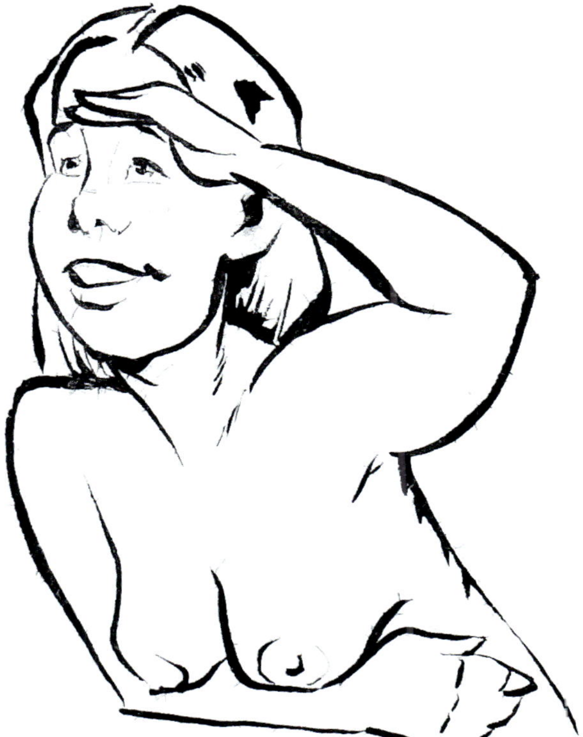

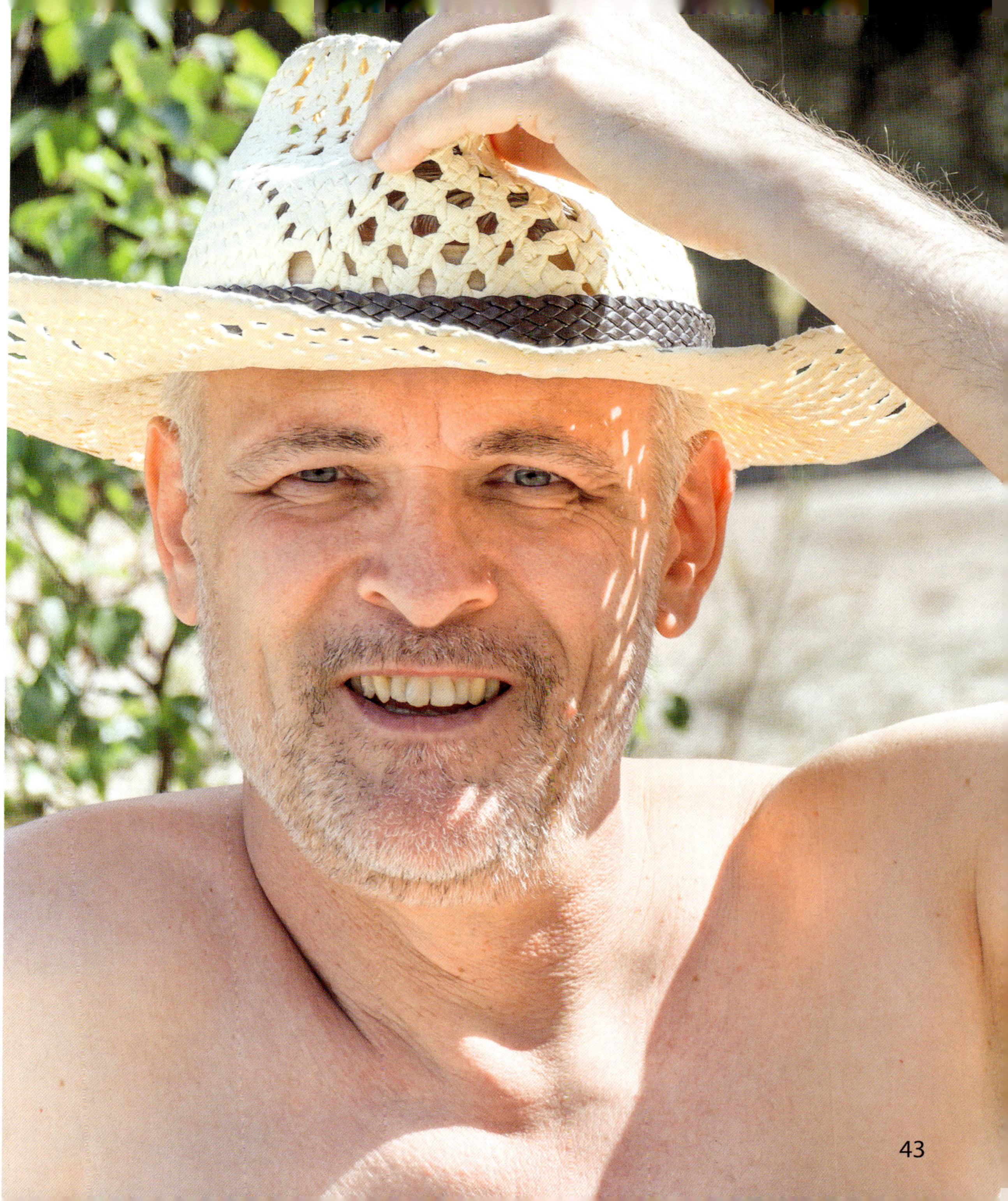

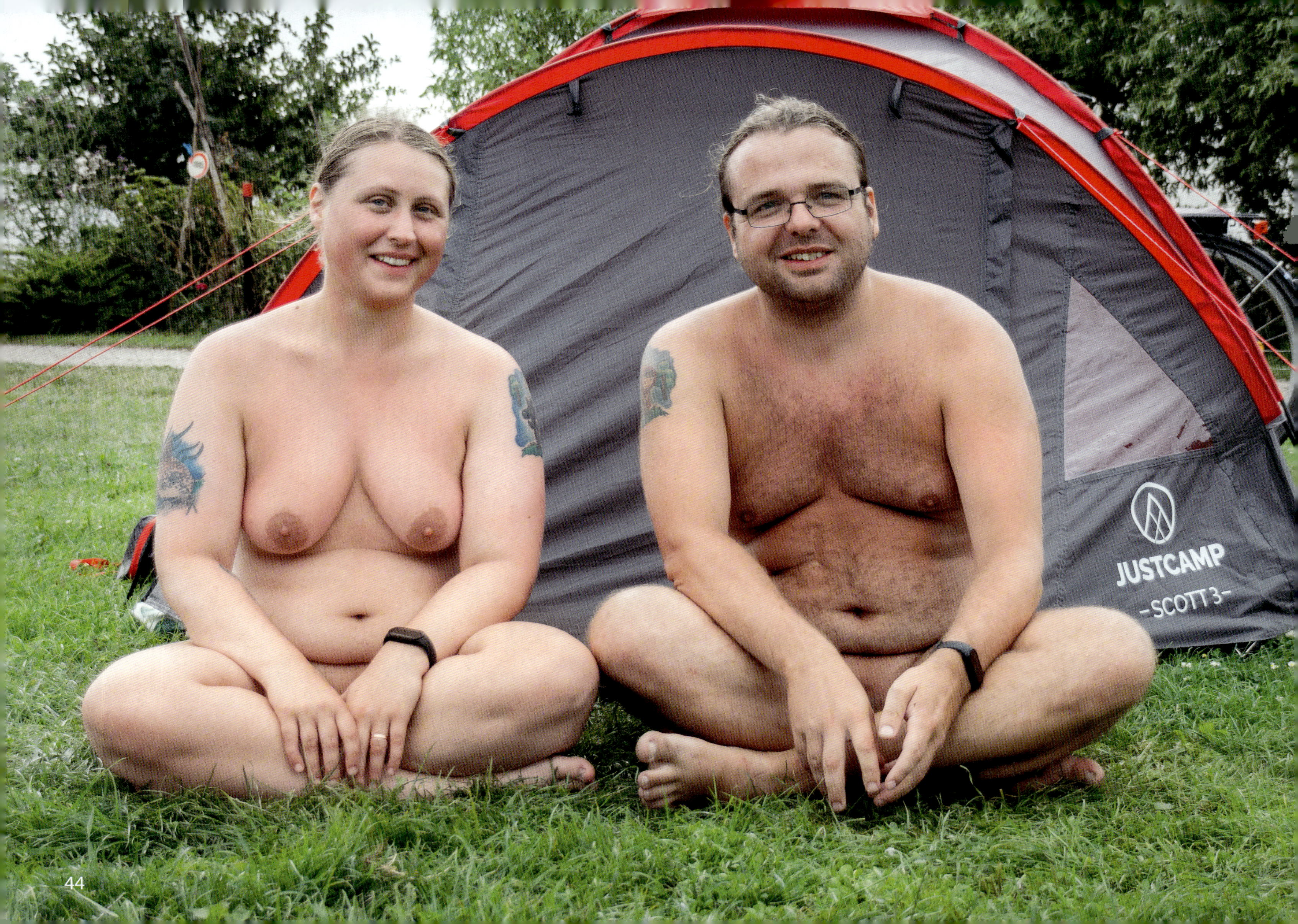
JUSTCAMP
-SCOTT3-

Sommertage am Rosenfelder Strand

Die Sport- und Aktivtage des DFK e.V. bringen Menschen zusammen

Ein Leuchtturm gibt Orientierung. Er setzt mit seinem Leuchtfeuer Zeichen, weist Wege und ist ein Höhepunkt an der Küste. Er gibt den Menschen auf dem Meer in stürmischen Zeiten Hoffnung. Das ist nicht nur bei der Schifffahrt, sondern auch beim Deutschen Verband für Freikörperkultur, kurz DFK e.V., so. Hier kann ohne Zweifel gesagt werden: Die Sport- und Aktivtage auf dem FKK-Campingplatz Rosenfelder Strand haben stets ihre Leuchtturmfunktion. Für die Besucher sind sie ein Anker im Jahreslauf.

Eine große Familie

Groß ist der Kreis derer, die jedes Jahr nach Rosenfelde kommen, um hier ihren Urlaub zu genießen. Man nimmt die Mahlzeiten zusammen ein, zeltet beieinander. Ein Höhepunkt, auf den sich jeder schon das ganze Jahr freut. Für ein paar Tage sind Menschen, die sonst weit auseinander wohnen, wie eine große Familie. Die Urlaubsfamilie. Die dann traditionell beim Bingo am Abend gegeneinander antritt. Bingo ist immer wieder beliebt, so wie die Preise.

Überhaupt, das ins Gespräch Kommen. Einfacher als bei den FKK-Sport- und Aktivtagen geht es wohl kaum. Denn hier trifft man nicht nur FKK´ler aus allen Regionen, sondern die Vorstandsmitglieder und Verantwortlichen des DFK e.V., kommt mit ihnen schnell und unkompliziert zum Reden. Beim Bier, Bananensaft oder einfach mal so auf dem Platz. Oder beim leckeren gemeinsamen Abendessen.

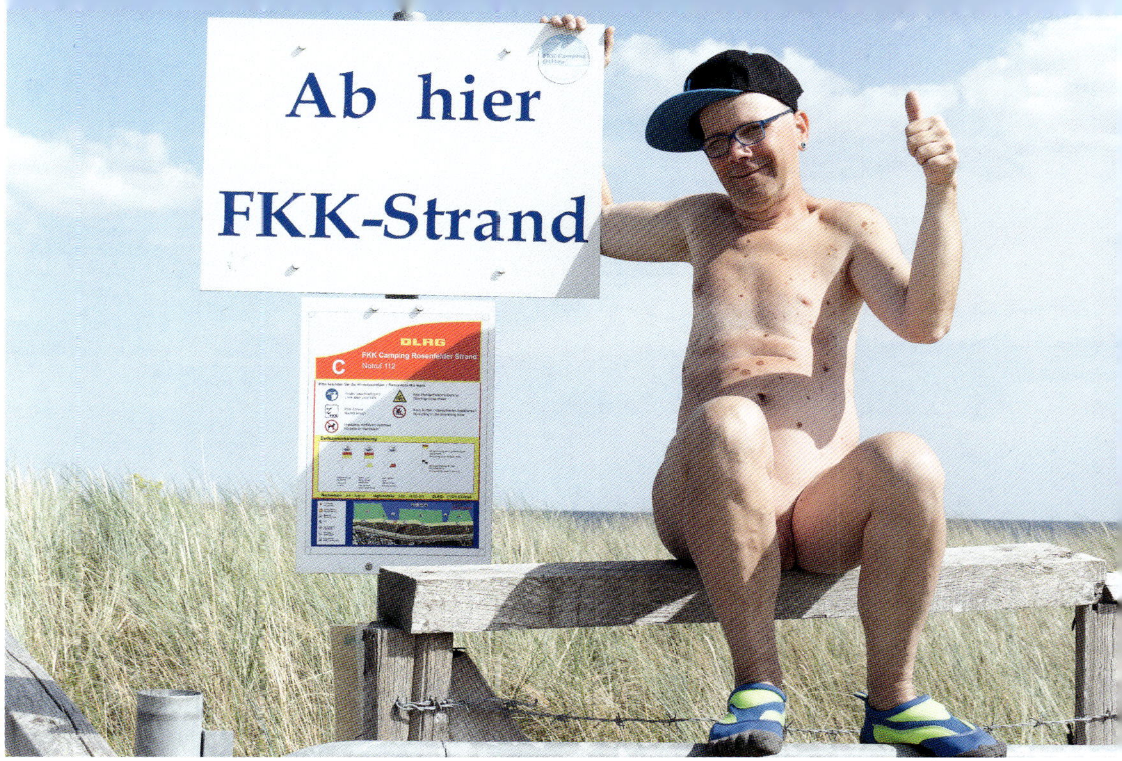

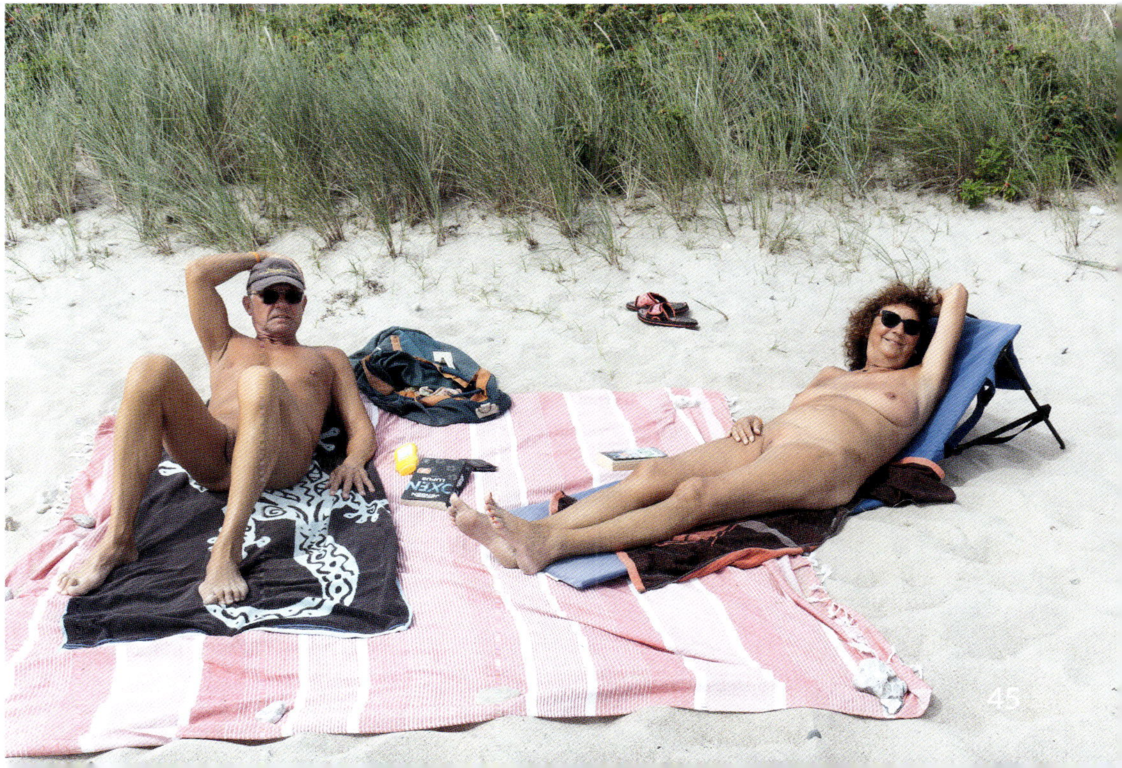

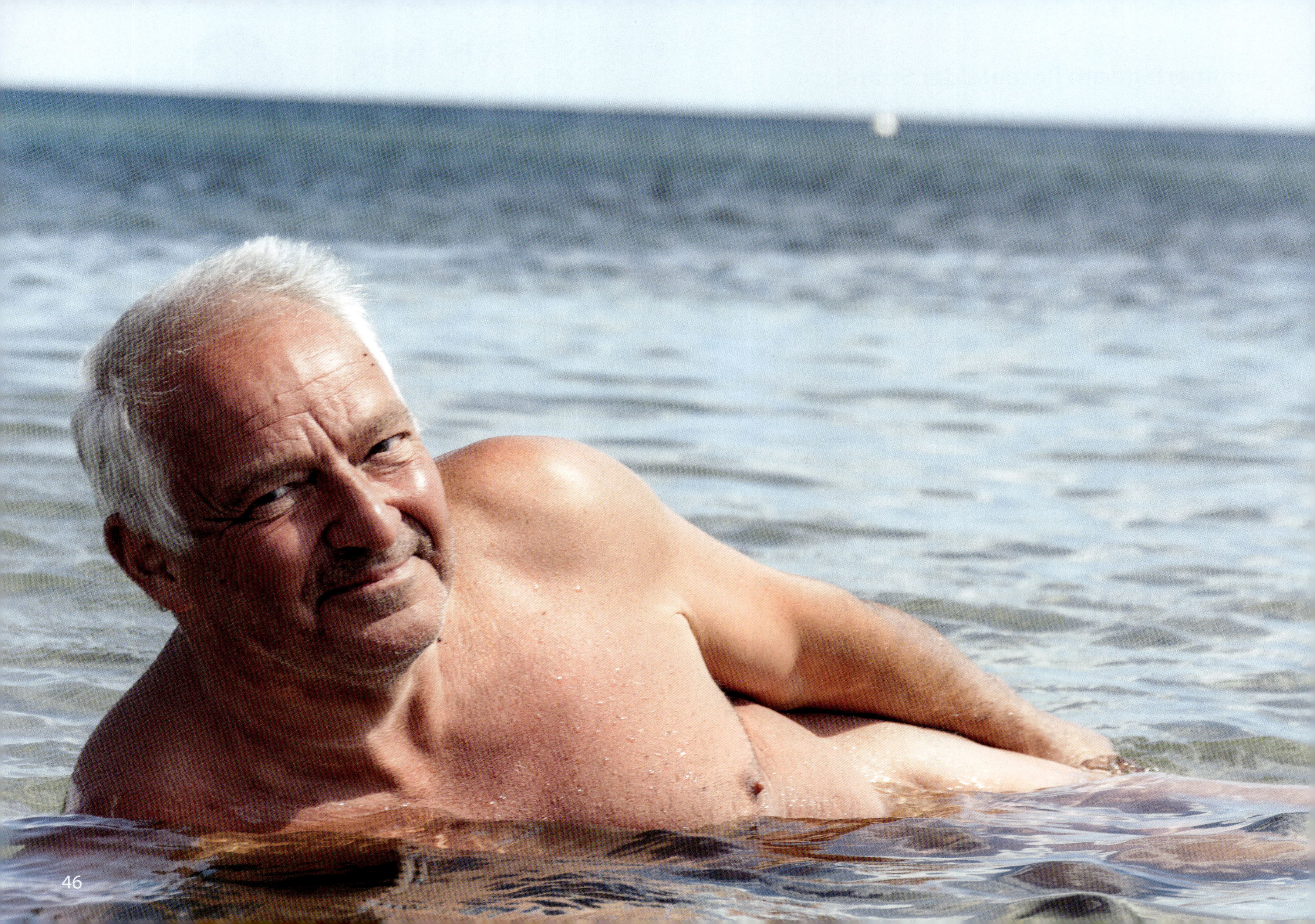

Postkarten in alle Welt

„Also, eines der liebsten Motive unserer Postkarten und Briefmarkenaktion war ein Leuchtturm am Meer" so Sandra und Frank. Sie hatten zum wiederholten Male Kindern und Jugendlichen das Angebot gemacht, Briefmarken und Postkarten mit ihren eigenen Motiven zu gestalten. Das ist über das Internetportal der Deutschen Post leicht möglich. Die Motive werden gezeichnet und dann eingescannt. „Es ist gut, wenn man schon ein Motiv gestaltet, welches ungefähr das Normalformat der Briefmarke hat. Das ist dann besser umsetzbar, weil es einfach nur verkleinert werden muss." Meist sind die Marken vor der im Internet angezeigten Fertigungszeit da. So war es auch diesmal und die Kartengrüße in alle Welt konnten noch lange vor dem Ende der Sport- und Aktivtage mit der selbst gestalteten Briefmarke verschickt werden.

Wie sagt DFK-Präsident Wilfried Blaschke so schön: „Rosenfelde ist immer toll, vor allem deshalb, weil ich meinen Hund mitnehmen kann. Vielleicht sollten auch andere FKK-Gelände da mal Möglichkeiten schaffen, denn vierbeinige Freunde gehören einfach dazu. Ganz besonders komfortabel unsere tolle Holzhütte. Na ja, der Wind ist in Rosenfelde immer ein Thema, aber einen echten FKK-Urlauber stört doch so was nicht, oder?" Was Wilfried auf seine Postkarte geschrieben hat und an wen die geht, wird nicht verraten. Postgeheimnis.

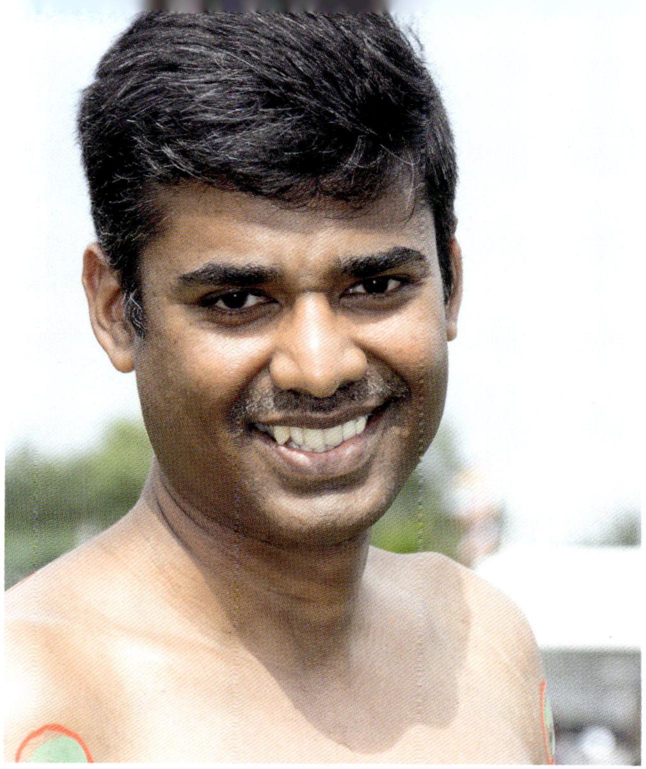

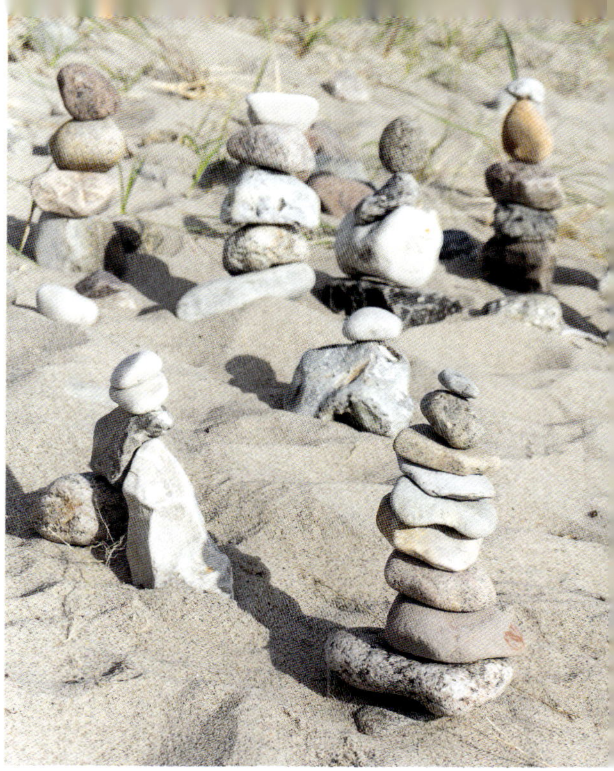

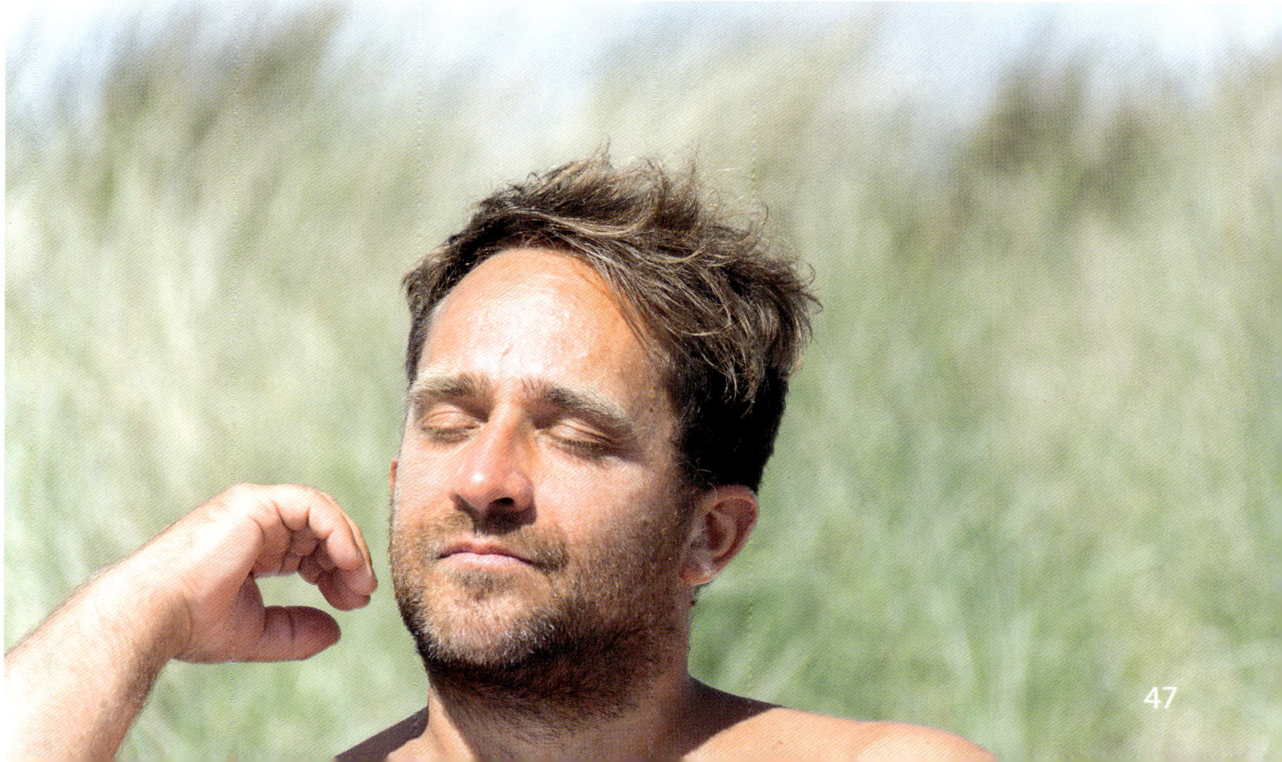

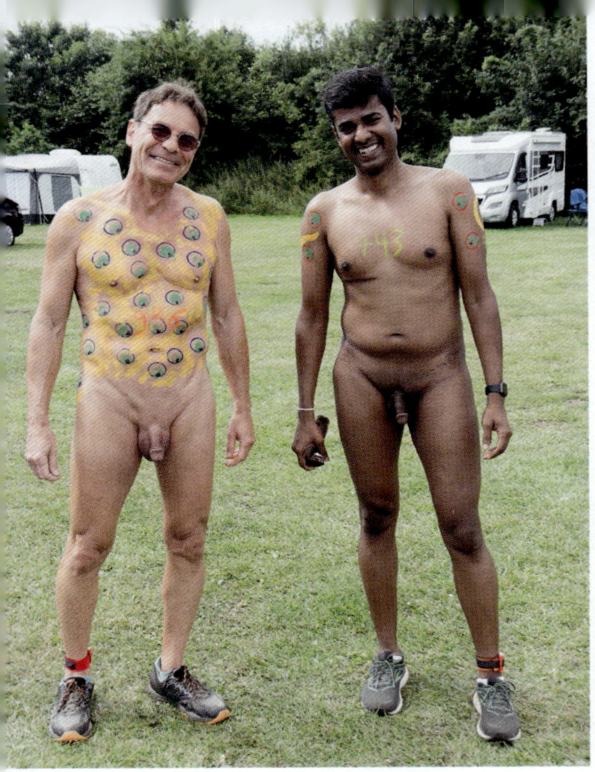

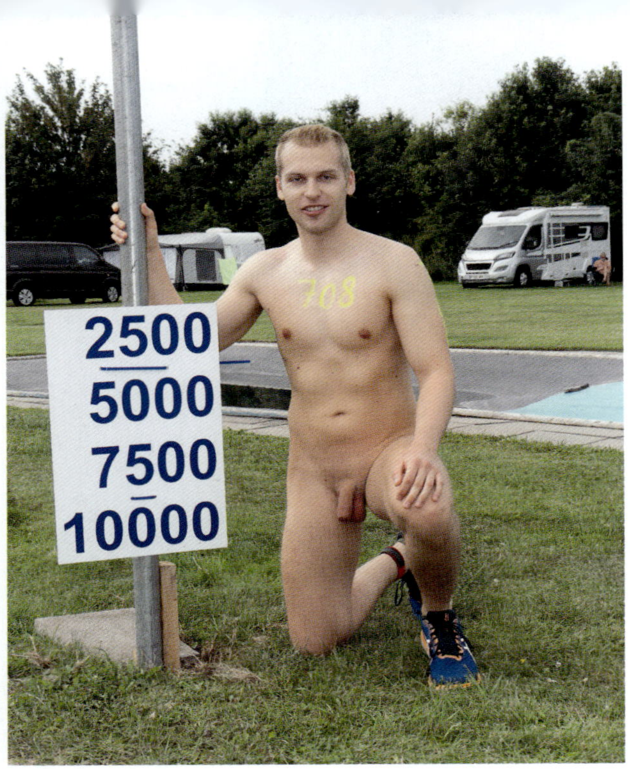

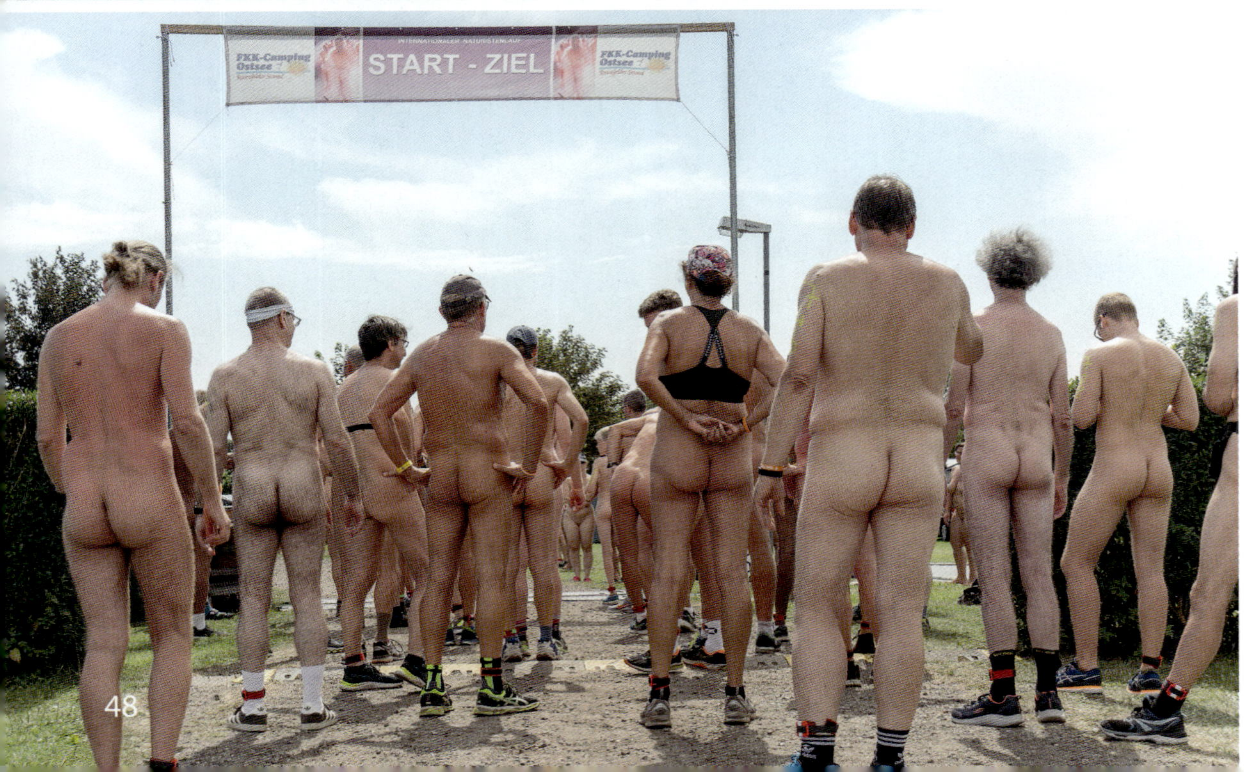

Komfort wächst immer weiter

Übrigens setzt das Team des Campingplatzes immer wieder neue Akzente. Ein sichtlich toller und neuer Leuchtturm ist doch das neue Sanitärgebäude geworden, welches den in die Jahre gekommenen Container ersetzt. Darüber waren sich alle einig. Komfortable WC-, Dusch- und Waschräume und die Möglichkeiten zum Wäschewaschen werten die Zeit auf dem Campingplatz wesentlich auf. Kein Schlangestehen, viel Platz, helle und lichte Räume. Ein Klinkerbau in modernen Formen, der sich gut ins Ensemble einfügt. Darin waren sich alle einig und tragen ihrer Campingplatzmannschaft ein zusätzliches Sternchen ein. Der Wohlfühlfaktor auf dem Platz ist ein Stück größer geworden. Danke! Dazu tragen in den letzten Jahren auch immer mehr die tollen Mobilheime bei, die es möglich machen, die Campingzeit mit jeglichem Komfort zu genießen.

Sport frei für alle

Der DFK e.V. als Sportverband für alle Altersklassen schreibt den Breitensport groß und so hat Vizepräsident Rüdiger Feddern als Verantwortlicher für den Sportbereich in den letzten Jahren einiges koordiniert und die Woche bestens mit Veranstaltungen eingetaktet. Jeden Morgen lud Martin zum Lauftraining, welches auf den Naturistenlauf vorbereitete. Kubb, Indiaca und Petanque fanden ihre zahlreichen Interessenten. Um hier nur einige sportliche Angebote zu erwähnen.

Sportlicher Höhepunkt ist und bleibt natürlich der internationale Naturistenlauf, 2022 sogar mit indischer Beteiligung und gutem Wetter.

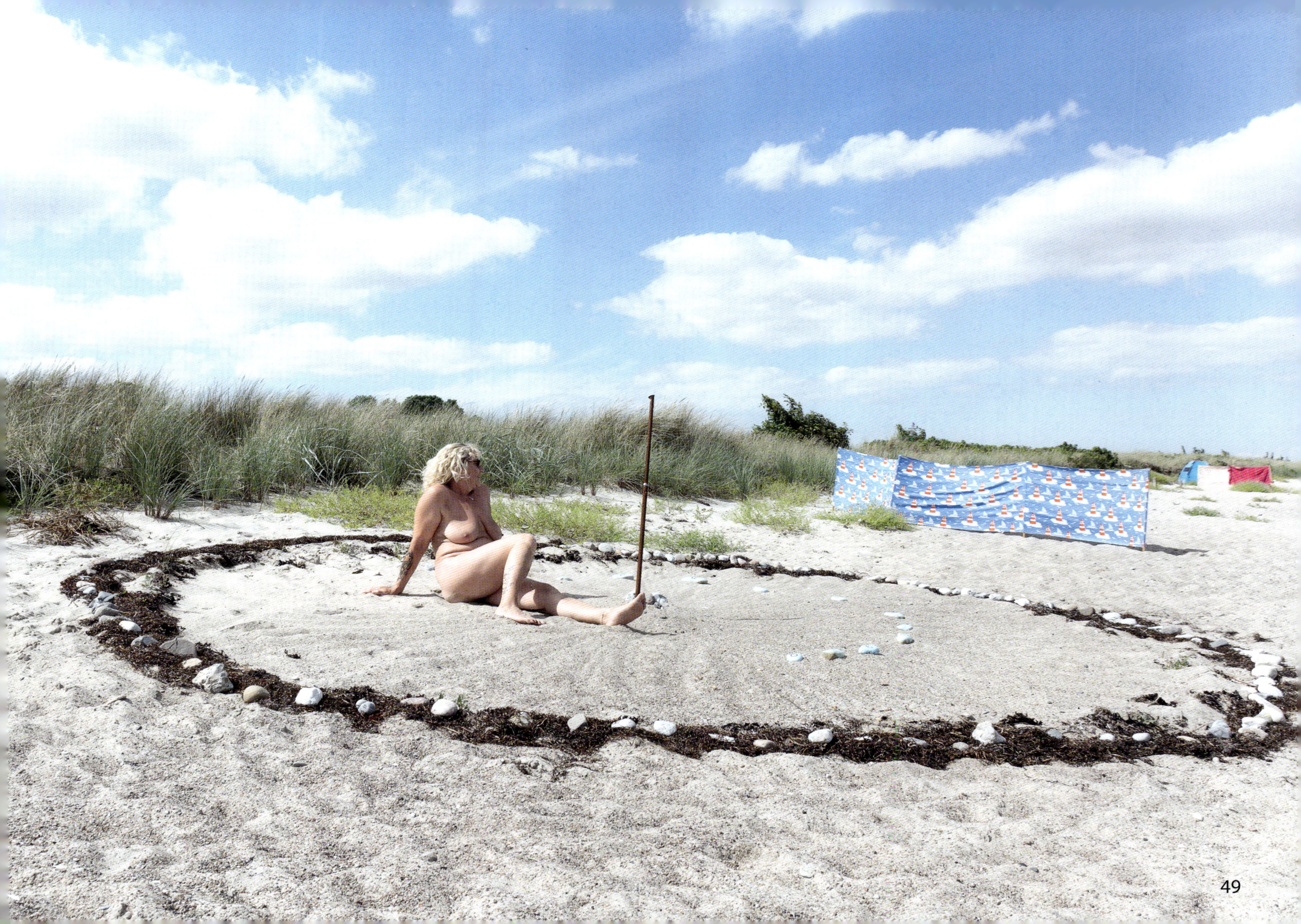

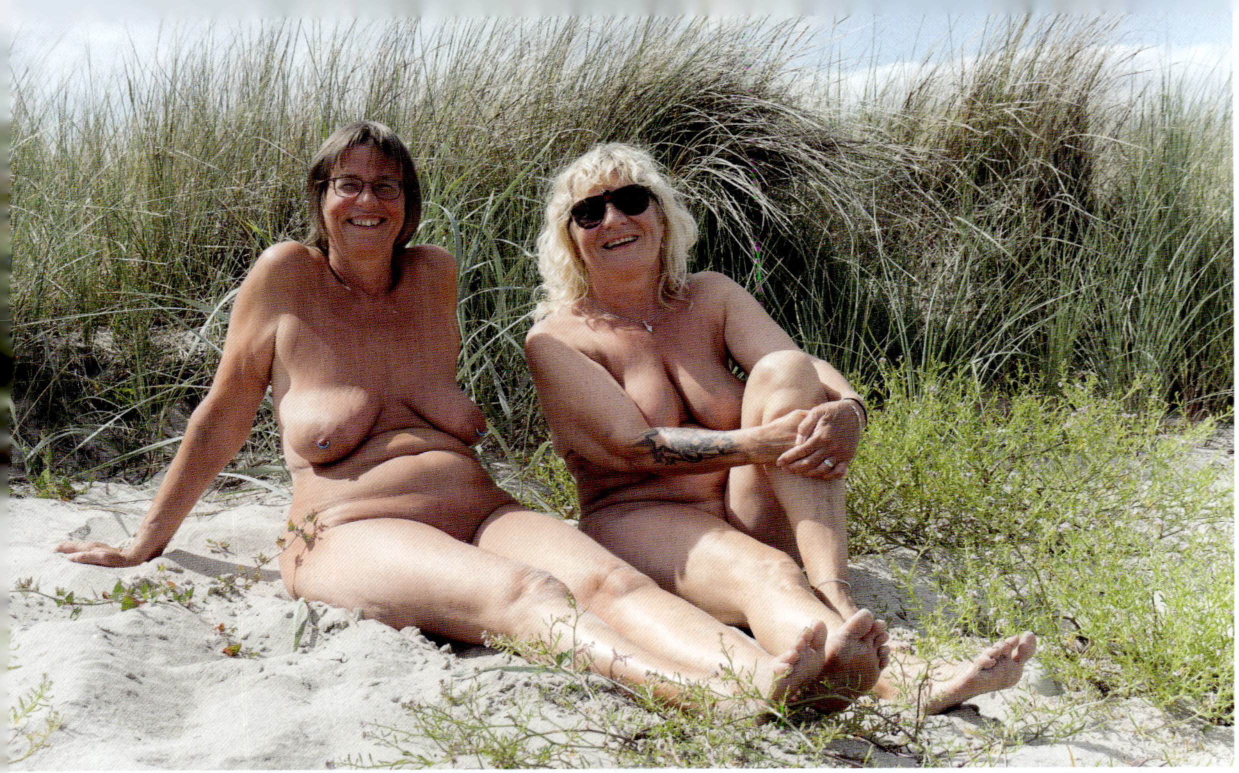

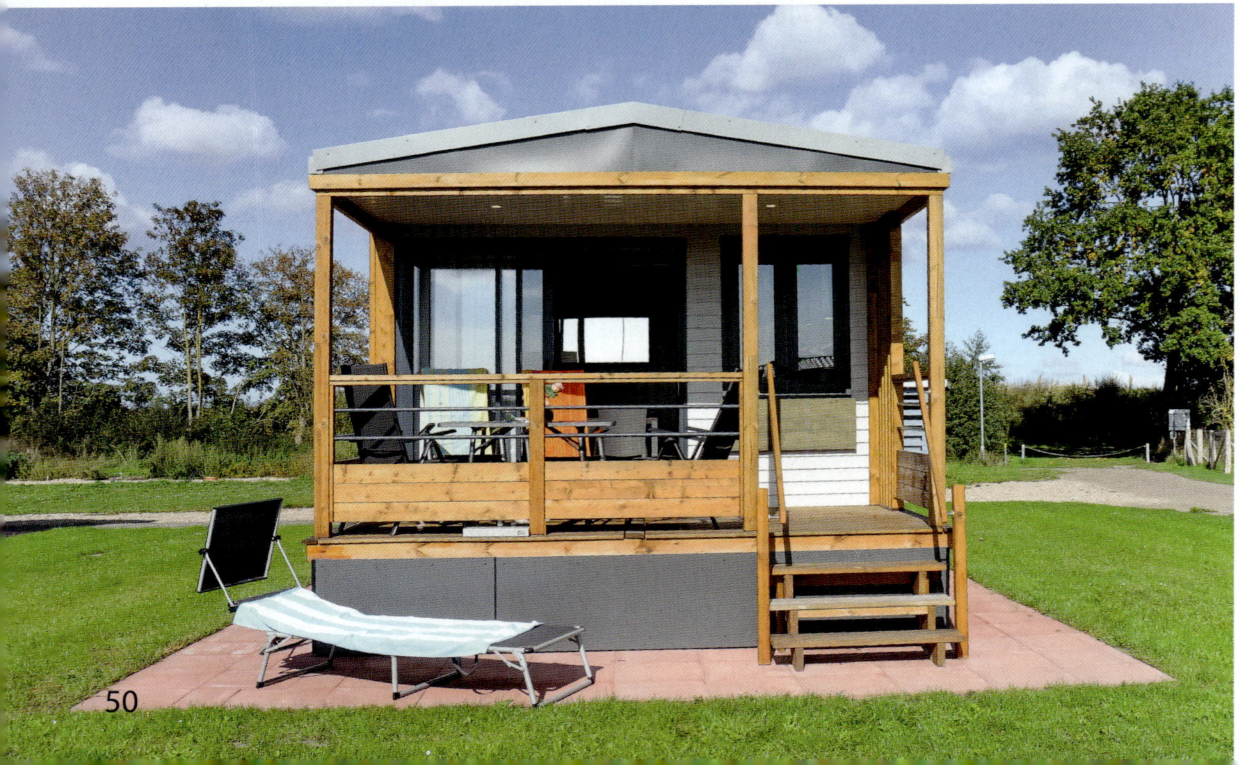

Engagierte Angebote

Die Tage in Rosenfelde leben vor allem vom Engagement der Ehrenamtlichen. Über jede Sache ließe sich jetzt hier ausführlich berichten, die Vielfalt ist stets groß. Jeden Tag gab es Spaß für die Jüngsten auf der Wasserrutsche, Allabendlich lockte die Gute-Nacht Geschichte. „Wenn sich die Kinder freuen und es war für sie ein schöner Tag, dann habe ich richtig gearbeitet!" So ein Teamer des Kinderfestes, das zu den Sport- und Aktivtagen gehört. So soll es sein. Ja, das Engagement für die Kinder. Überhaupt. Wer als Erwachsener bei den Sport- und Aktivtagen weilt, wünscht sich oft wieder, Kind zu sein. Allein schon das Spielefest macht es. Oder die Zirkusstunden. Oder, oder, oder…Das Bodypainting mit Heidrun brachte neue Farbkunstwerke, Bauchtanz zog viele in den Bann. Und, und, und…

DLRG stark vom Wetter gefordert, aber immer zur Stelle!

Thorsten vom DLRG präsentiert stolz das neue Boot. „So kann es im Notfall schnellere Hilfe geben, auch können wir besser überwachen. Das ist für alle von Vorteil. Wir freuen uns riesig über das neue Boot." Auf dem vor einiger Zeit neu errichtetem Turm hat man eine tolle Aussicht. Von Westen kommt schon wieder die liebe Sonne. „Ja, der Wind ist in diesem Jahr stets stark. Wenn die Flagge mit dem Adler steif steht, dann haben wir Windstärke 3. Aber heute haben wir sogar 4." Eine steife, Brise, wirklich. Aber darin liegt vielleicht sogar der Reiz dieser Tage am Rosenfelder Strand. Solches Wetter stärkt die Widerstandskräfte und hält gesund. Aber so richtig kalt wird es während der Schauerminuten nicht, da lohnt durchaus das Draußen bleiben. Die Schafe sind auch immer draußen, denen macht es nichts. Heute weiden sie ein paar Abschnitte höher auf dem Deich.

Eine Westwindwetterlage indes bringt für die DLRG so einige Anforderungen, wie Thorsten berichtet. „Das ist, gerade bei derartigen Windstärken ein richtiger Test. Durch die Düne fällt der Wind nicht direkt auf den Strand. Gerade an den warmen Tagen können die Badegäste die Sonne genießen und schwimmen. Draußen fällt jedoch der Wind wieder auf das Wasser und treibt Boote und Schwimmer hinaus." Die Gefahr ist also schwer einzuschätzen, und manchmal musste sogar das neue Rettungsboot hinausfahren, um einen Paddler wieder an den Strand zu holen.

So gehen unvergessliche Sommertage am Ostseestrand in die Geschichte ein und alle können sich schon auf das nächste Jahr freuen, wo wieder in alter Frische mit bewährten und neuen Ideen eingeladen wird.

FKK-Camping Ostsee GmbH

Rosenfelder Strand 2

23749 Grube

Deutschland

Tel.: 04365 - 222

E-Mail: info@fkk-ostsee.de

Webseite: www.fkk-ostsee.de

Deutscher Verband für Freikörperkultur Eingetragener Verein (DFK e.V.)

Walsroder Strasse 62

30851 Langenhagen

Deutschland

Tel.: 0511 / 260 352 01

E-Mail: dfk@dfk.org

Webseite: www.dfk.org

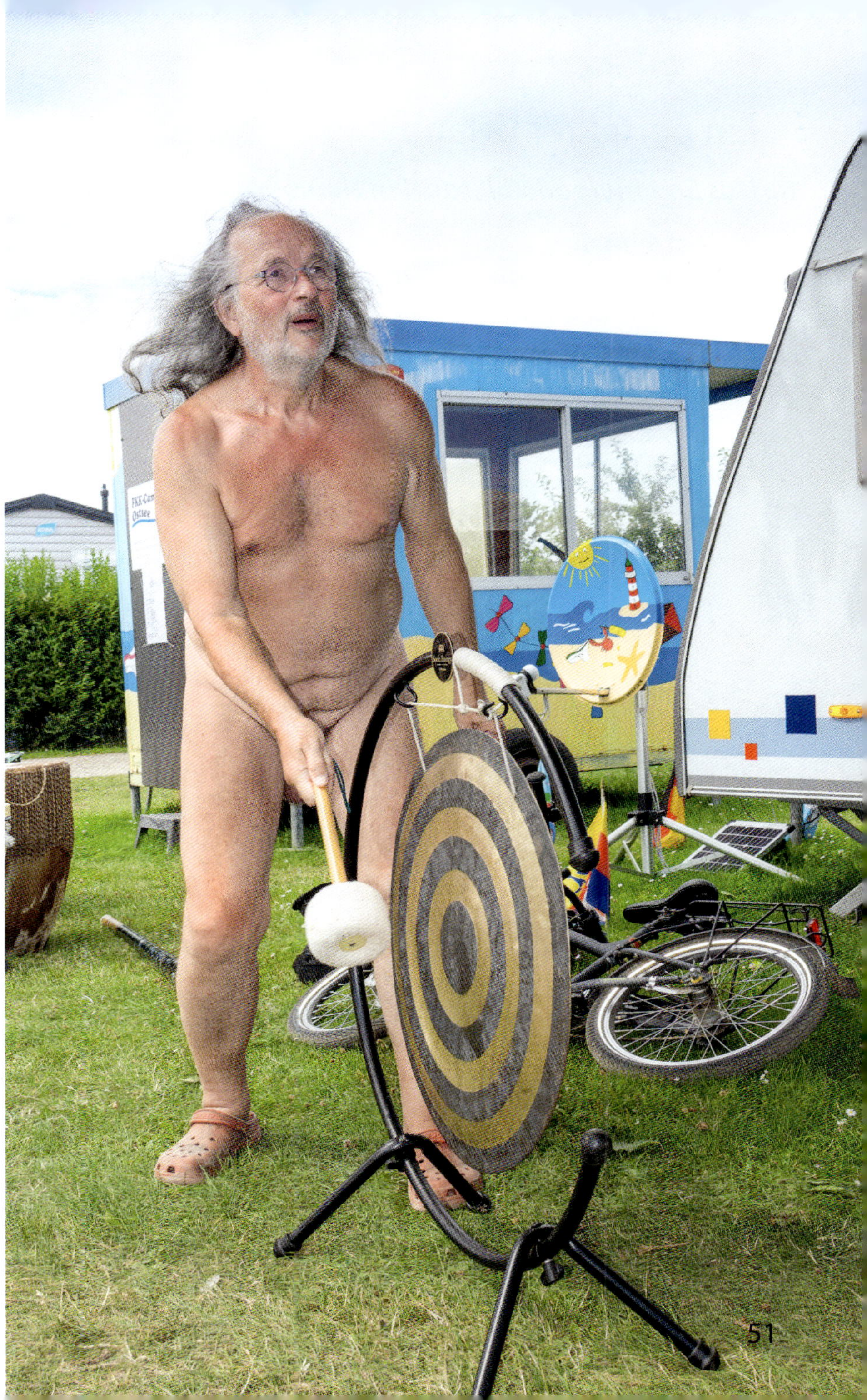

Ein perfekter Urlaubstag am Rand der Millionenstadt

Das Sommerbad Volksdorf in Hamburg wird von einem engagierten FKK-Verein betrieben

Wir hatten schon immer mal vom Sommerbad Volksdorf in Hamburg gehört. Dass es dort wunderschön sein soll. Immer voll, vor allem wurde der Sandstrand gelobt. Das wollten wir uns selbst ansehen. Eine lange Fahrt mit der U-Bahn vom Hamburger Hauptbahnhof. Endlich wurde es grüner. Ankunft am Klinkerbahnhof Buchenkamp. Schon beim Aussteigen beste Stadtrandidylle.

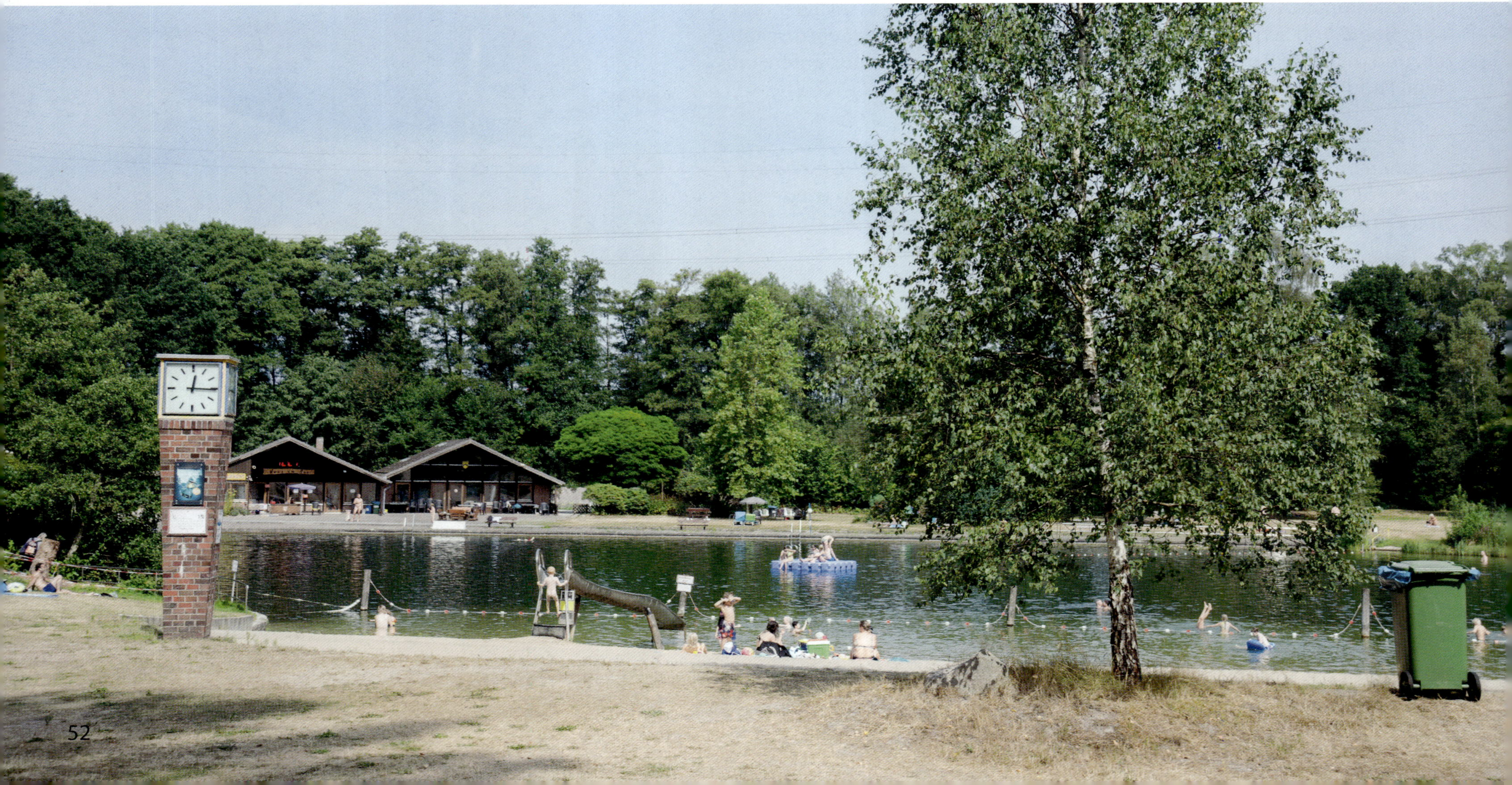

Grüne Idylle an der Landesgrenze

Rüdiger Feddern, der Vizepräsident Sport beim DFK e.V. hatte ein paar Tage vorher am Telefon gesagt: „Einfach nur durch die Unterführung und die Straße geradeaus lang." Ja, er muss es wissen. Denn er ist neben seiner Funktion im DFK-Vorstand der 1. Vorsitzende des Hamburger Bundes für Freikörperkultur und Familiensport e.V. (HFK), der das Sommerbad Volksdorf als Vereinsgelände nutzt.

Bereits als wir den grünen Moorbekweg herunterlaufen, klingt uns die angenehme Geräuschkulisse heißer Sommertage im Freibad ins Ohr, die an unbeschwerte Kinder- und Jugendjahre erinnert. Ja, so hört sich Sommerfeeling an! Der perfekte Urlaubsort liegt nicht viele Flug- oder Autostunden von Deutschland entfernt, sondern ganz einfach nebenan. Wie hier in Hamburg.

„Unser Vereinsgelände befindet sich unmittelbar an der Landesgrenze zu Schleswig-Holstein." So ist es an diesem Augustnachmittag ganz selbstverständlich, dass viele Nicht-Hamburger baden, neben denen, die selbst aus den fernsten Stadtbezirken Hamburgs hierher pendeln. „Das ist Erholung und Paradies pur" hören wir mehr als einmal. Für viele Schleswig-Holsteiner liegt das Bad genau vor der Haustür. Nicht nur sie loben die Familienfreundlichkeit von Gelände und Team.

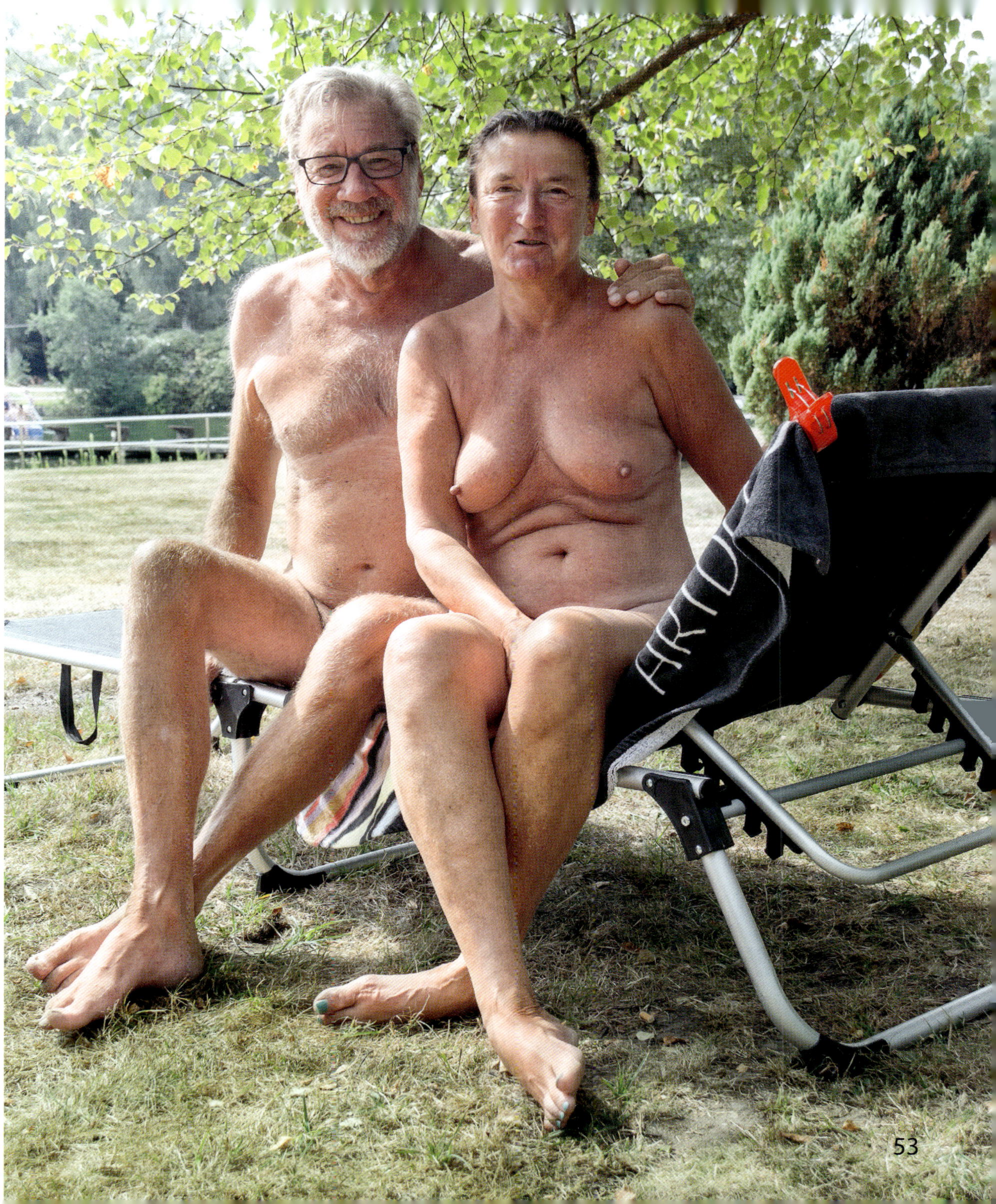

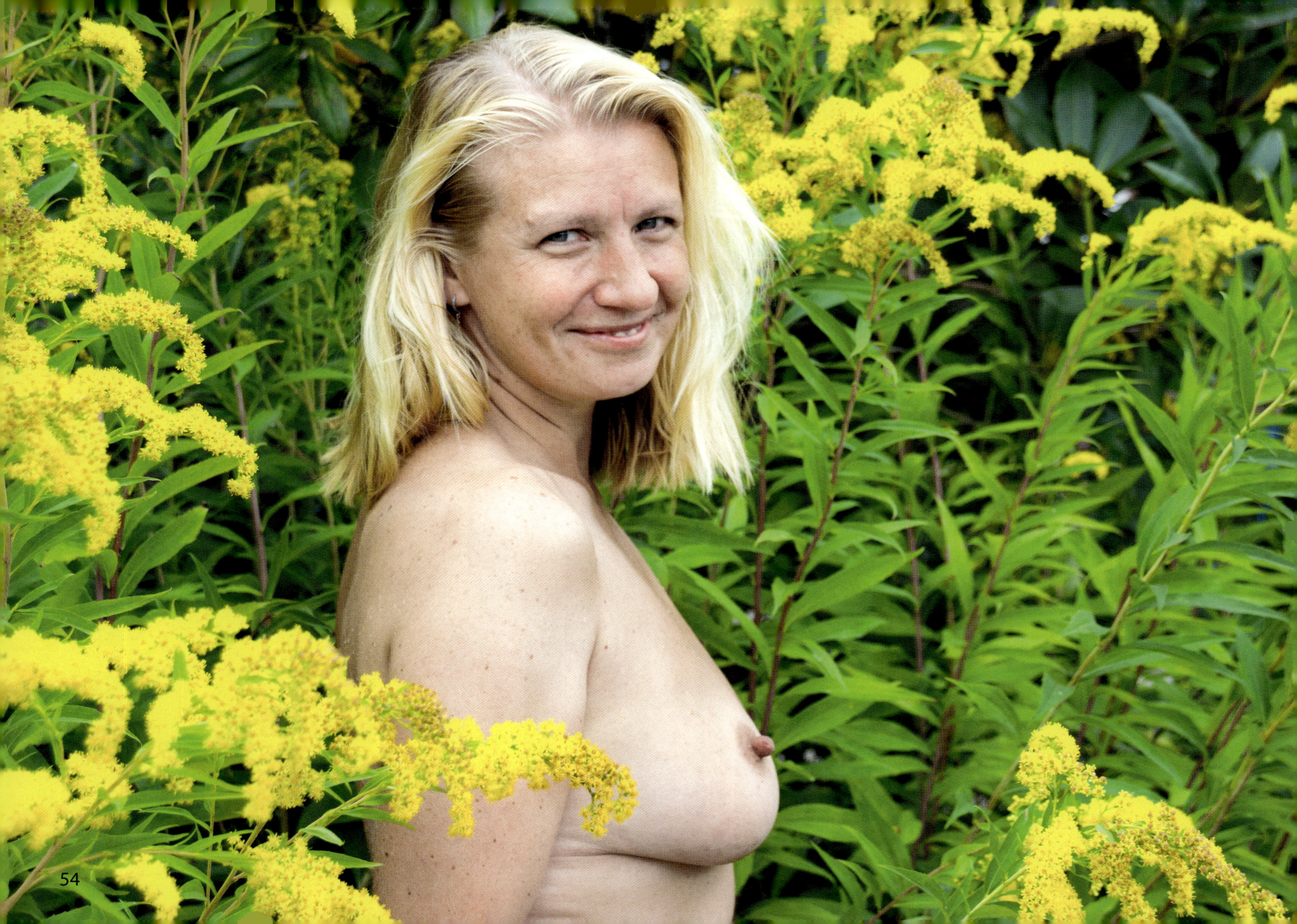

Das Vereinsgelände wird im Sommer zum öffentlichen Freibad

Nun aber mal langsam. Hier ist immer wieder die Rede von Bad und Verein. Der HFK ist ein ganz besonderer Verein, so erläutert Rüdiger gleich bei einer gemütlichen Begrüßungsrunde im Eingangsbereich des Bades. „Am 12. März 1953 wurde der HFK gegründet. Die Geschichte verlief wechselvoll. Untergruppen in Itzehoe, Lüneburg und Stade entstanden, die später selbständige Vereine wurden. Später teilte sich der Verein und dem HFK wurde das Waldbad hier in Volksdorf angeboten. Der Pachtvertrag mit den damaligen Hamburger Wasserwerken und der Bezirksversammlung Hamburg-Wandsbek besiegelte die Badnutzung und die damit verbundene öffentliche Badebetreibung durch uns. Das ist ziemlich anspruchsvoll, wenn ein Verein ein öffentliches Freibad betreibt" führt Rüdiger aus und umfährt mit einer großzügigen Handbewegung das von der Sonne beschienene Gelände, an dem sich heute schätzungsweise 500 Menschen nackt oder textil tummeln. Oft sind es an sehr heißen Tagen mehr.

Da das Freibad seit dem Jahre 1981 der Öffentlichkeit in den Monaten Juni, Juli und August offenstehen muss, muss dann auch das Textilbaden zugelassen werden. „Am heutigen Tage ist das Verhältnis der Textilbadern zu Naturisten ungefähr 2:1. Das ist eigentlich immer so. Es gibt Bereiche, die bevorzugt Nacktbader nutzen, aber auch Bereiche, wo Textile gern liegen. Vorgeschriebene Abschnitte gibt es nicht, alle gehen tolerant miteinander um. Aber außerhalb der Öffnungszeiten pflegen wir im Verein selbstverständlich den FKK-Gedanken!" unterstreicht Rüdiger. Unterdessen kommen immer mehr Badegäste, die an der Kasse ihren Eintritt zahlen. Einnahmen sind wichtig, denn schließlich muss das Bad erhalten und betrieben werden. So wurde z.B. 1987 an der Terrasse das großzügige Haus am See gebaut, dass eine Sauna, den Sportraum, Sanitärbereich und Ruheraum bietet. 1996 erhielt der Natursee eine Pflanzenkläranlage.

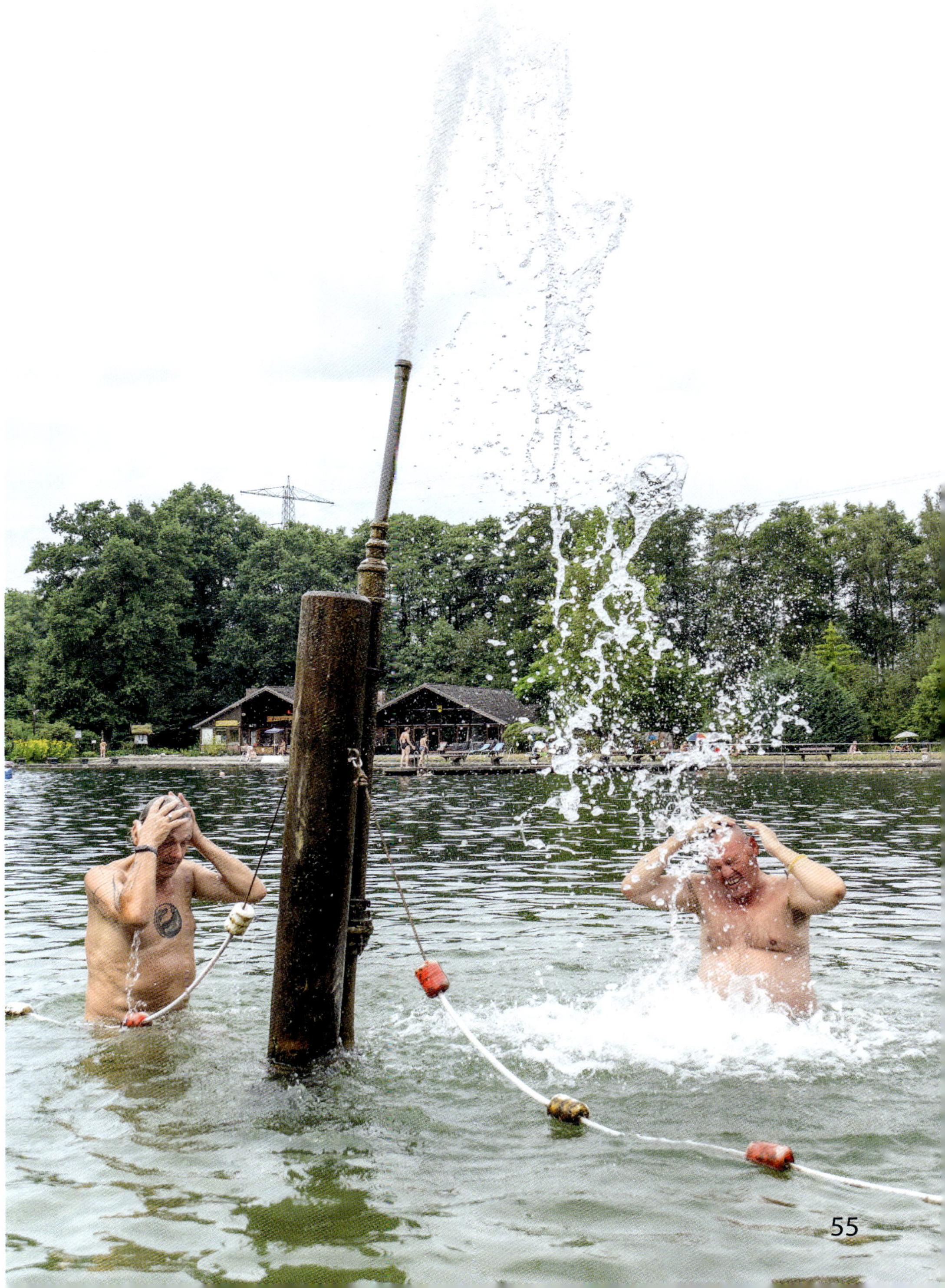

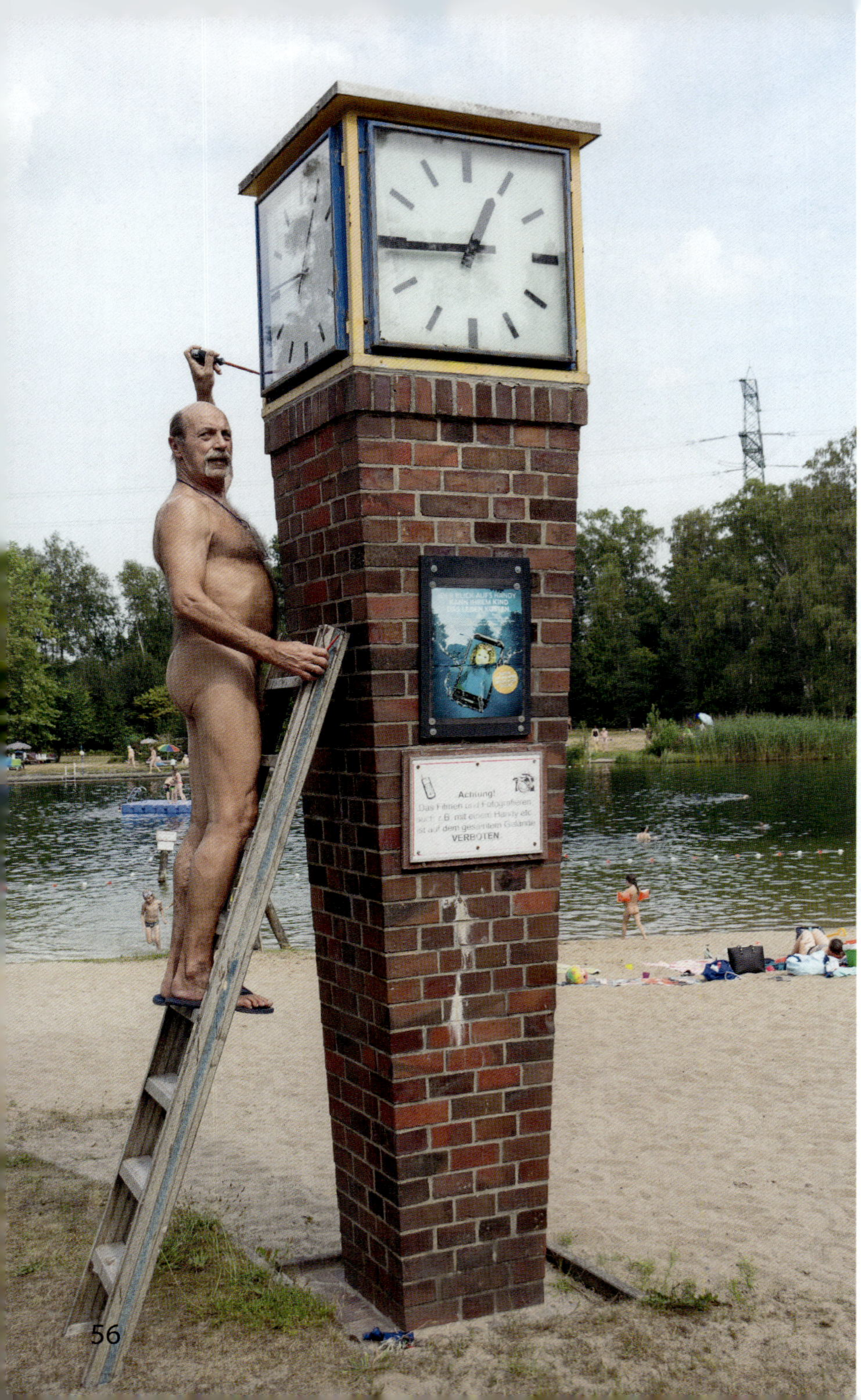

Ehrenamt für sorgenfreies Badevergnügen

Am Sandstrand geht es seicht ins Wasser. „Da fühle ich mich mit meiner Kleinen sicher“ freut sich ein junger Vati. Eine Omi mit zwei sehr mobilen Enkeln stimmt ihm zu: „Da bin ich dann auch mal schnell hinterher und kann die Jungs einfangen“ lacht sie. Währenddessen stürmen die Kleinen vereint zum Spielplatz und auf der Insel im See sammeln sich ein paar Jugendliche zum Kopfsprung.

An der großen viereckigen Uhr, schraubt gerade Gerhard herum. Er meint: „Ja, sie ist so etwas wie das Wahrzeichen unseres Bades!“ Schon etwas in die Jahre gekommen, aber mit ein wenig Fingerspitzengefühl lässt sie sich immer wieder zum Laufen bringen und zeigt zuverlässig die Zeit. Gerhard arbeitet ehrenamtlich, wie alle Vereinsmitglieder, die den Badebetrieb rund um die Uhr absichern. Auch die Schwimmaufsicht. Das ist Ehrensache und große Unfälle gab es noch nie. „Das bleibt hoffentlich so“ lächelt Rüdiger. Der Dienst der Schwimmaufsicht beginnt vor der Öffnung des Bades mit dem

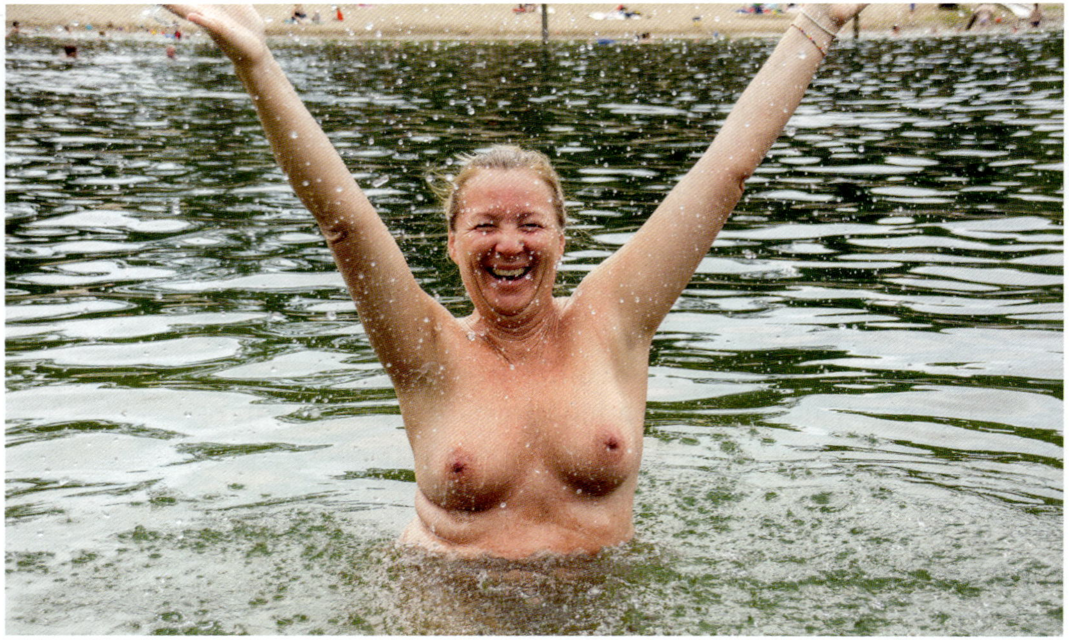

Kontrollgang über das Gelände und dem Harken des Ufers. Es wird kontrolliert, ob alle Rettungseinrichtungen zur Verfügung stehen und funktionieren. „Mit der Zeit bekommt man auch irgendwie den Blick, auf wen man besonders schauen muss. So achten wir z.B. immer auf Kinder, die besonders toben oder unsicher erscheinen."

Susanne ist heute gleich vom Büro gekommen, um hier die Sonne zu genießen. „Die Anfahrt ist zwar auch sehr lang, aber es lohnt sich. Ich bin raus aus dem Alltag und fühle mich wie neugeboren. Ich versuche, so oft wie möglich herzukommen." Andere Badegäste sind in ein Gespräch vertieft oder widmen sich einem guten Buch. So wie Ulrike. Wenn das Bad dann geschlossen ist, beginnt das Vereinsleben richtig. Viele Mitglieder betreiben den Breitensport in den angebotenen Sportsparten des Vereins, nehmen sogar an nationalen und internationalen Turnieren mit großem Erfolg teil. Das Gelände dient als Tagesgelände. Wohnwagen oder Häuschen zur Übernachtung gibt es hier nicht.

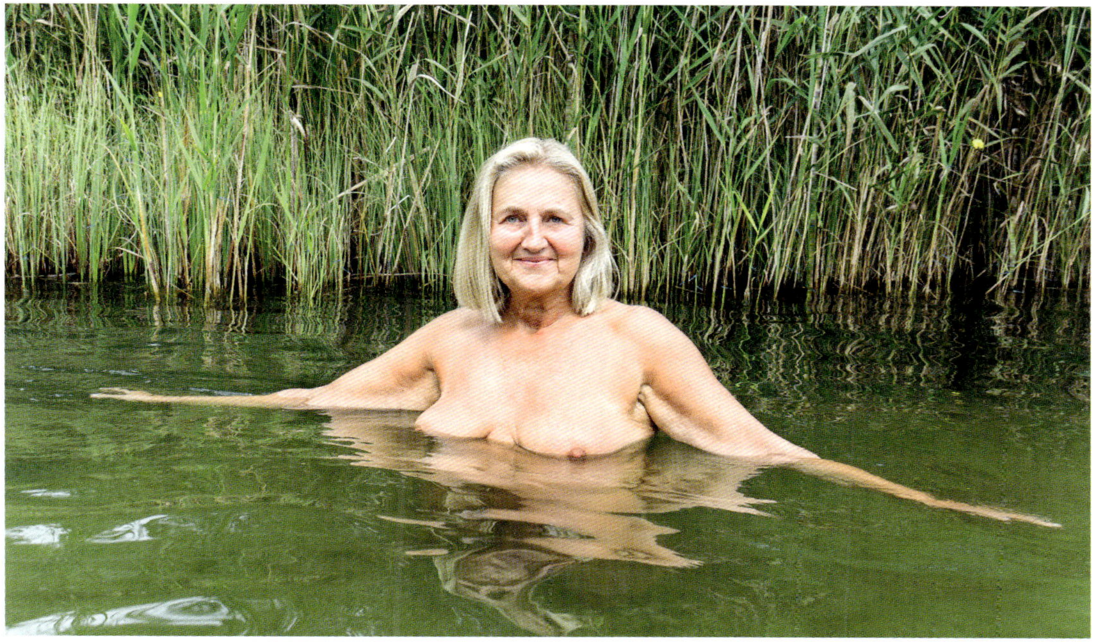

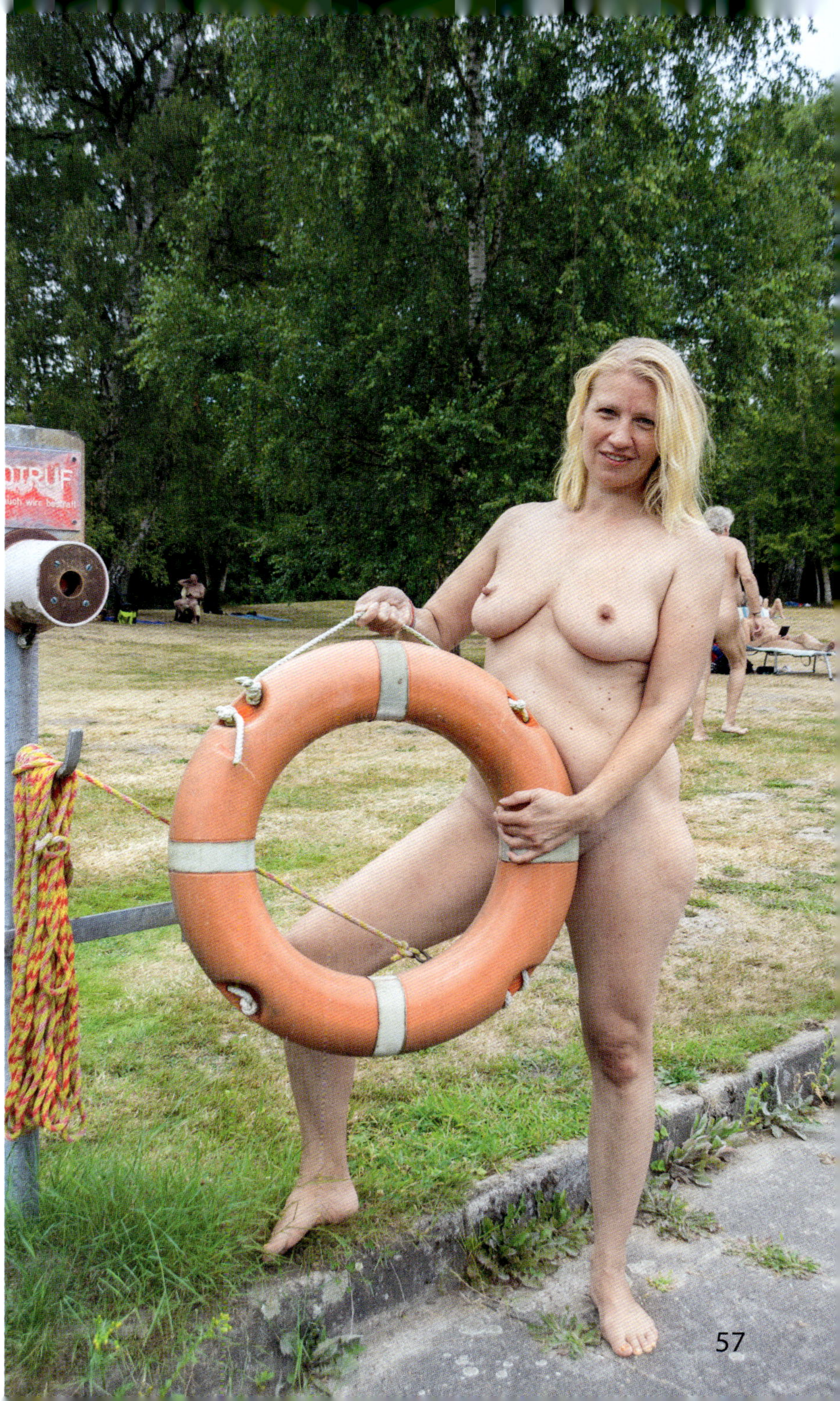

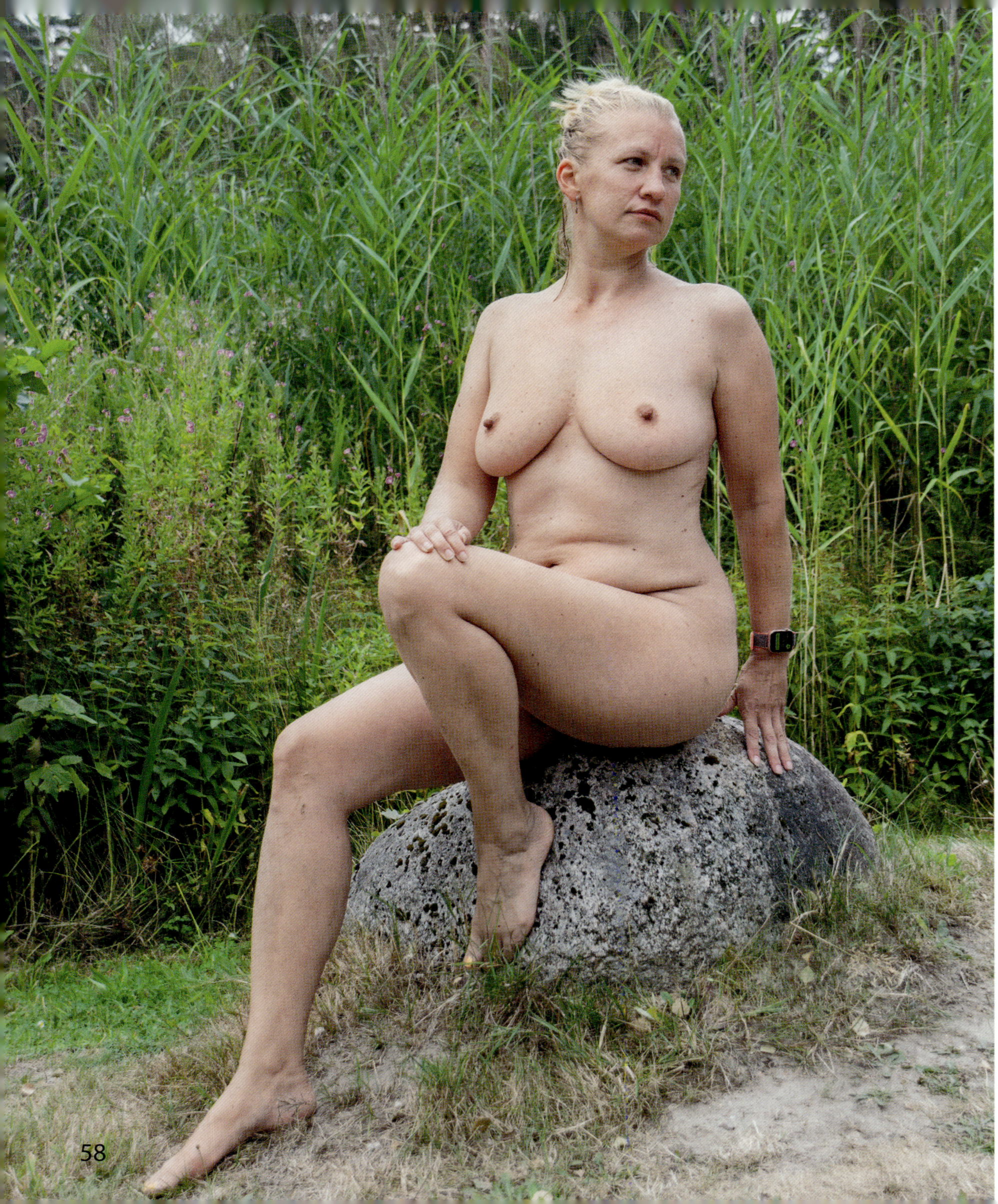

Zukunft für Verein und Naturismus

Das Neueste vom HFK und seinem tollen Sommerbad? Gerade ist der Verein Botschafter von Get naked Germany e.V. geworden, dem Verein, der sich für Naturismus und Freikörperkultur in Deutschland einsetzt. Und Get naked Germany lobt auch zu Recht gleich die Vorteile und Chancen des HFK und des Natursees. „In diesem darf nackt und bekleidet gebadet werden. Er ist also ideal geeignet, um sich die Badehose und den Badeanzug abzugewöhnen. Außerdem wird ganzjährig ein tolles Sport- und Freizeitprogramm für die ganze Familie angeboten."

Ach so. Natürlich herrscht im gesamten Bad Fotoverbot. Selbstverständlich. Für die Reportage wurde mal eine Ausnahme gemacht und die Leute, die mal zeigen wollten, wie schön es hier ist, ließen sich gerne knipsen.

Lust bekommen auf das Sommerbad Volksdorf und den HFK e.V.? Na klar! In der nächsten Saison geht´s einfach mal ins Sommerbad Volksdorf! Sehr zu empfehlen!

Hamburger Bund für Freikörperkultur und Familiensport e.V.

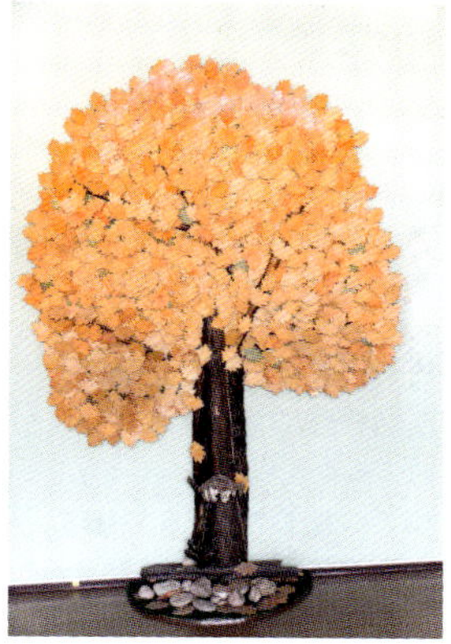

Sommerbad Volksdorf

Moorbekweg 100

22359 Hamburg

Telefon: 040/603 47 30

Mail: info@hfk-hh.de

Web: www. hfk-hh.de

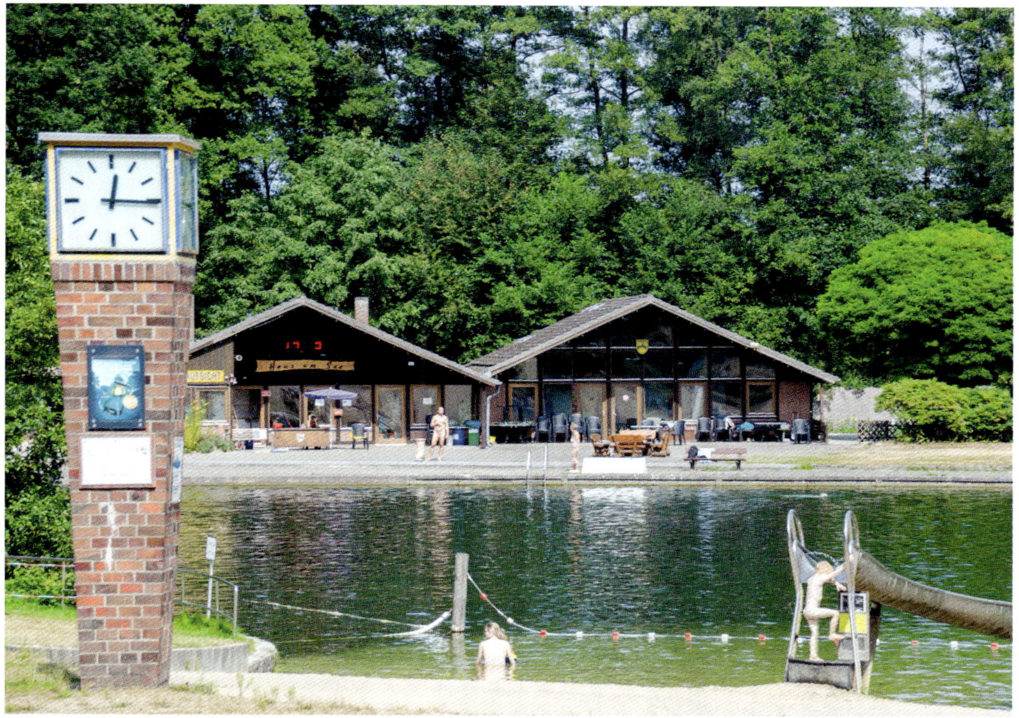

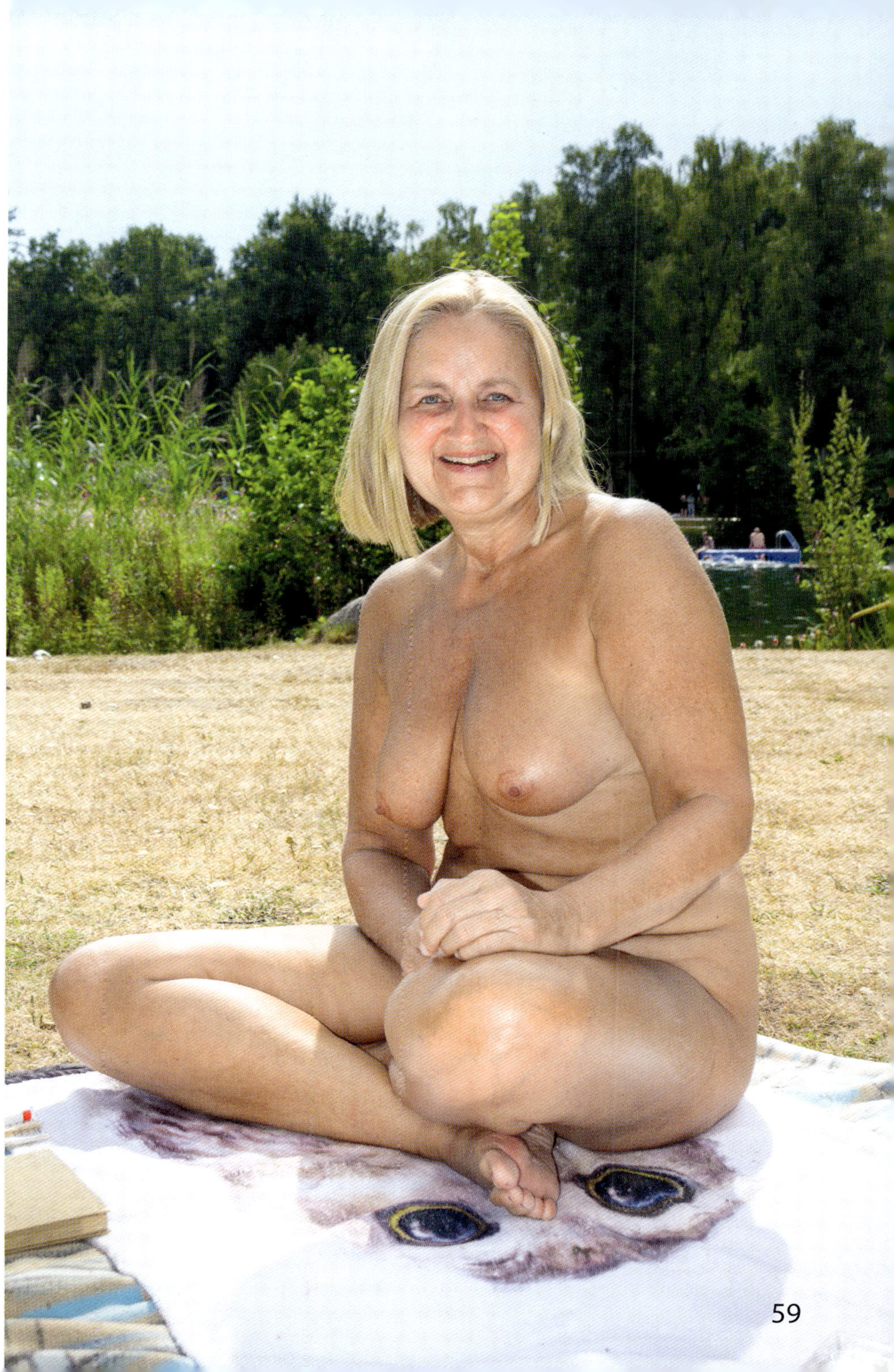

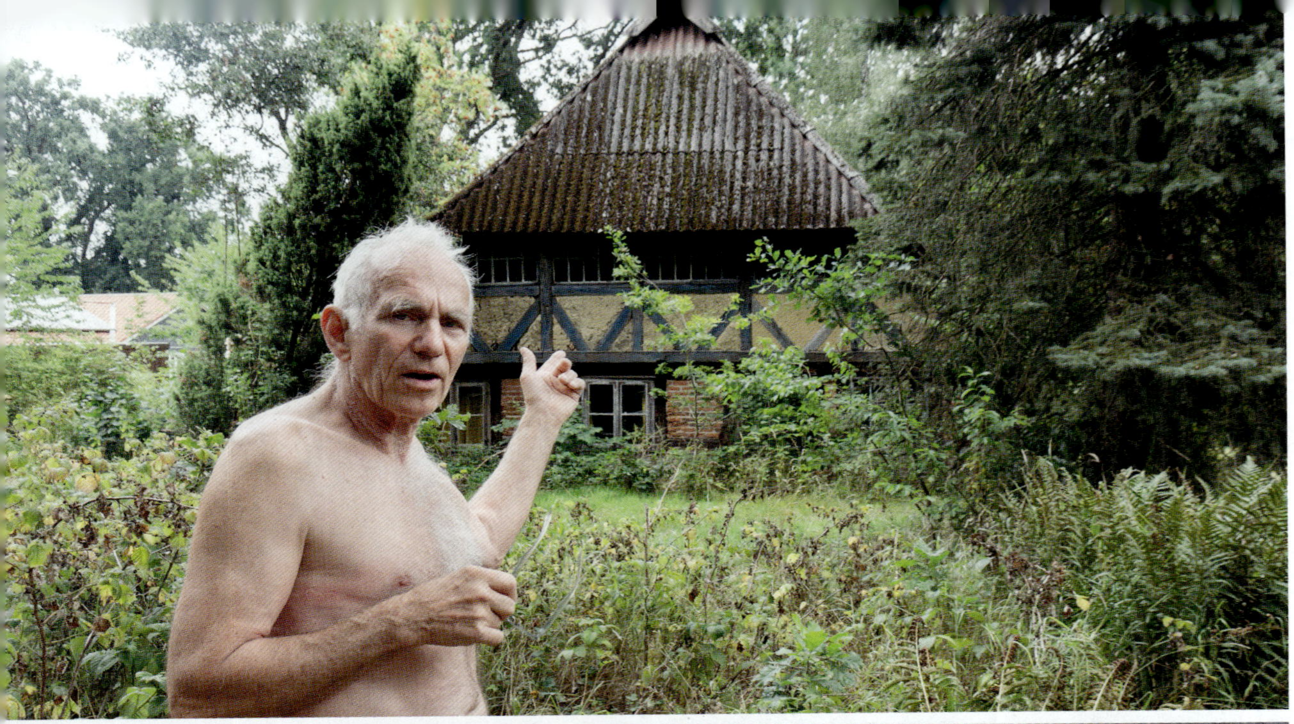

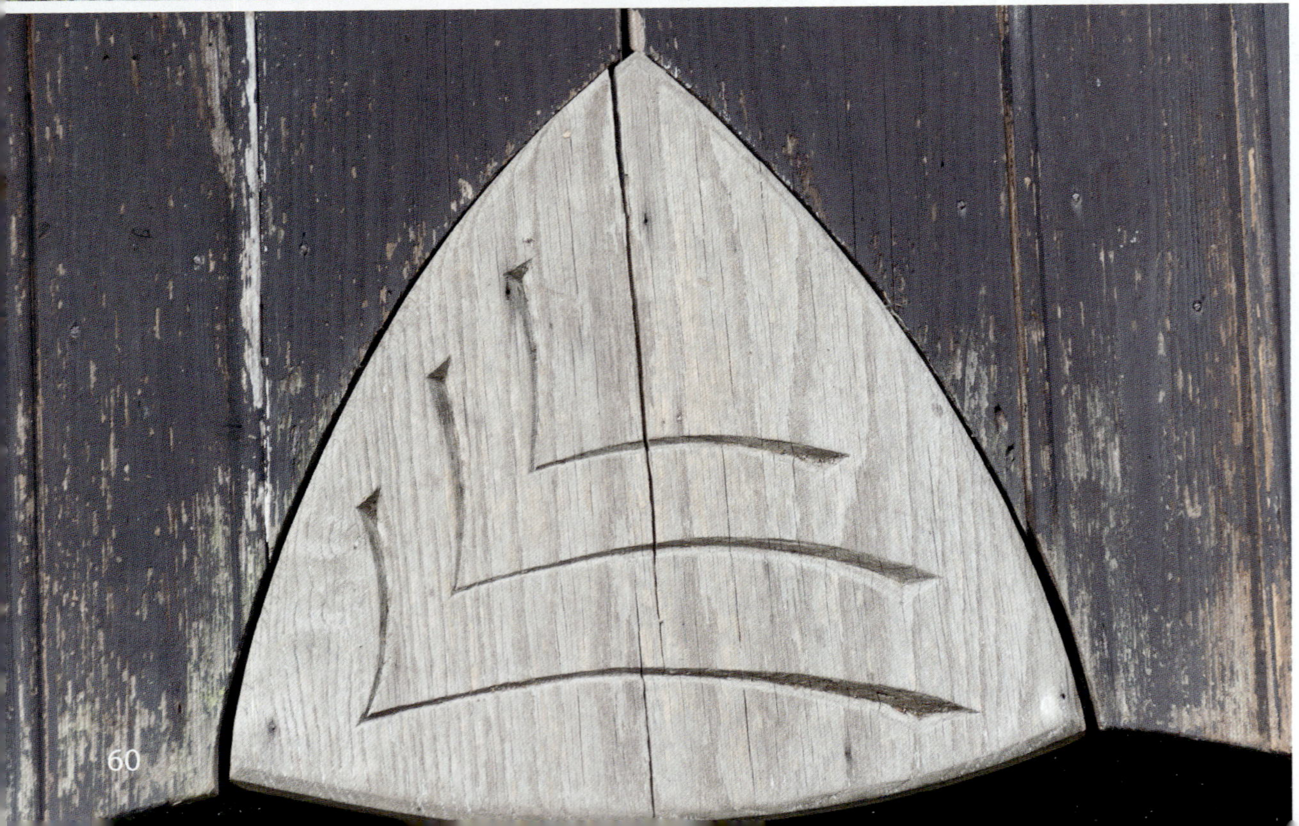

Der Glüsinger Geist

Einfach, gut und gerne leben

Das Lichtheideheim in der Lüneburger Heide gehört zur Geschichte und zur Zukunft des Naturismus in Deutschland. Susanne Horizon Fränzel sitzt auf der Terrasse der schon vor vielen Jahren wohnlich ausgebauten Scheune des historischen Gehöftes und plauscht mit Gästen. Diese kennt sie sicher bestens. Man möchte nicht stören und nimmt Platz.

Nach wenigen Augenblicken merkt man: Das hier ist die Rezeption des Campingplatzes und wie unter FKK-Freunden üblich geht es kameradschaftlich zu und so, als ob man sich schon immer kennt. Die Neuankömmlinge aus Süddeutschland waren aber tatsächlich noch nie hier und sind fasziniert vom Charme des Platzes, der an sich selbst ein gutes Stück deutscher Freikörperkultur darstellt. So spricht dann Susanne oft vom Lichtkleid, eine Bezeichnung für das Nacktsein, die zu Beginn des 20. Jahrhunderts in der Freikörperkultur gang und gäbe war.

„1927 gründeten unsere Großeltern Dr. Walter Fränzel und Elise Fränzel das Lichtschulheim Lüneburger Land, eine höhere Schule, die auf den Prinzipien der Lebensreform mit Leben in und mit der Natur, vegetarischer Ernährung und der Freikörperkultur basierte. In den 1950er Jahren eröffneten unsere Großeltern den Platz als vegetarisches Ferienheim. Seither befindet sich auf dem Gelände hier ein FKK-Campingplatz mit einfachen Hütten und Blockhäuschen."

Über der uralten Eingangstür des Bauernhauses, in dem sich Dr. Fränzels historisches Schulzimmer befindet, kündet das stilisierte Logo L L L handgeschnitzt als Abkürzung noch vom **L**ichtschulheim **L**üneburger **L**and. Das originale Vorbild soll einst Friedrich Muck-Lamberty gestaltet haben, jener bekannte Protagonist der Jugendbewegung der 1920er Jahre, der mit seiner Neuen Schar durch Deutschland zog und für den Freikörperkultur wahrlich kein Fremdwort war.

Überhaupt mag sich der Erstbesucher die Lage des Campingplatzes ganz anders vorgestellt haben. Als Teil eines großzügigen Hofes in Alleinlage in der Lüneburger Heide. Tja, so ganz ist es nicht. Großzügig ja, aber Glüsingen ist ein kleines Dorf und der Hof, auf dem sich der Campingplatz befindet, liegt eingebettet in der Ansiedlung. Es regt erstaunlicherweise keinen auf, als ein Gast nackt auf den Resten des alten Erntewagens für ein Foto Platz nimmt, von der Straße aus bestens einsehbar. „Die Bauern erklärten meinen Großvater kurzerhand für verrückt und somit war die Sache abgeklärt. Bis heute!“ lacht Harald Fränzel und bricht eine Menge leckerer Schokolade in eine Tonschüssel. „Bedient euch!“ fordert er auf. Harald ist Susannes Bruder, der nun mit ihr gemeinsam den Campingplatz managt.

Das Schulzimmer, Herz des Lichtheideheims, befindet sich im alten niedersächsischen Zweiständerhaus. Dessen Wurzeln reichen bis ins Jahr 1540 zurück. Der Wirtschaftsgiebel sowie das Kammerfach wurden 1649 angefügt. Es gilt als ältestes erhaltenes Haus dieser Art im Landkreis Lüneburg, so steht es jedenfalls auf der angebrachten Zeittafel. Darüber prangt die Tafel der IG Bauernhaus, der Interessengemeinschaft, die sich Engagierte geschaffen haben, um alte Bauten zu retten.

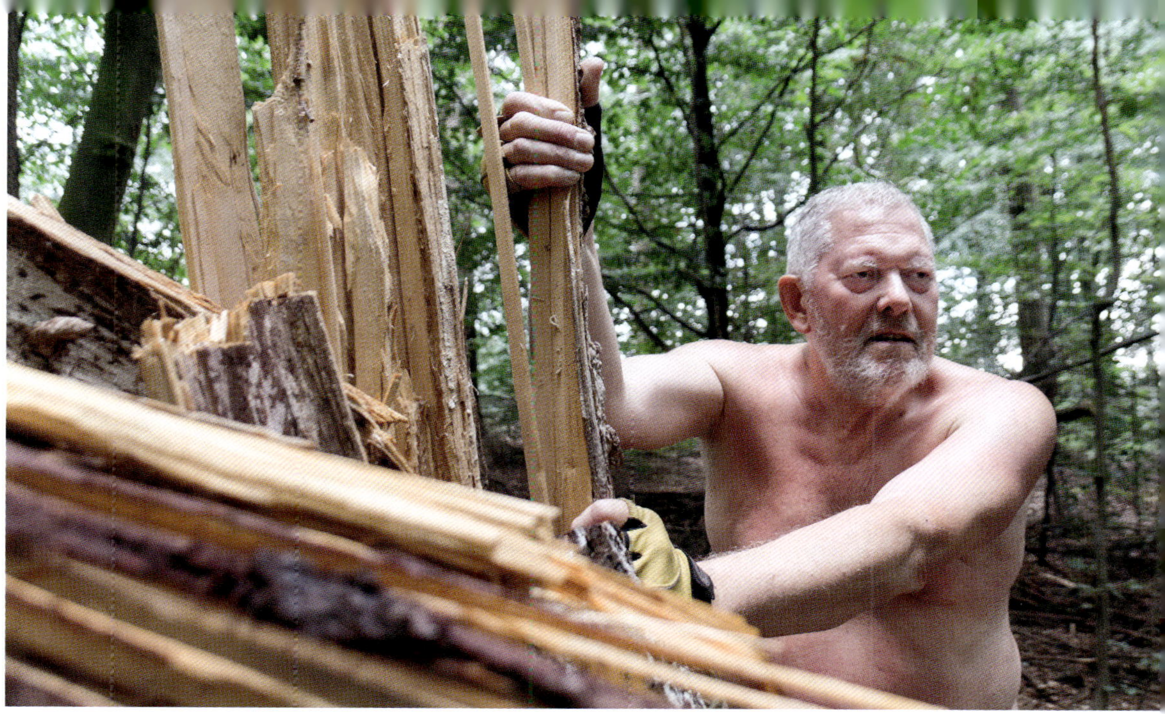

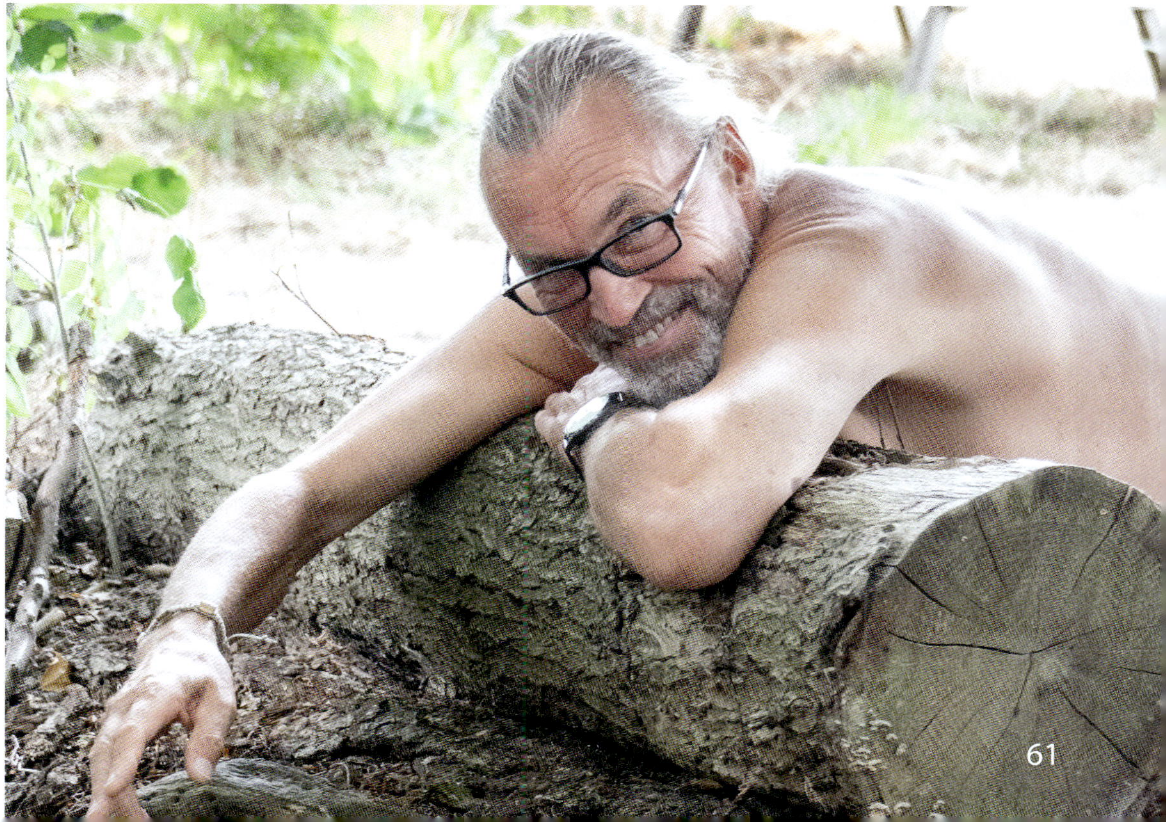

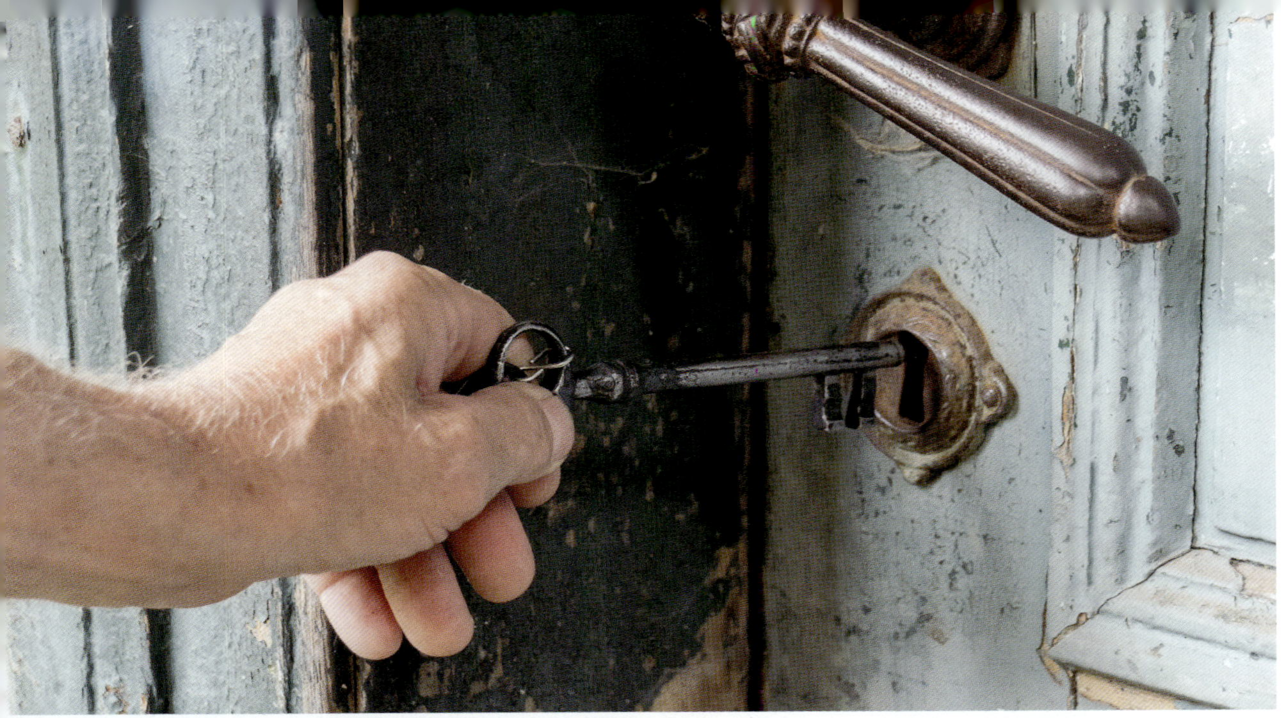

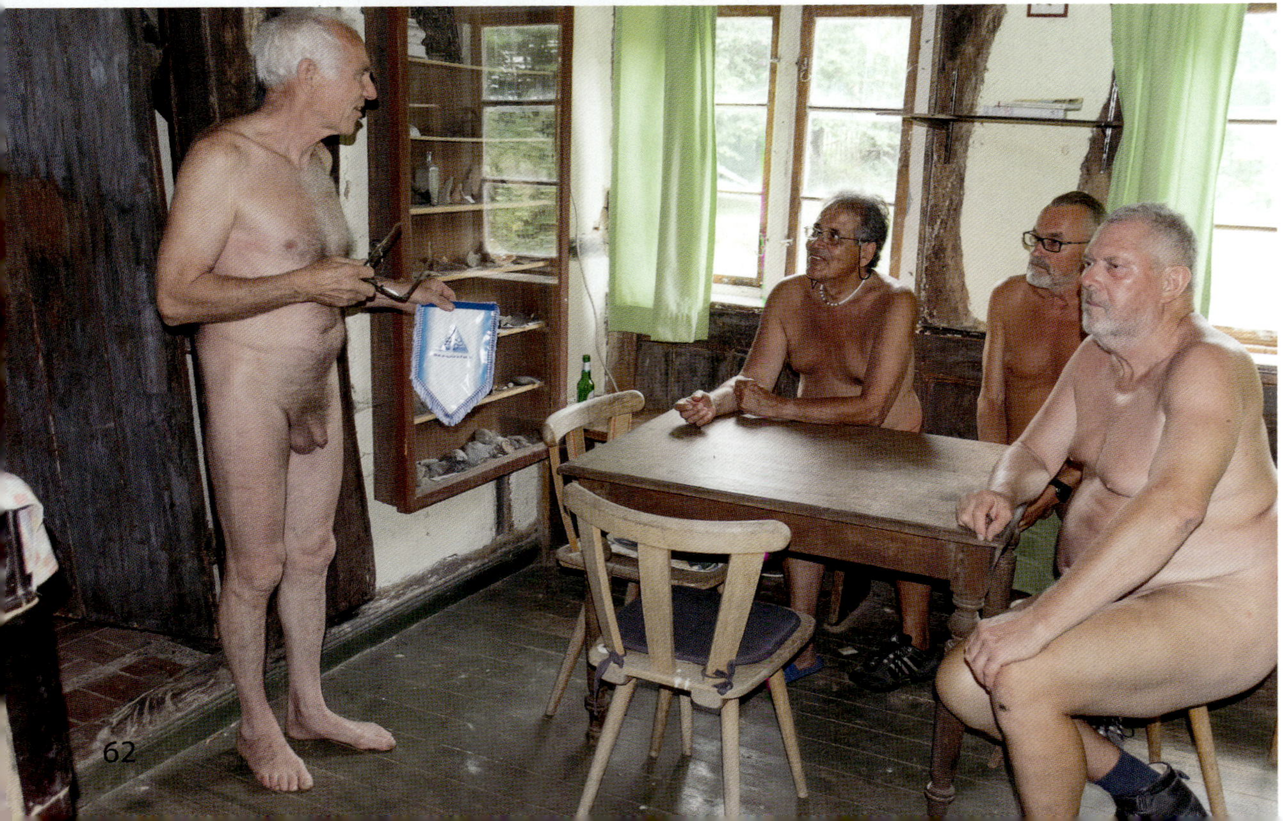

Harald Fränzel erklärt, dass es eine Zeit gab, in der findige Bauunternehmer den Besitzern alter Bauernhäuser offerierten, doch neu zu bauen. Da werde schon die Feuerversicherung einspringen … „Eine gängige Praxis um 1930. Bauen war wegen der Zeitumstände relativ billig und die Versicherungssummen bei Feuer hoch. So kamen einige Landwirte im gesamten damaligen Deutschen Reich, nicht nur in der Lüneburger Heide, zu neuen Höfen – mit ein wenig zündendem Einsatz selbstverständlich. Meine Großmutter war davon nicht begeistert und so besitzen wir heute mit dem historischen Bauernhaus einen riesigen Schatz."

Überhaupt, die Großmutter. Sie kümmerte sich darum, das alles lief, denn ihr Mann, Schulgründer Walter Fränzel, der war mit der Freikörperkultur doch ein wenig übermäßig bei der Schilderung seines Schulvorhabens gegenüber den Behörden. Großmutter schaffte es, das alles durchkam. Sie war der ruhende Pol im Hause Fränzel.

Alles im alten Bauernhaus atmet Geschichte, bringt ein klein wenig Fluidum aus der Zeit herüber, als hier Dr. Fränzel mit seinen Eleven eine neue Art der Bildung lebte. Das Klassenzimmer ist ziemlich klein, bot aber trotzdem den ca. 15 Schülern Platz. Fränzel war ein sogenannter Reformpädagoge, der eine neue Art von Schule wollte. Er lehnte zum Beispiel die körperliche Züchtigung seiner Schülerinnen und Schüler ab. Die war damals noch an der Tagesordnung. Als Anhänger der Lebensreform ging es ihm aber nicht nur um das Nacktsein. Das war keine zentrale Sache. Sofern ist die Vorstellung einer

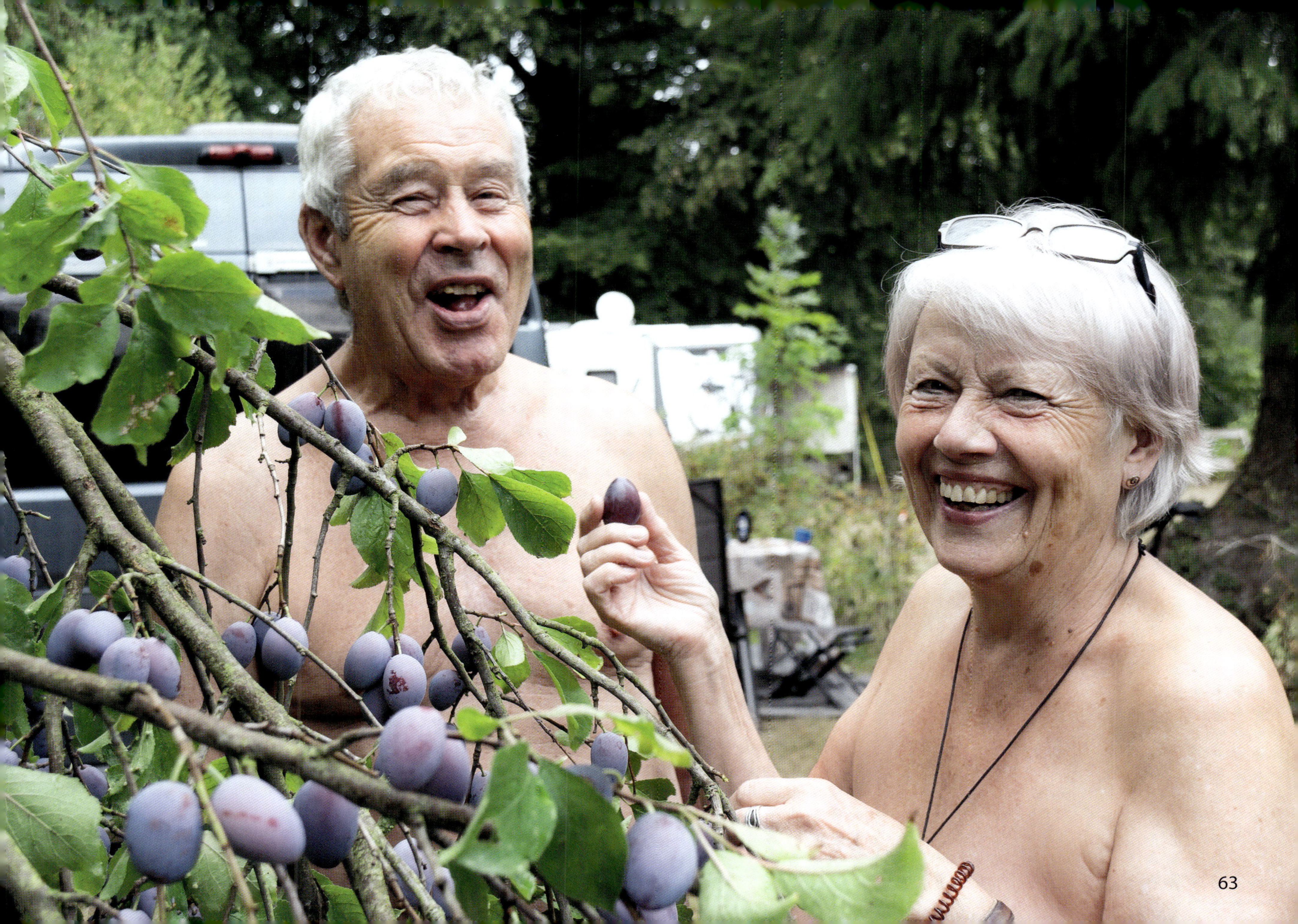

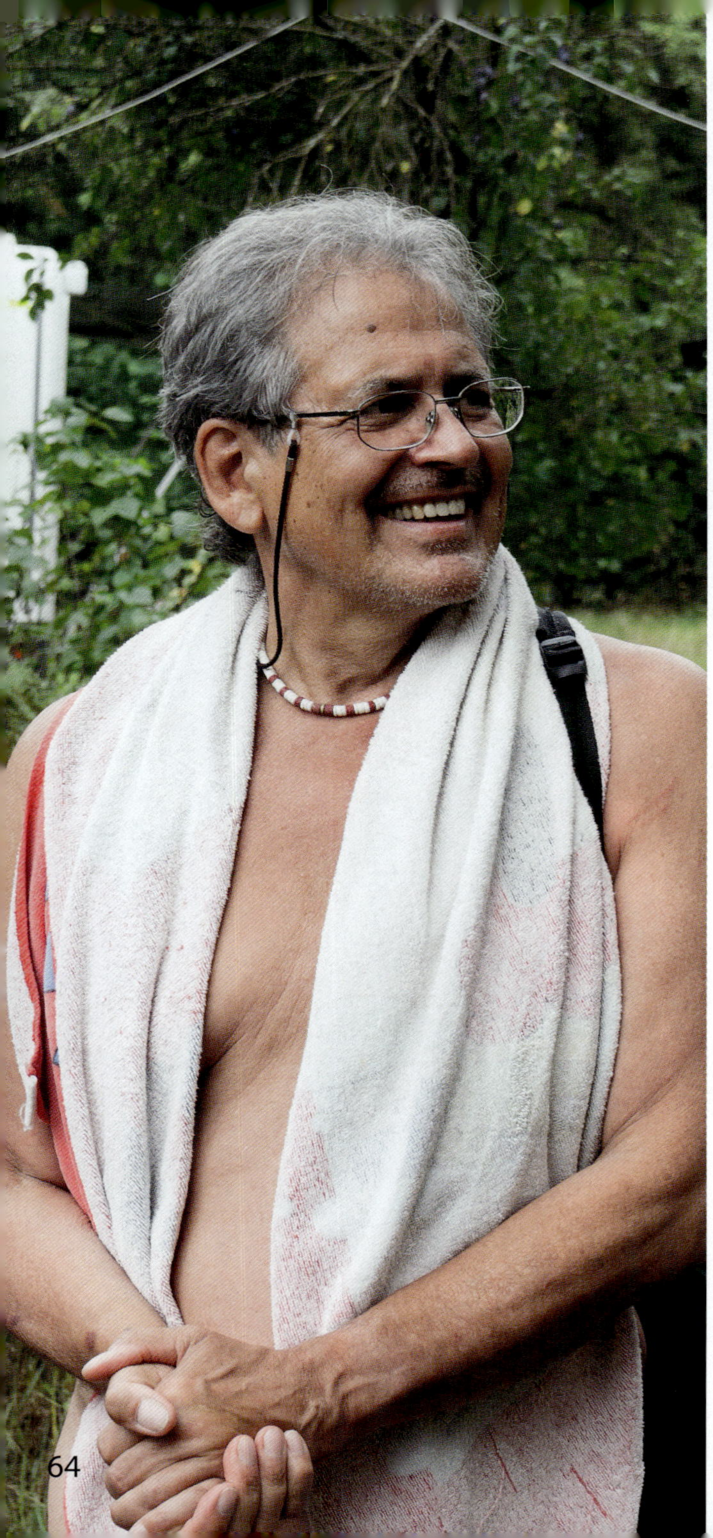

„FKK-Schule“ völlig falsch. Nacktheit, wenn angebracht, gehörte zur natürlichen Lebensweise im Einklang mit der Natur.

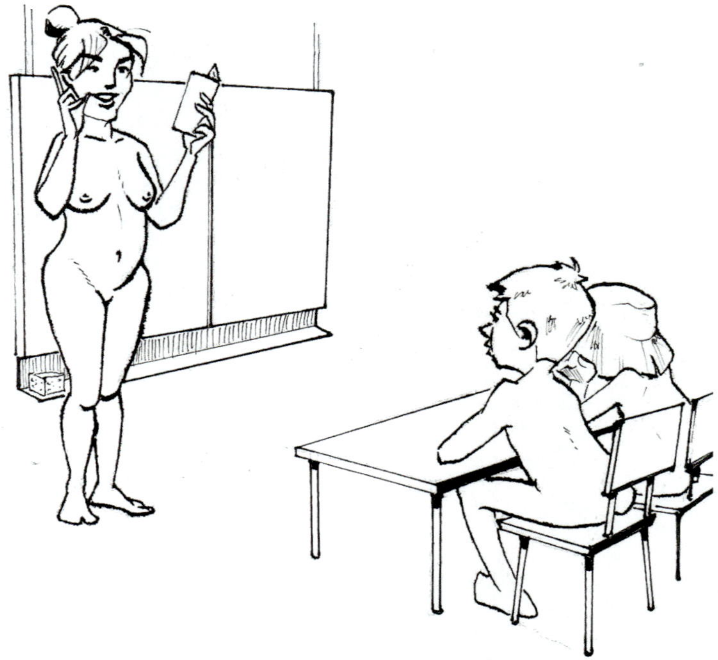

Im Lichtheideheim Glüsingen galt wie auf fast allen FKK-Geländen der Zeit absolutes Rauchverbot. Nur nicht für Dr. Walter Fränzel selbst. Der auf den diversen Bildern, die im alten Haus zu sehen sind, immer wieder mal mit einer Pfeife abgebildet ist, die er auch tatsächlich rauchte. Auch auf seinem Gelände. „Er besaß eine außergewöhnliche Autorität“ erläutert Susanne. „Mein Großvater machte mit der qualmenden Pfeife im Mund rauchende Besucher des Lichtheideheims darauf aufmerksam, dass sie sofort damit aufhören sollen. Alle taten es: so groß war seine Wirkung.“ Alkoholabstinenz und Vegetarismus stellten weitere Säulen der Grundsätze im Lichtheideheim dar. Auch das verbindet es mit den FKK-Geländen jener Tage.

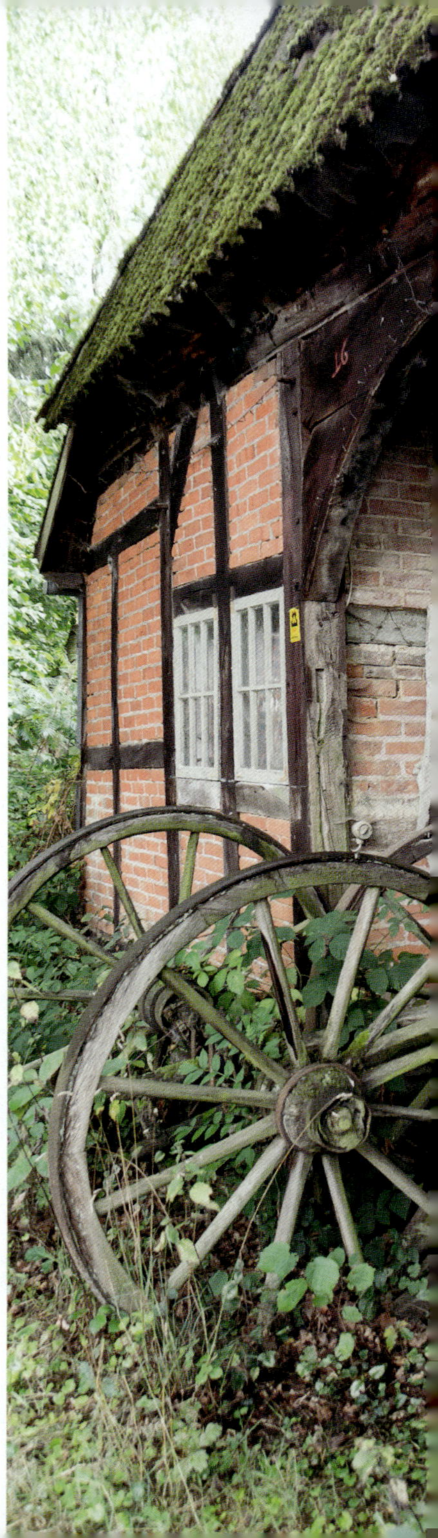

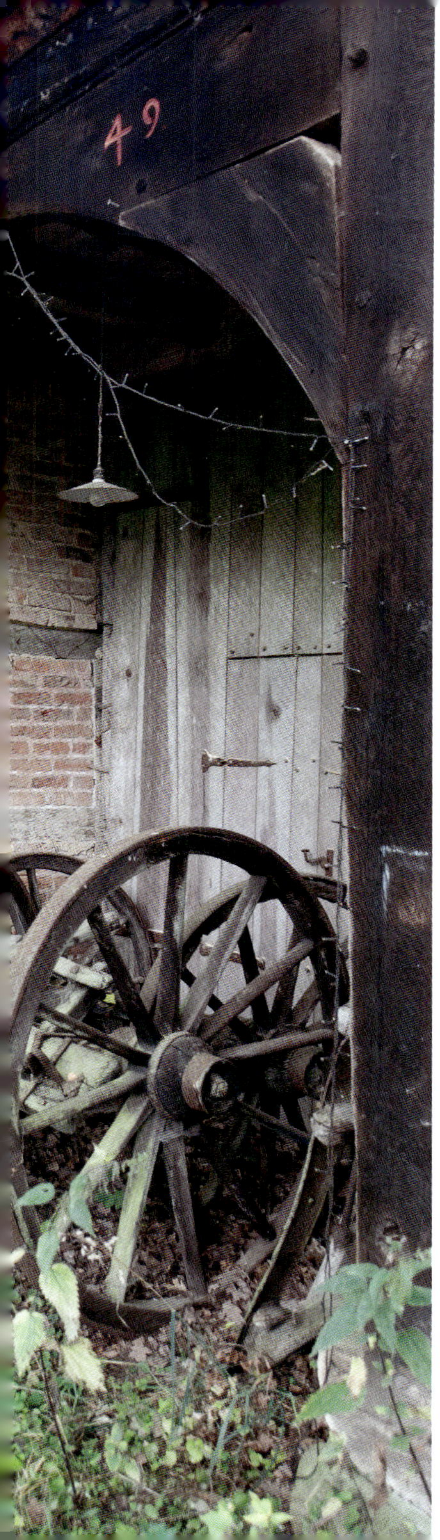

„Man muss sich nicht vorstellen, dass mein Großvater und seine Eleven ständig nackt waren. Das Lichtkleid gehörte zum Programm der Schulidee, es wurde getragen, wenn es angebracht war. So z.B. beim Morgenlauf in der Natur. Erst kürzlich gab es eine Dokumentation des Norddeutschen Rundfunks, da wurde den interessierten Zuschauern bewusst, welch bewegte Phase die Freikörperkultur in den Jahren der Weimarer Republik erlebte."

„Diesen Sommer kamen einige Besucher, die schon vor 40, 50 oder sogar 75 Jahren im Lichtheideheim gewesen und immer wieder einmal hergekommen sind. Andere besuchten uns zum ersten Mal hier und genossen die Natur, die Stille, und die Gemeinschaft. Wir hatten eine schöne Zeit beim Wandern, auf dem Platz und am Lagerfeuer. Und wir alle wünschen uns, dass der Glüsinger Geist wieder mehr Menschen erreicht!"

Bei den Fränzels, bei denen Gastfreundschaft hoch gehalten wird, spielt vegetarische Kost bis heute eine zentrale Rolle. Harald hat für seine Gäste am Herd gestanden, es gibt Broccoli, Kartoffeln und gebratene Zucchini. Einfach lecker. Gemeinschaft erleben. Am Abend dann noch am Lagerfeuer. Der Glüsinger Geist lebt!

FKK-Campingplatz

Lichtheideheim Glüsingen

Susanne Fränzel, Harald Fränzel

Glüsingen 4, 21386 Betzendorf

Telefon: 0157 8808 2997 oder 04138 220

info@lichtheideheim.eu www.lichtheideheim.eu

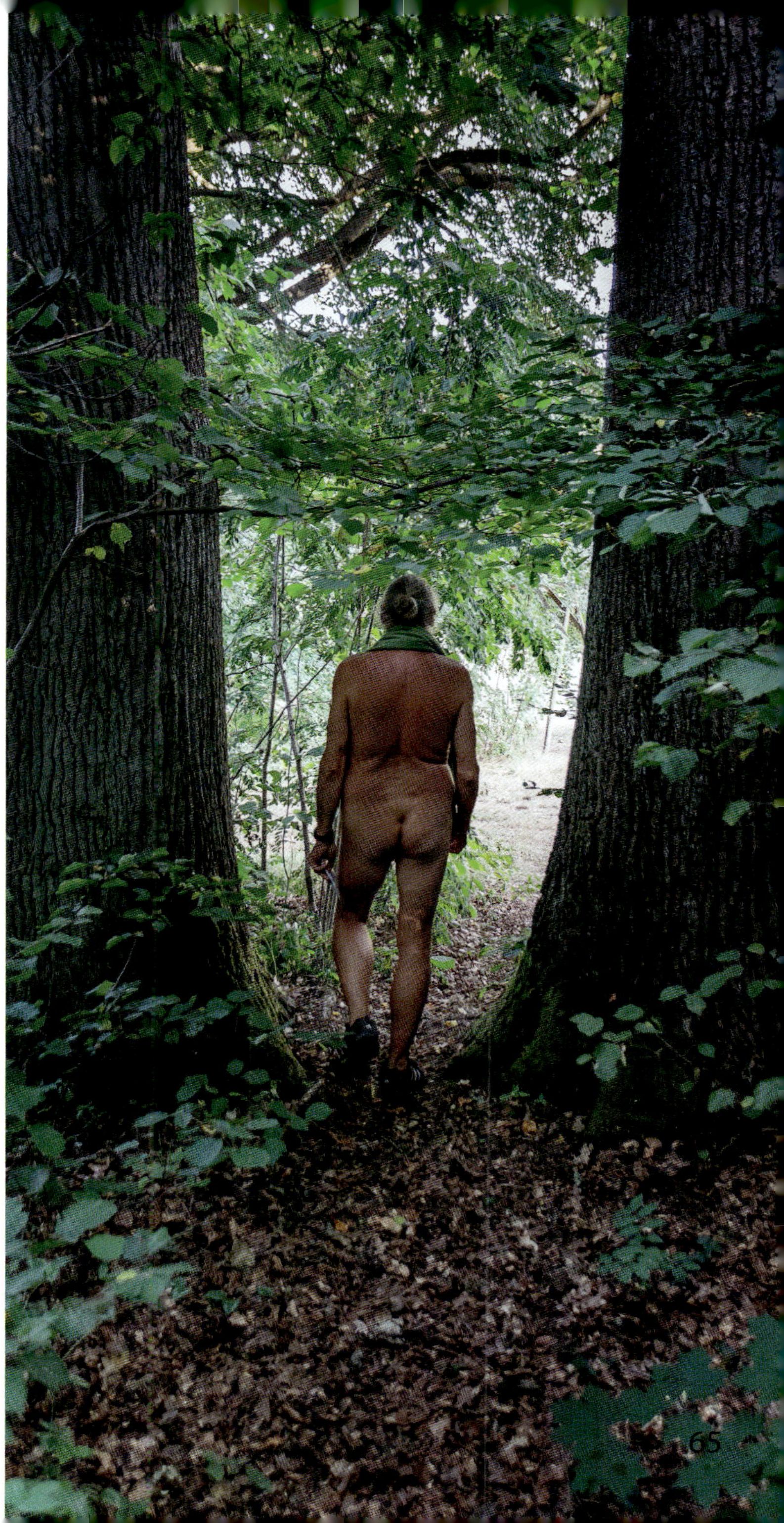

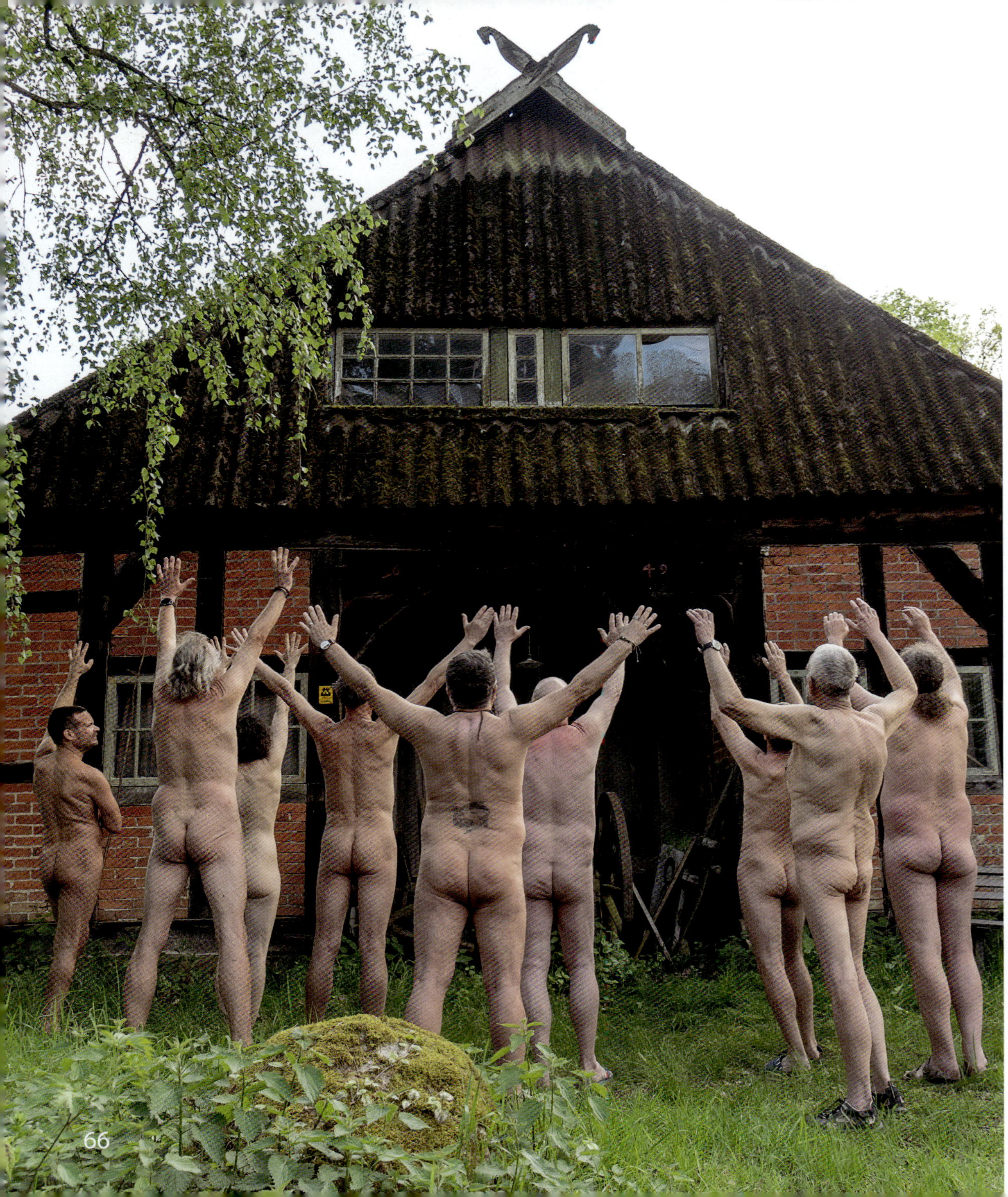

Die Inspiration des Ortes

Das Lagerfeuer am Himmelfahrtstag malte abenteuerliche Schatten in die Nacht. Zahlreiche Interessenten waren dem Ruf ins traditionsreiche Lichtheideheim Glüsingen in der schönen Lüneburger Heide gefolgt. Nur wenige waren mit der Geschichte des Platzes vertraut, darum hatte man gemeinsam am Nachmittag bereits eine fast zweistündige Führung über das ausgedehnte Gelände absolviert. Allen schwirrten Worte wie „Reformpädagogik", „Gärtnerei" und „Interessengemeinschaft Bauernhaus" im Kopf herum.

Ausprobieren hieß die Devise am Freitagmorgen. Das Titelbild für Nackedei 5. Was war darüber diskutiert worden! So wurde am kühlen, aber sonnigen Vormittag mit Probeaufnahmen experimentiert. Freilich noch bekleidet, den niedrigen Temperaturen geschuldet. Alex hatte eine historische Wäscheleine von seiner Oma mitgebracht, ein paar uralte Koffer fanden sich auf dem Dachboden des Lichtheideheims. Es waren sogar handgesponnene Leinentücher aus der Aussteuer einer pommerschen Schneidertochter dabei!

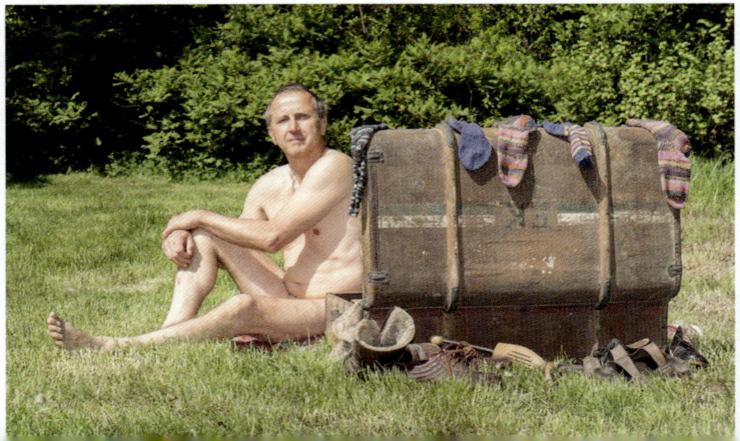

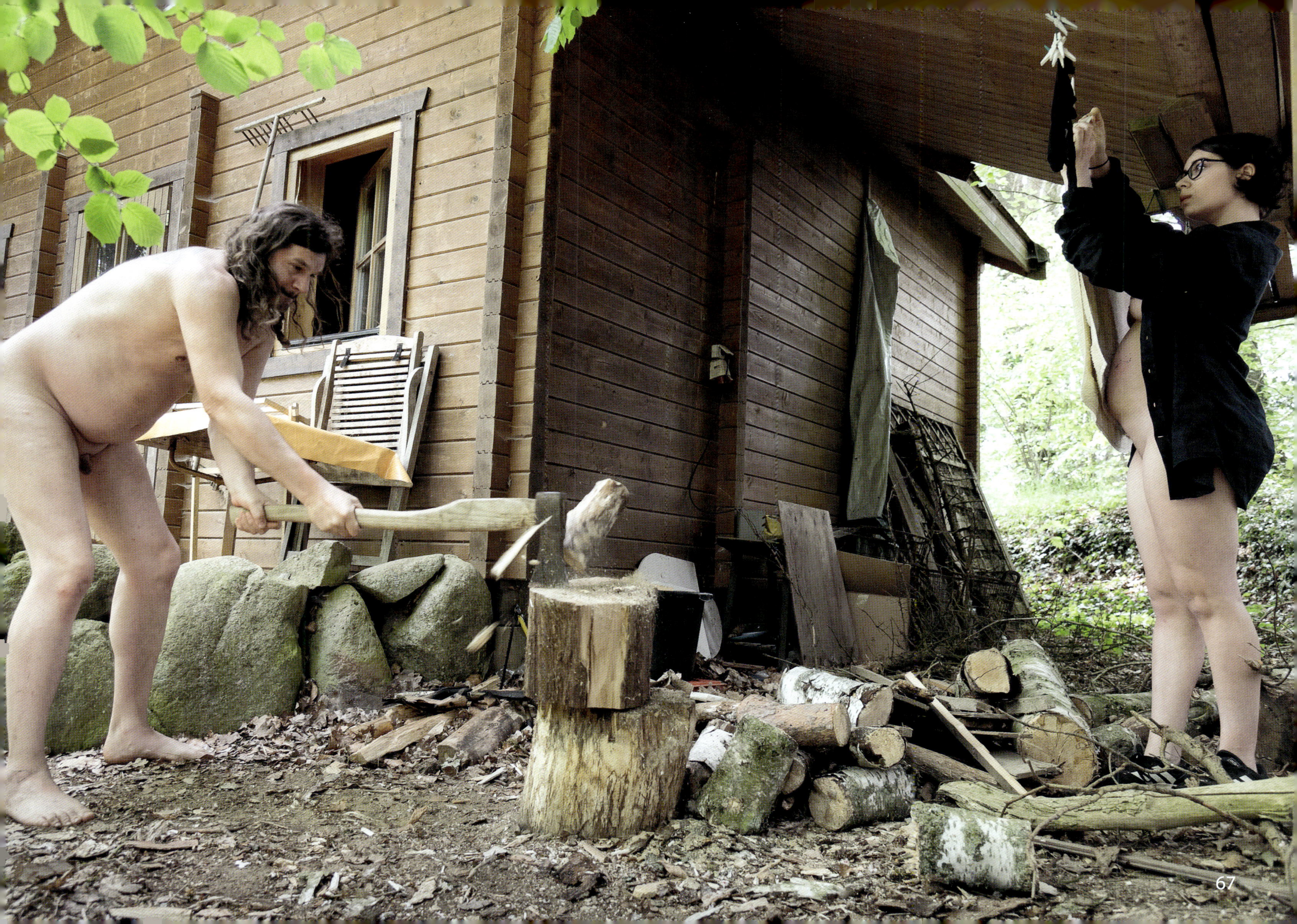

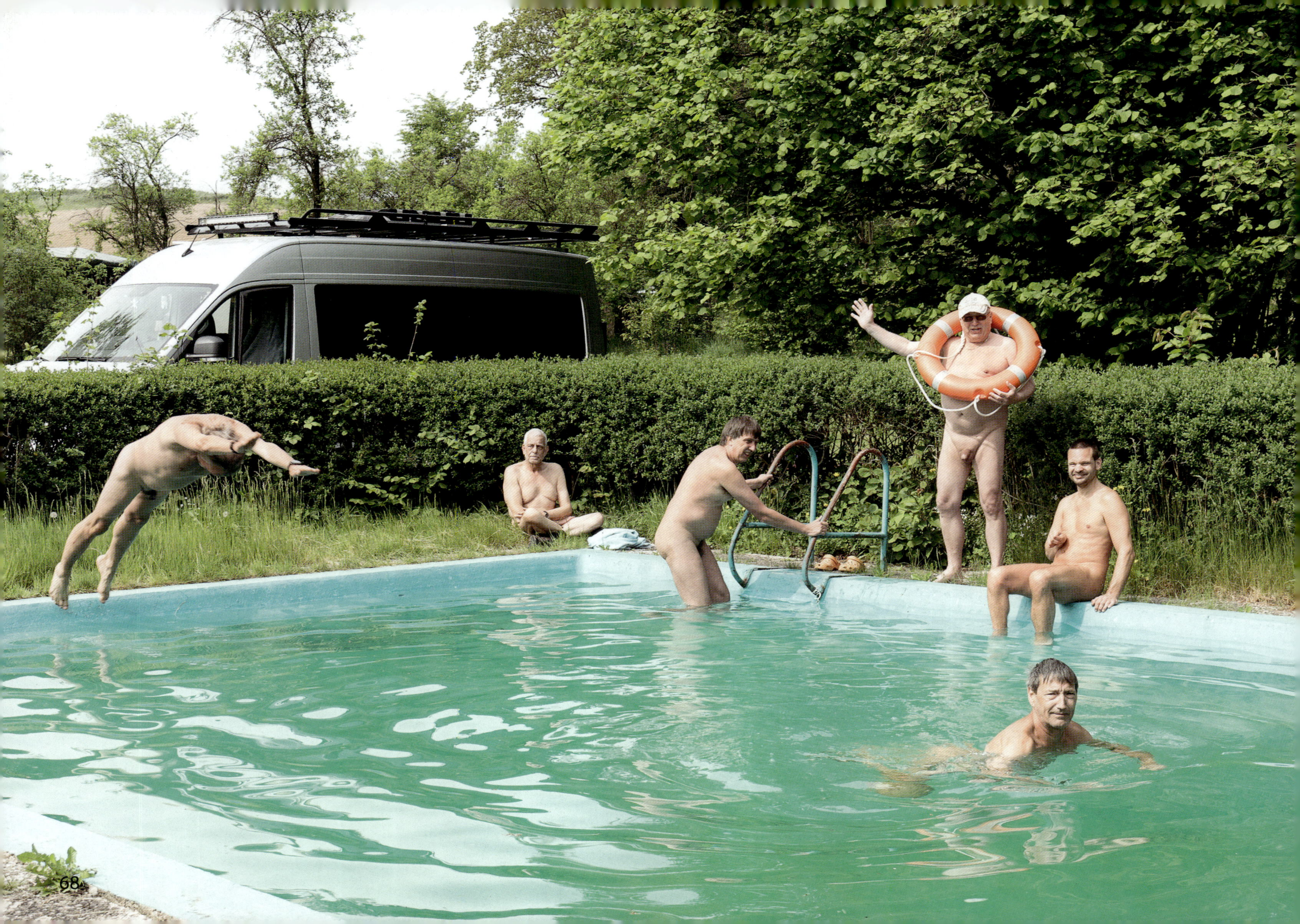

Am trüben Samstagnachmittag luden die Fränzels, Betreiber des Lichtheideheims in dritter Generation, ihre Platzgäste zu Kaffee und Kuchen ins alte Schulzimmer ein. Was für eine Atmosphäre! Bei dem Kuchen einer Traditionsbäckerei aus der Lüneburger Heide kamen alle schnell ins Reden.

Lacher verursachte die Erzählung aus der Campingplatzgeschichte: Eine kleine Badegelegenheit war geschaffen worden. Spaßhaft nannten sie alle „Glüsinger Meer“. Eines Tages stand ein Besucher mit seiner Yacht auf dem Anhänger an der Rezeption, er suchte das Glüsinger Meer… Diese Geschichte ist keine Erfindung.

Immer wieder kam das Gespräch auf Dr. Walter Fränzel, der gemeinsam mit seiner Frau das Lichtschulheim Lüneburger Land, kurz LLL, aus der Taufe hob. Finanziell in den 1920er Jahren ein gewagter Akt, das Geld war stets zu bedenken. Zeitweise fertigte Frau Fränzel Kerzen, um das Einkommen aufzubessern. Die historischen Produktionsgeräte sind noch vorhanden. Walter Fränzels Erscheinung, seine Ausstrahlung ist heute noch älteren Dorfbewohnern im Gedächtnis. Susanne Fränzel, seine Enkeltochter, sagt selbst: „Er hat immer ein Lächeln auf den Lippen gehabt. Wenn er den Raum betrat, spürte man sein außergewöhnliches Charisma. Der Sohn Jörg Fränzel, jahrelang im diplomatischen Dienst tätig, führte dann den Campingplatz bis zu seinem Heimgang im Alter von weit über 90 Jahren im Mai 2018 weiter. Seitdem bewältigen seine Kinder den Betrieb des Platzes.

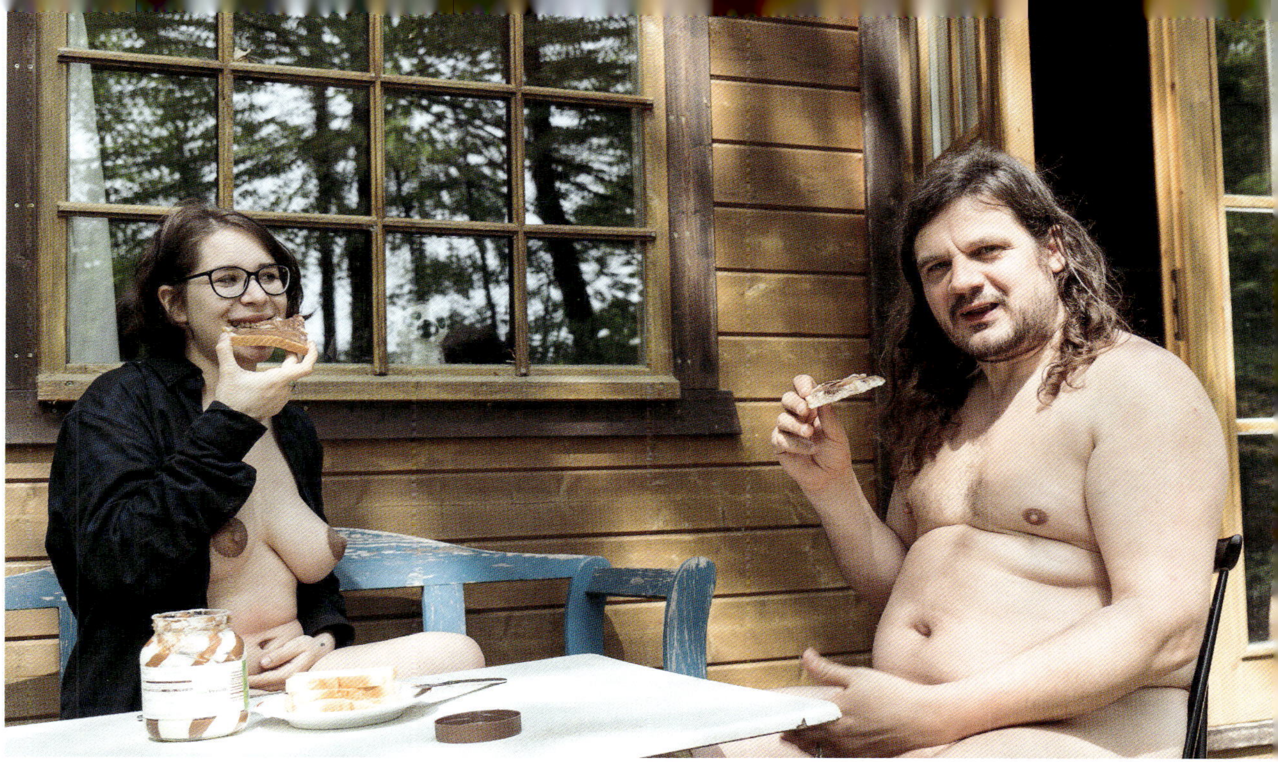

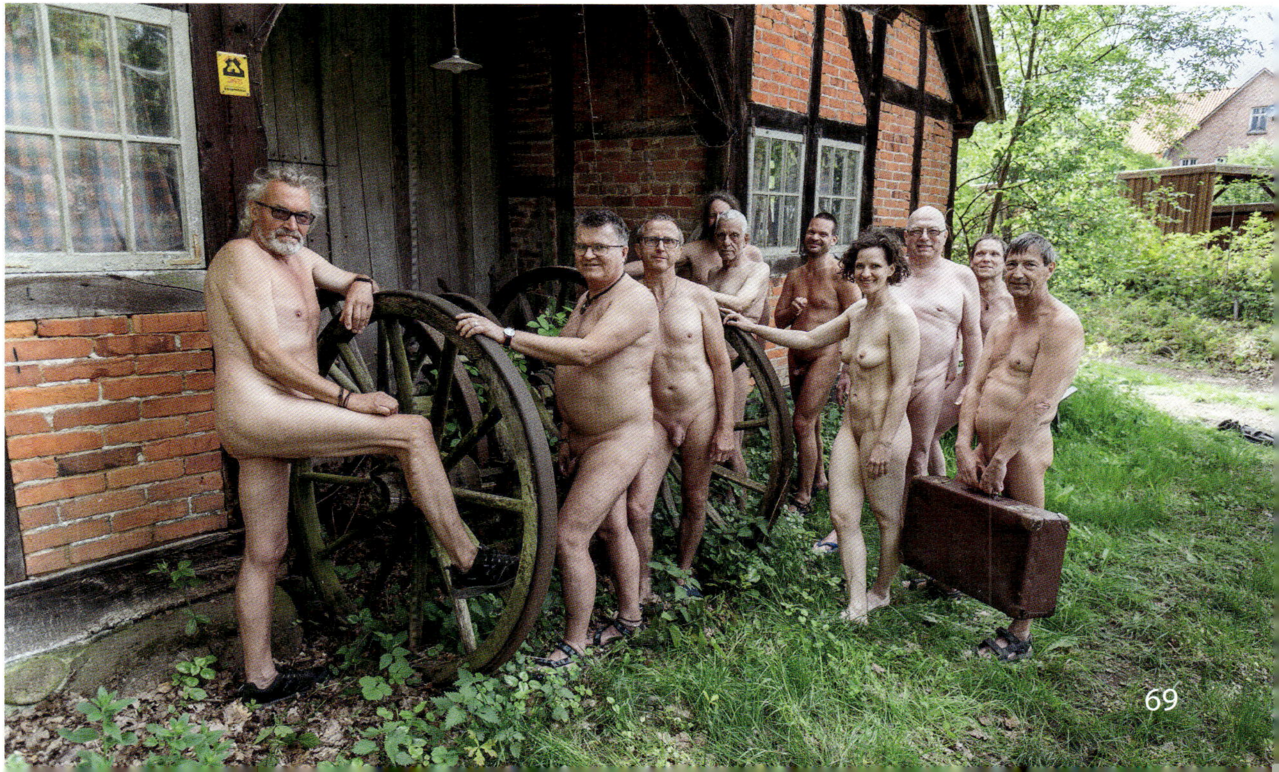

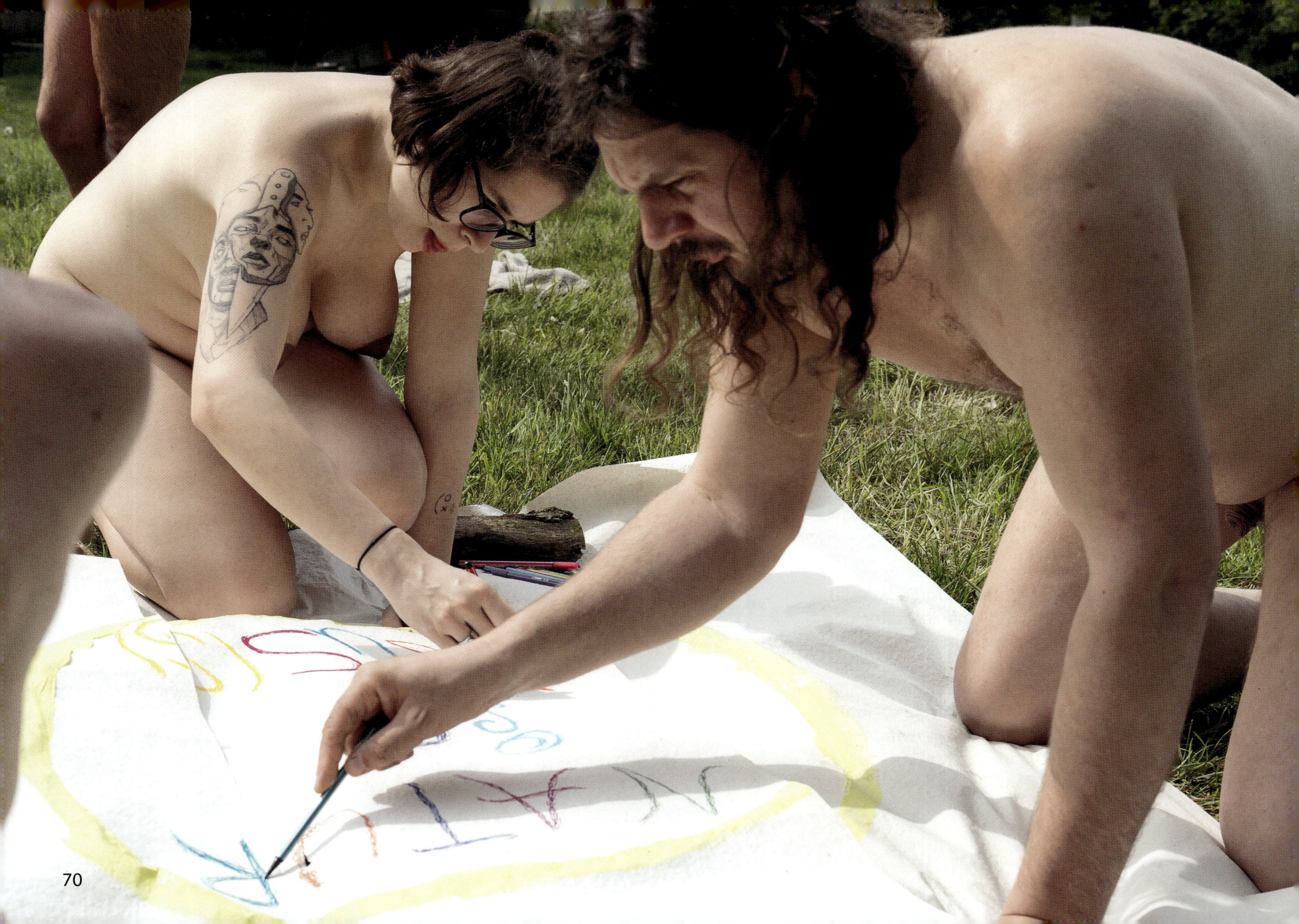

Am letzten Tag der Aktion belohnte uns die goldene Sonne der Freikörperkultur. Gleich in der Frühe starteten wir unseren Workshop. Ja Freikörperkultur. Oder besser Naturismus. Oder „Natur is mus(s)", wie es Micha formulierte?

Es ist die besondere Mischung, die Glüsingen ausmacht. Die Historie, die Kulturgeschichte, die Baugeschichte, das Familiäre, die zum Teil traditionsreichen Hütten. Es werden Ideen und Macher gesucht, damit dieses ganz besondere Stück deutscher Freikörperkultur-Geschichte auf seine eigene Art und Weise weiterlebt. Glüsingen ist der richtige Kraftort für im Gedächtnis bleibende Veranstaltungen.

Übrigens, der Nacktwanderweg in Undeloh ist ganz in der Nähe. Selbst bei kühleren Temperaturen sind hier noch einige andere Wanderlustige anzutreffen. Beide Stätten des Naturismus zu besuchen war sogar einem Teilnehmer aus England die Anreise wert.

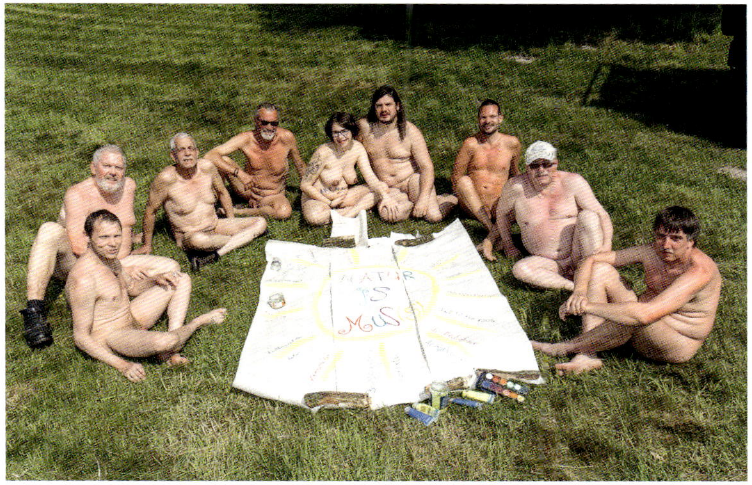

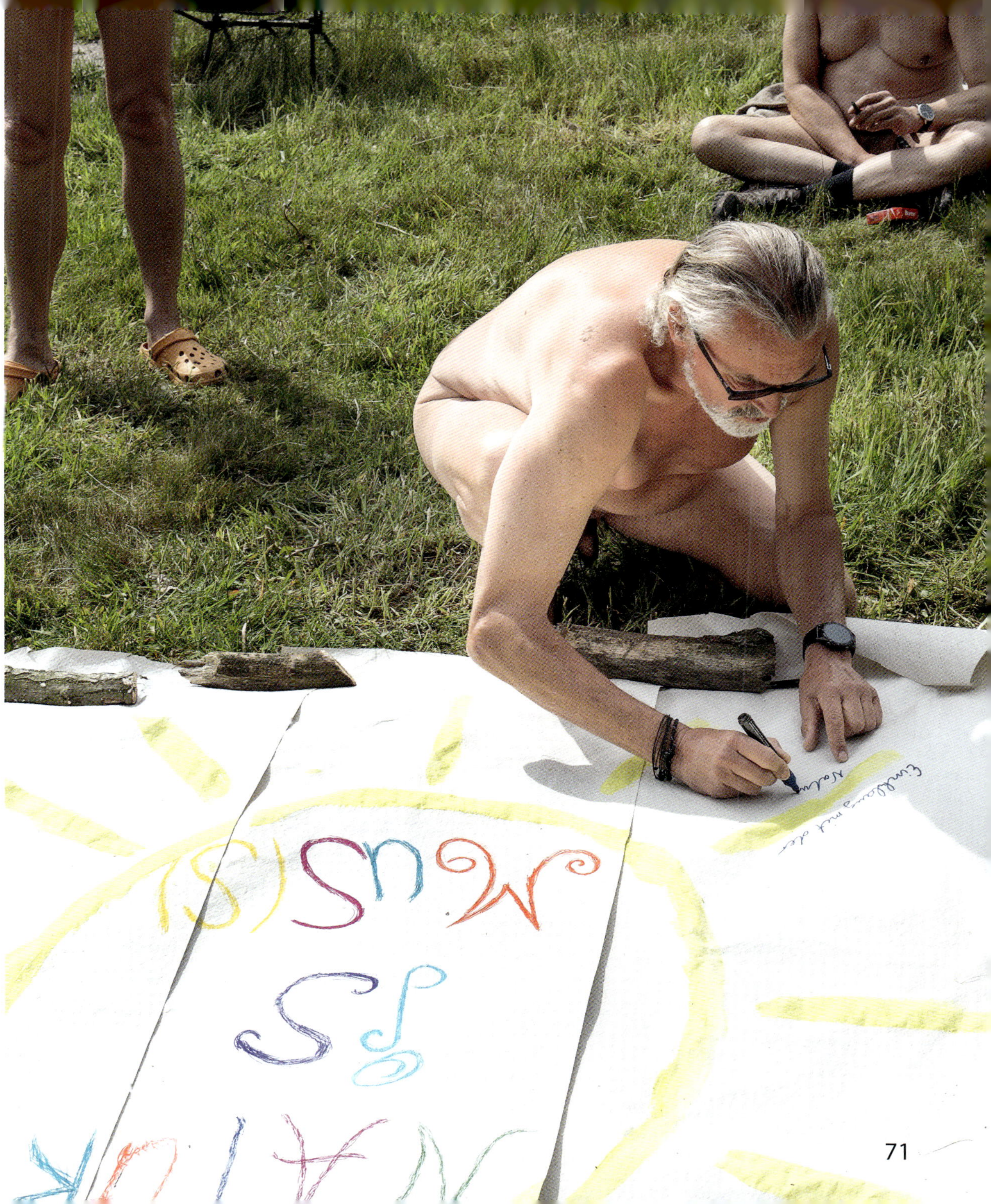

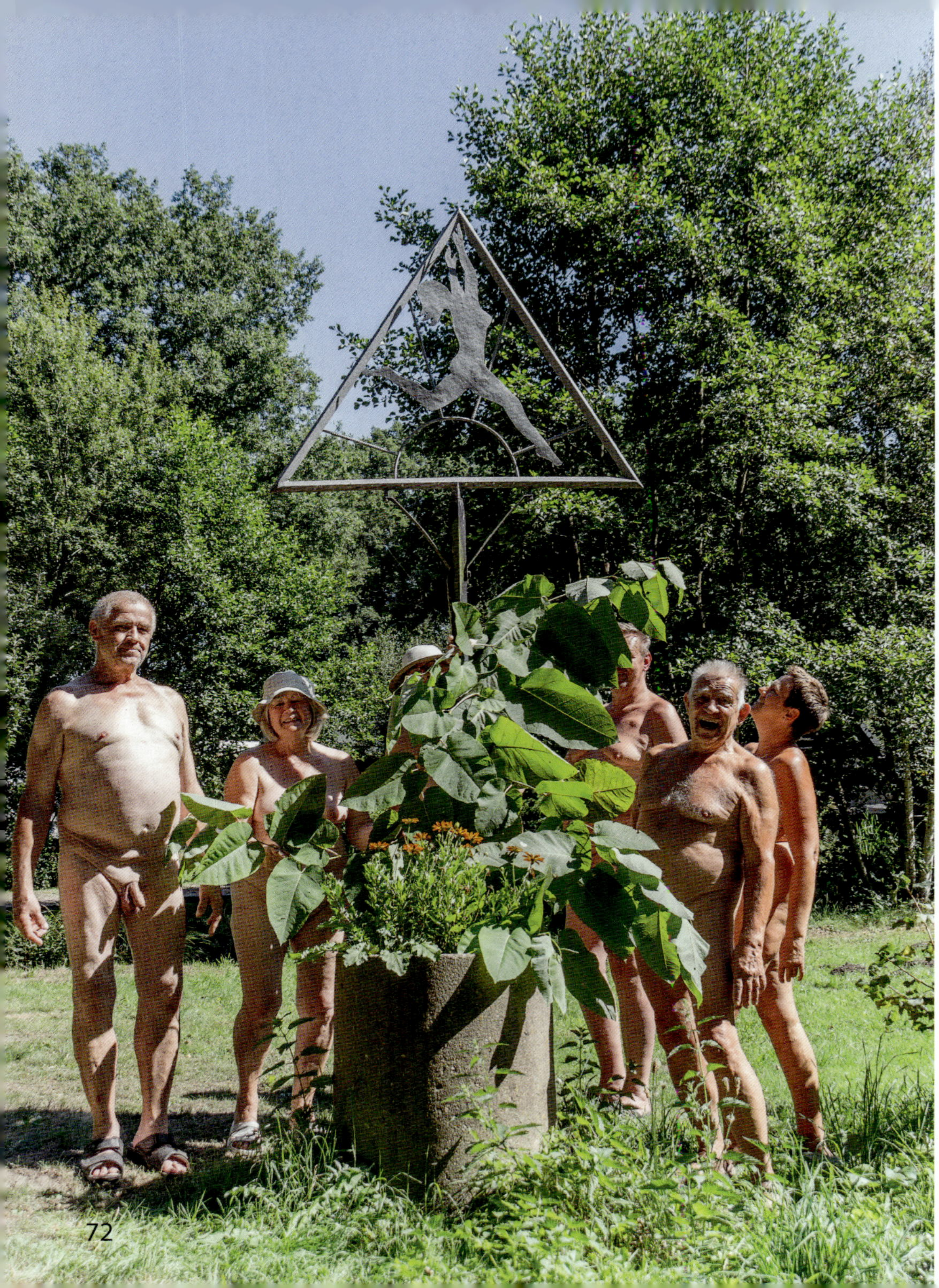

Die Perle im nordischen Binnenland

Der Naturistenbund Itzehoe e.V.

„Der Naturistenbund Itzehoe e.V., kurz NBI, ist Botschafter der sich entwickelnden Bewegung GetNakedGermany, einer unabhängigen Initiative zur Förderung des Naturismus", so berichtet der Vereinsvorsitzende Rolf, als wir vom Bahnhof in Itzehoe Richtung Vereinsgelände fahren.

Längst haben wir die Stadt hinter uns gelassen, denn der Naturistenbund liegt mit seinem Vereinsgelände schön draußen, aber auch nicht zu weit. „Bis in die Stadt und zu den Einkaufsgelegenheiten kommt man gut mit dem Rad!" Es geht durch Wiesen und Felder. Viele Bäume, in Schleswig-Holstein ja so normal. Manche kennen die Vorzüge des Landes zwischen den zwei Meeren gar nicht so richtig. „Wir sind hier im Dorf verwurzelt, der NBI mischt im Orts- und Vereinsleben mit."

Schon sind wir am schmiedeeisernen Tor des NBI angekommen. Eine Idylle tut sich auf, ein großer, hügeliger Garten, nein, ein Park. So etwas hätte kein auswärtiger Gast hier vermutet. Die Augustsonne scheint vom Himmel und lockt zur Freikörperkultur. Was sonst. Im Handumdrehen ist abgelegt, und wir sitzen unter der Terrassenüberdachung.

„Seit 1963 wird in Dägeling am Heidieksweg ein herrliches Fleckchen Erde von zwei Hektar mit einem schönen Naturbadeteich von den Mitgliedern unseres Naturistenbundes für eine lebensbejahende und naturverbundene Freizeitgestaltung genutzt. Die Entwicklung des NBI ging ständig aufwärts und so konnten im Laufe der Zeit das ursprüngliche Gelände wie auch die obere Wiese käuflich erworben werden, finanziert mit Unterstützung des DFK und durch Darlehen der Vereinsmitglieder.

Als erste kleine Geländehütte diente ein ausgemusterter Blumenpavillon, Trinkwasser wurde per Hand aus einem eigens gebohrten Brunnen gewonnen und selbst ein Plumpsklo im alten noch vorhandenen Geräteschuppen durfte nicht fehlen. Später kamen noch eine Rutsche und verschiedene Kinderspielgeräte dazu."

Leuchttürme. Eigentlich gibt´s die im Binnenland so nicht, aber die sehen wir auch noch, denn die stehen im gemütlichen holzvertäfelten Vereinsheim, wo dazu noch eine Sauna lockt. Die Leuchttürme, eine prima Bastelidee. Auf dem einen oder anderen Wohnwagenplatz oder bei einer Hütte sieht man noch extra Exemplare. Prima. Nordisch, selbst wenn der NBI seinen Platz idyllisch im Binnenland gewählt hat.

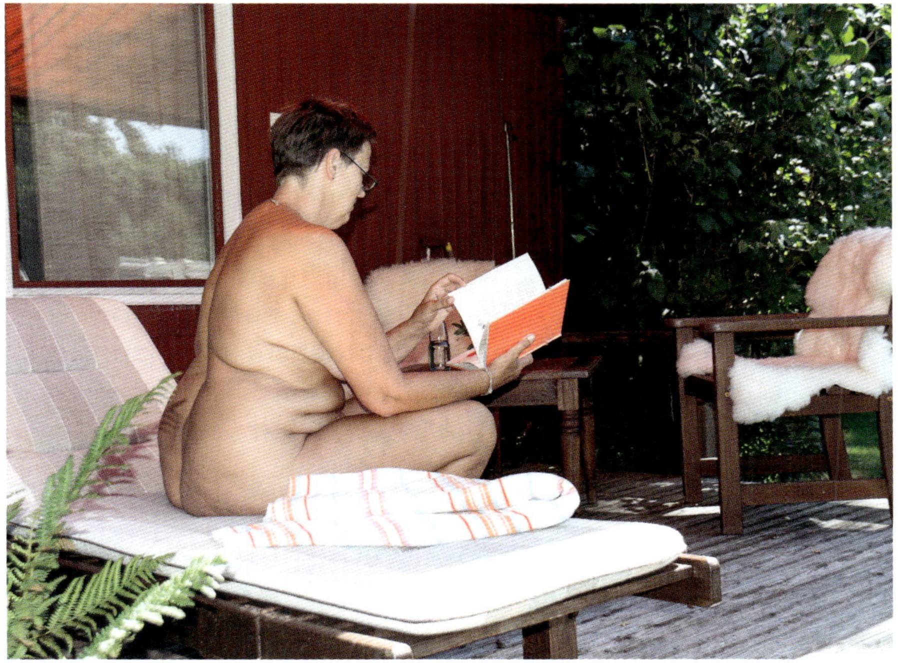

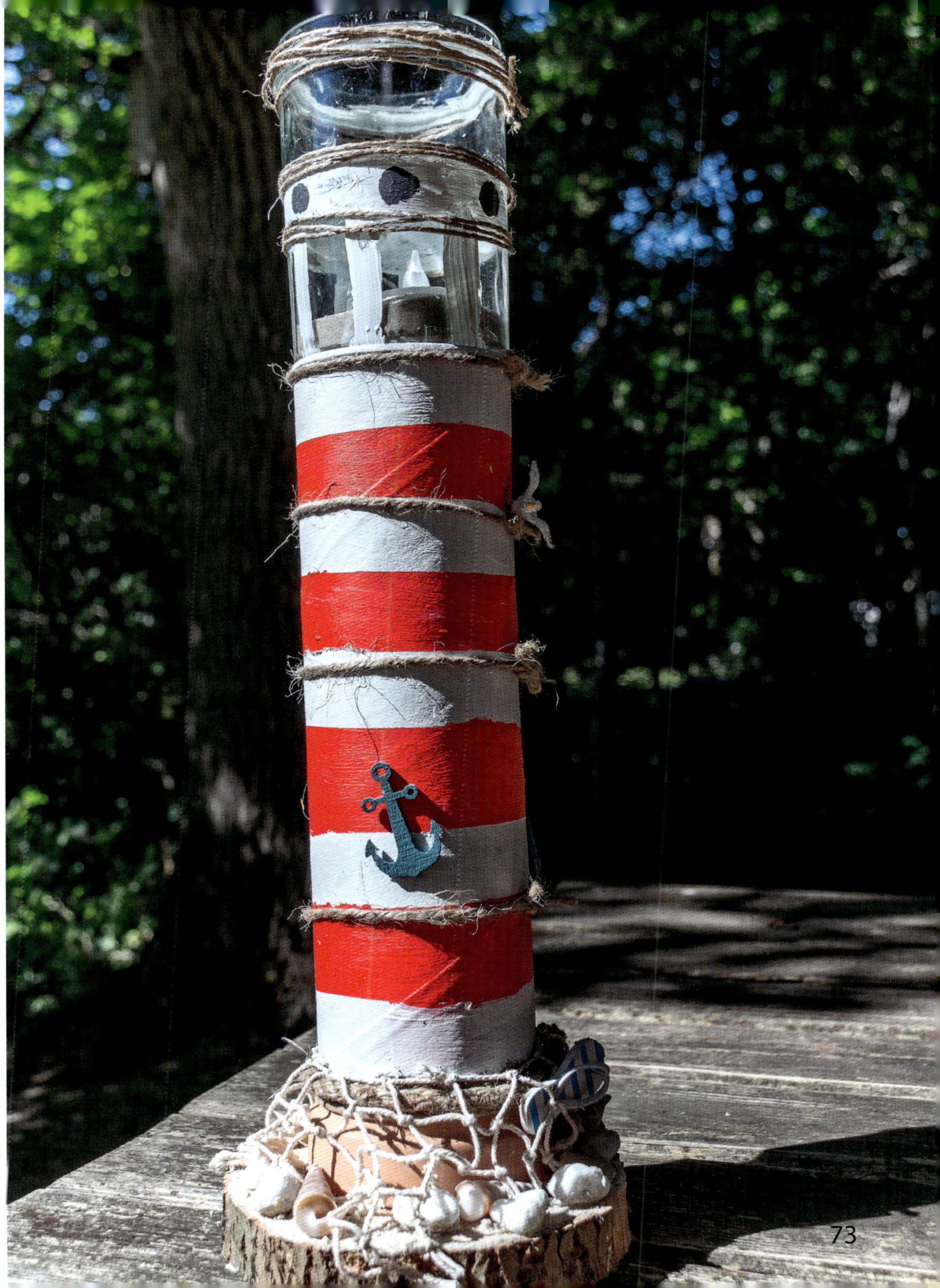

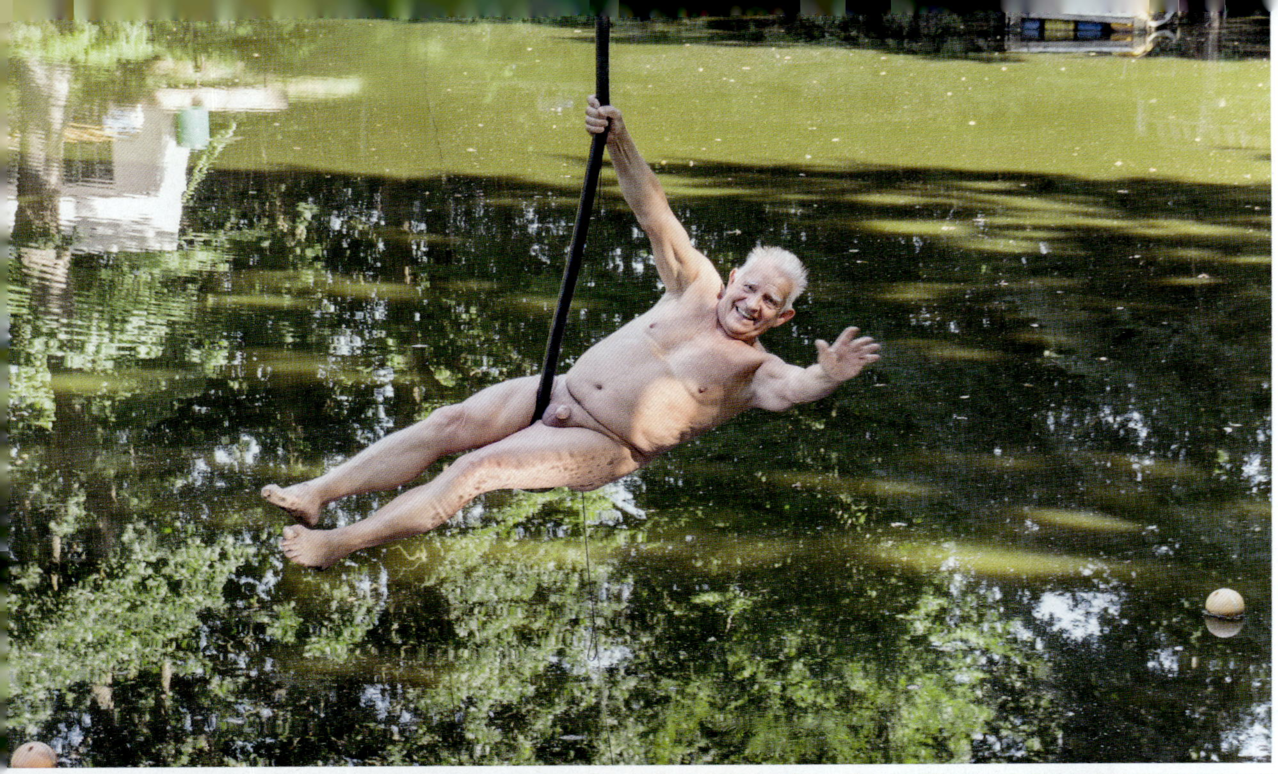

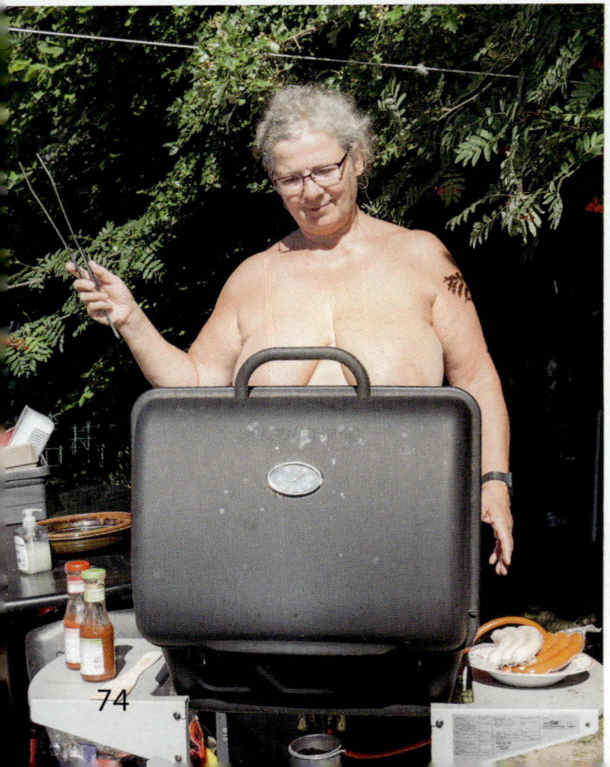

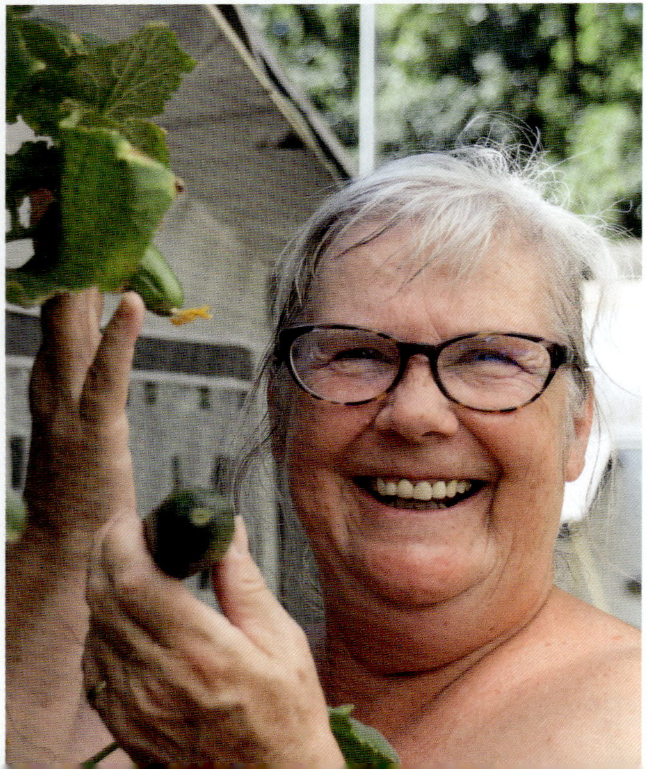

Hier ist Natur pur. Helmut Schröder, unter dessen Leitung der NBI Anfang der 90er Jahre den Umweltpreis des DFK erhielt, ist den meisten Vereinsmitgliedern gut im Gedächtnis. Zur Besichtigung des Geländes waren eigens der damalige DFK-Präsident Heinz Simanowski und der Vorsitzende des Landesverbandes Hamburg/Schleswig-Holstein Dirk von Renesse angereist. Noch heute gibt es auf dem Gelände keinen Strom. Solaranlagen versorgen die Geländehütte sowie das inzwischen errichtete Waschhaus, und auch einige Wohnwagenstellplätze sind mit Solaranlagen ausgestattet. Dem Sanitärgebäude ist eine biologische Kläranlage angeschlossen und die Sauna, die im Jahre 1994 errichtet wurde und das ganze Jahr über einen wichtigen Treffpunkt im Vereinsleben darstellt, wird mit Holz beheizt, einem auf dem Gelände ständig nachwachsenden Rohstoff.

Der Verein und das Gelände leben jedoch heute wie damals in erster Linie von den Mitgliedern, die hier ihre kleinen Paradiese aufgebaut haben. Da werden Gurken am Wohnwagen gezüchtet, mit Erfolg. Der Hund gehört selbstverständlich zum gelungenen Wochenende auf dem Platz, und das Grillhobby wird Woche für Woche weiter ausgebaut. Der Platz wird zum Ruhepol, zum Lebensziel mit Gleichgesinnten. Ein Punkt um den das Leben rotiert.

Die zurückliegenden Sommermonate in diesem Jahr waren bereits ereignisreich. Jedes Wochenende gab es eine Gemeinschaftsaktion. „Martina bot einen Spieleabend an. Der Malworkshop mit Alex brachte beachtliche Ergebnisse. In der Mitte des Geländes steht schon das Festzelt, das demnächst zum Lesezelt wird. Marc Engelhardt stellt kommende Woche sein Buch ‚Ich bin dann mal nackt' vor und wir erwarten eine Menge Gäste. Matjesessen, selbstgemachte Dips, Lagerfeuer mit Pfannkuchen live, das waren weitere leckere Beiträge vom letzten Wochenende.

Da wird man neugierig auf die Leute vom NBI und ihr gemeinsames Leben auf ihrem tollem Platz.

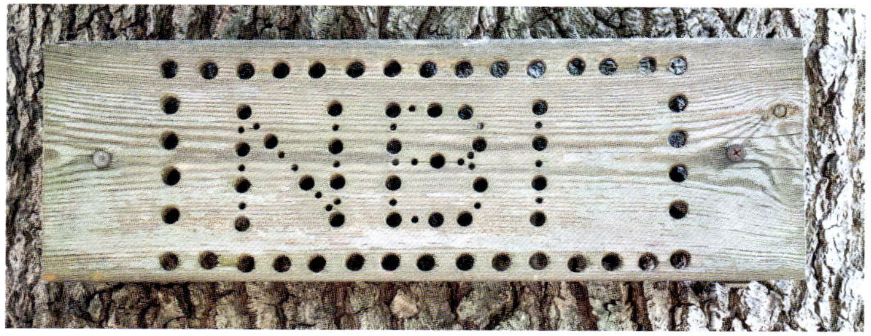

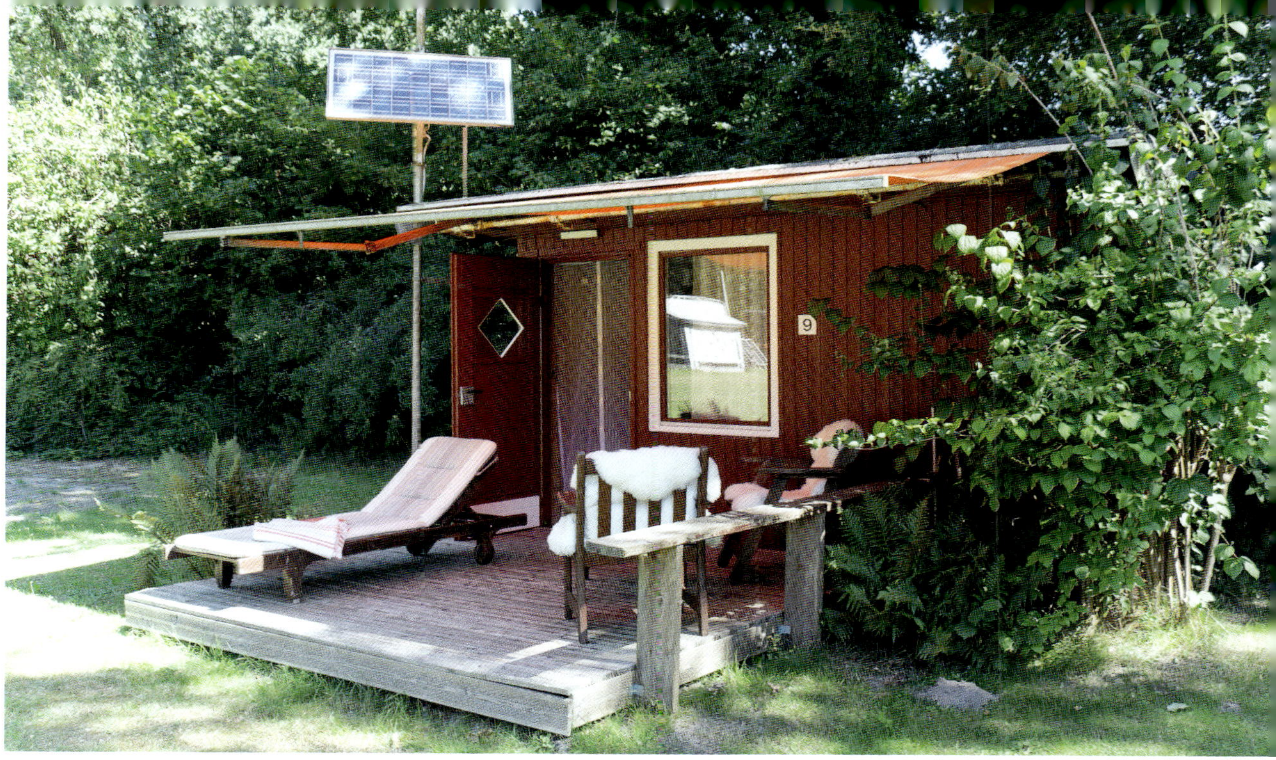

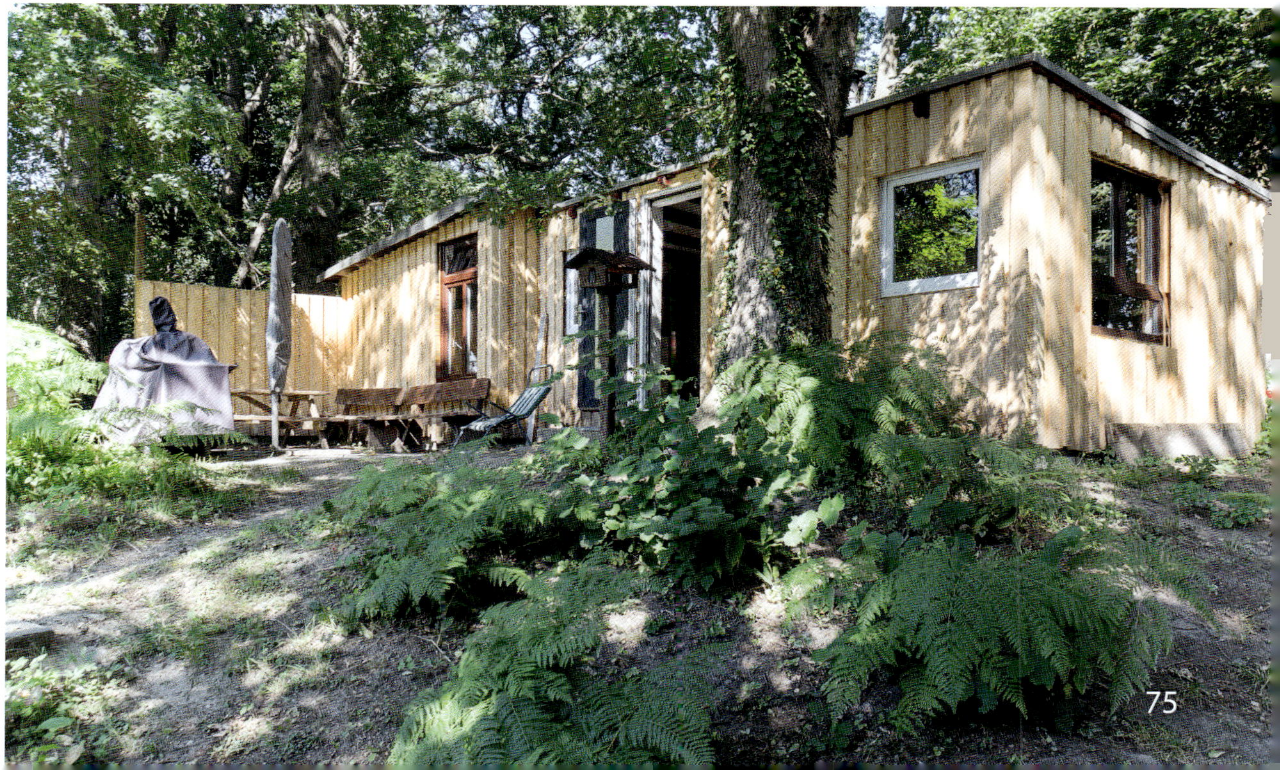

Naturistenbund Itzehoe e.V.

Vereinsgelände

Heidieksweg

25578 Dägeling

Postadresse:

Naturistenbund Itzehoe e.V.

Rolf Oesemann

Danziger Str. 33b

25524 Itzehoe

Kontakt

Telefon:
04821/403108

Mail:
info@nbi-itzehoe.de

Internetseite :
www.nbi-itzehoe.de

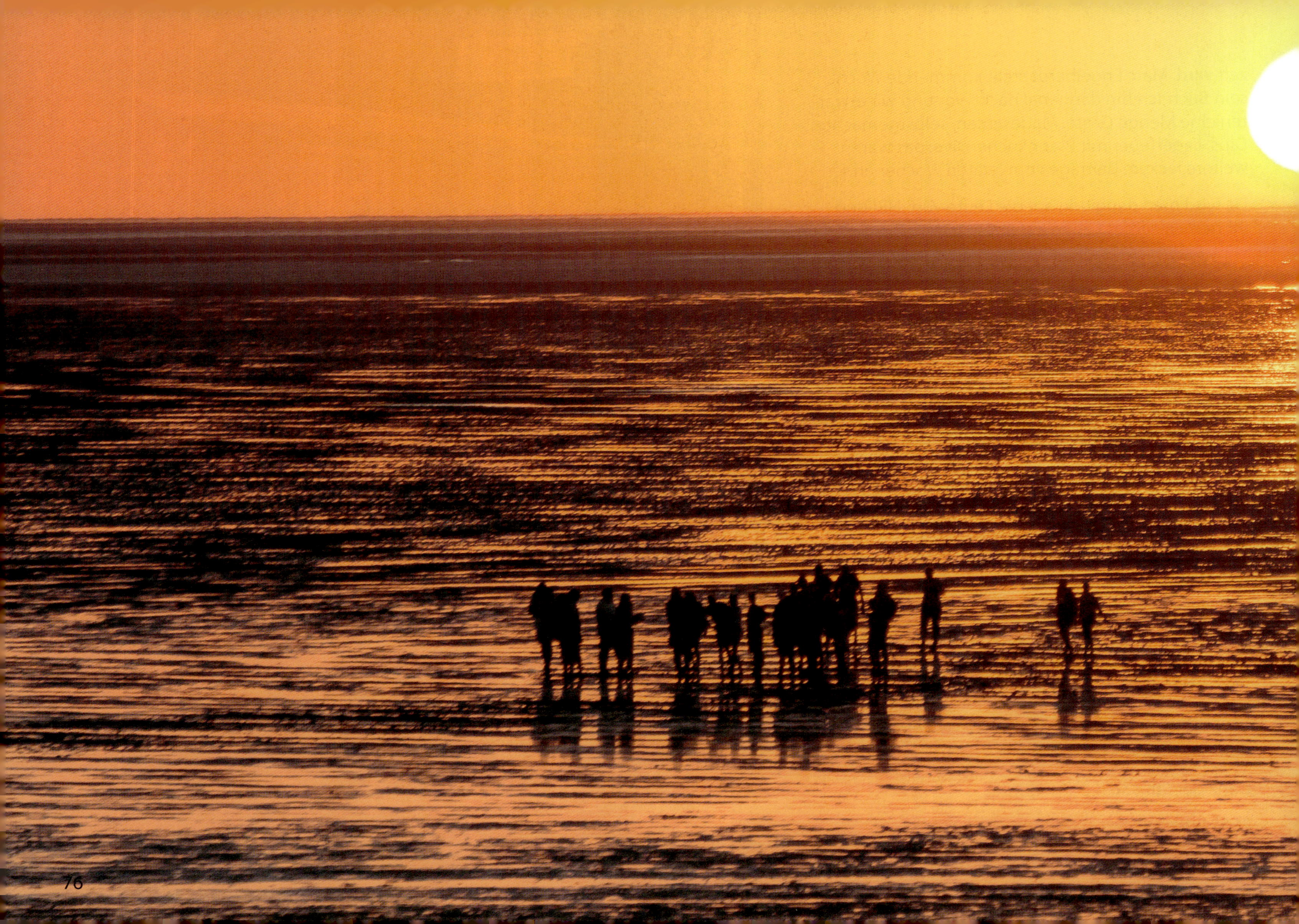

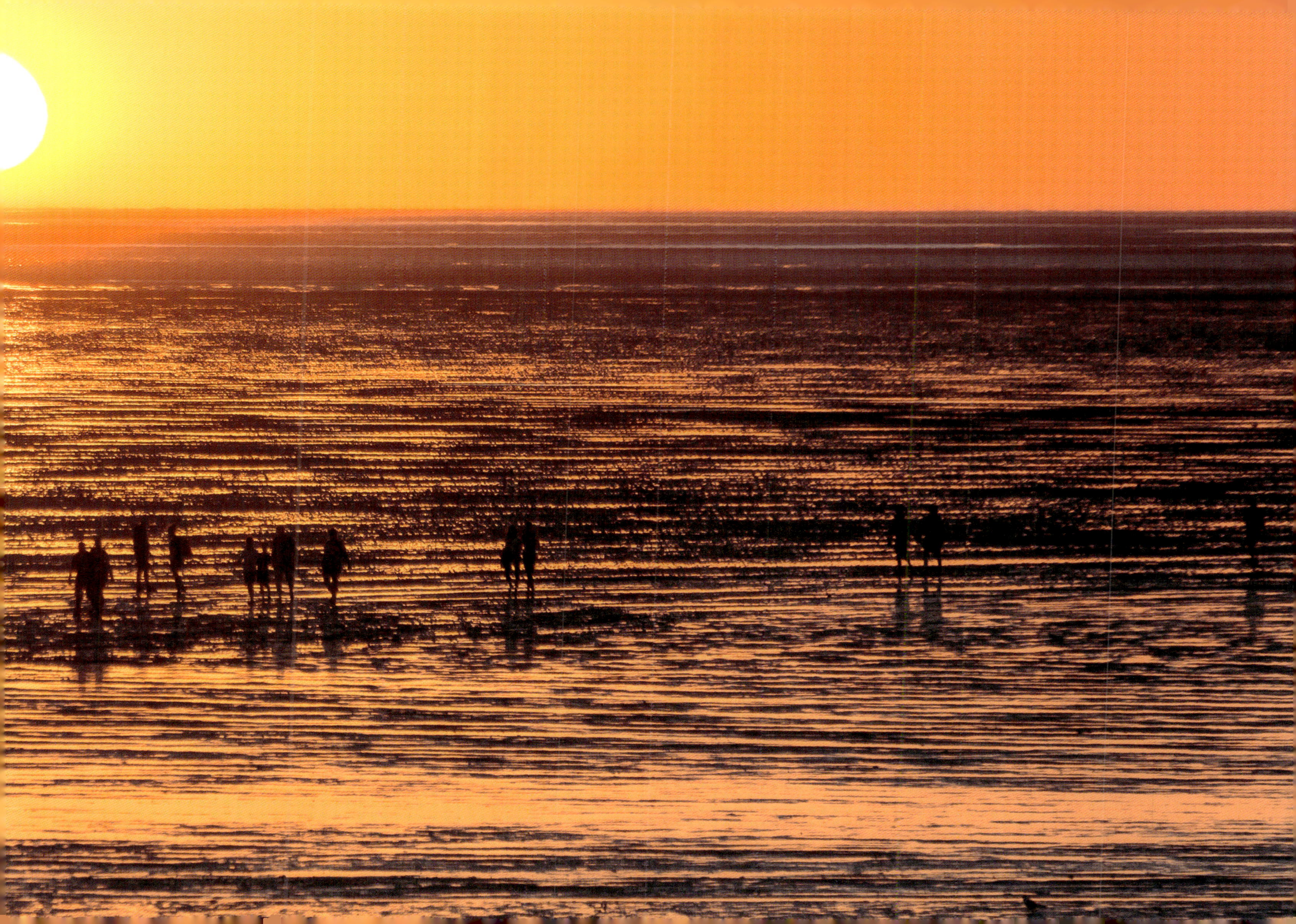

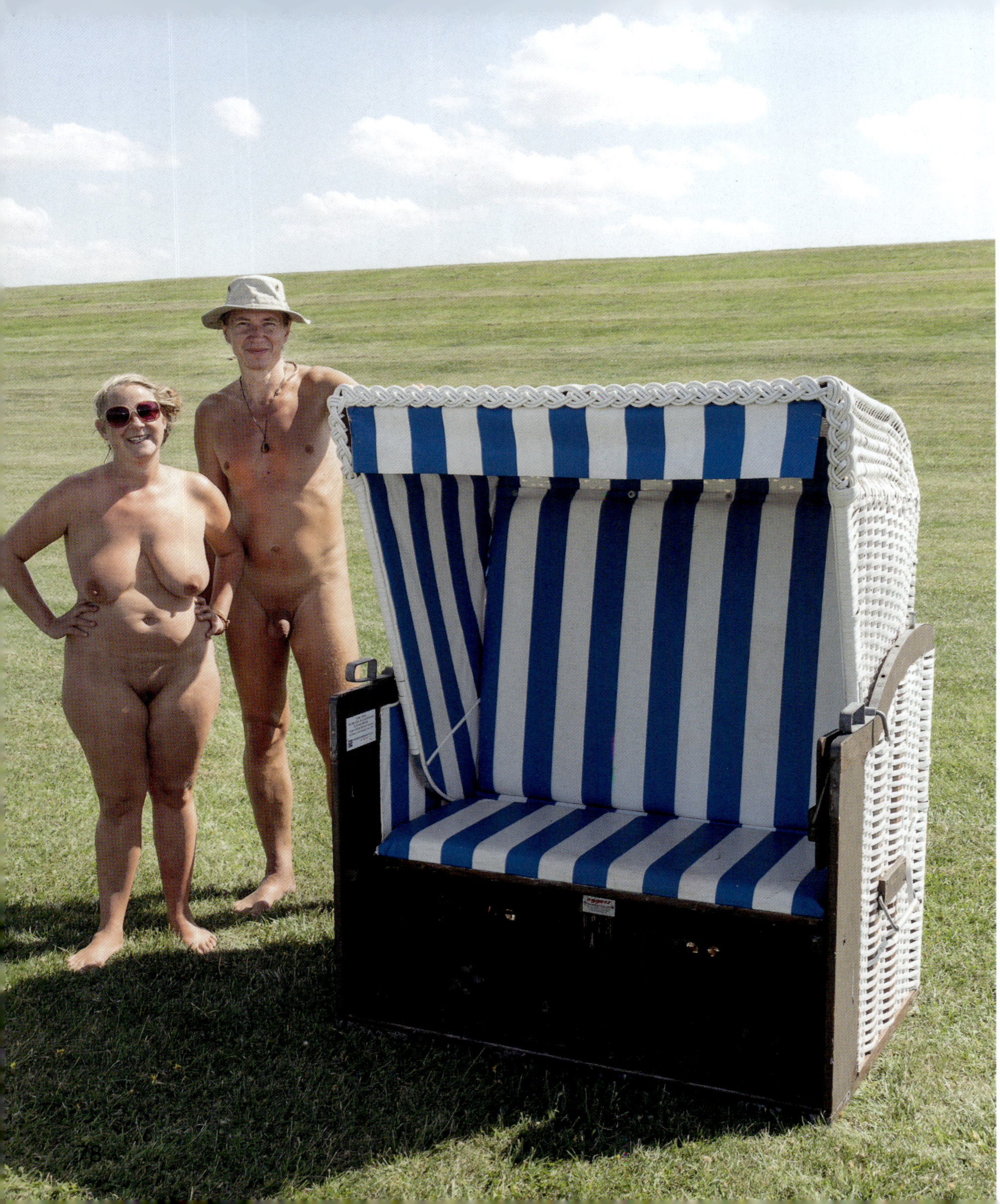

Im Reich von Muschel & Co

Naturistische Wattwanderung wird Tradition

„Beim ersten Mal in Büsum waren wir nicht einmal zehn Leute" lächelt Rolf Oesemann vom Naturistenbund Itzehoe e.V., kurz NBI, als er sich an die erste nackte Wattwanderung erinnert.

„Ausrichter war vom Anfang an der NBI, dann kam unser Landesverband Hamburg/Schleswig-Holstein dazu. Damit stiegen gleich die Teilnehmerzahlen, denn der Termin wurde dadurch bekannter. Nackt durch das Watt, dazu noch mit sachkundiger Führung, das garantiert ein tolles Naturerlebnis. Veranstaltungsort wurde mittlerweile Friedrichskoog Spitze im Kreis Dithmarschen. Dort ging es auch 2022 vom FKK-Strand aus los, und es erschienen 40 Teilnehmer."

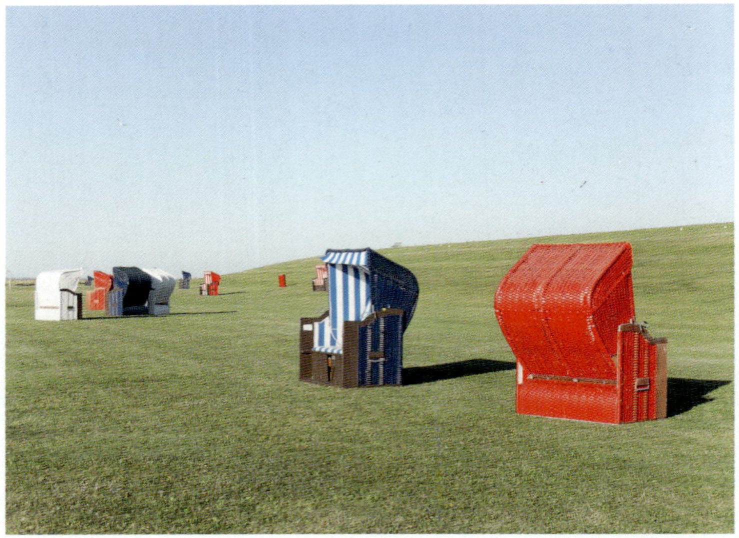

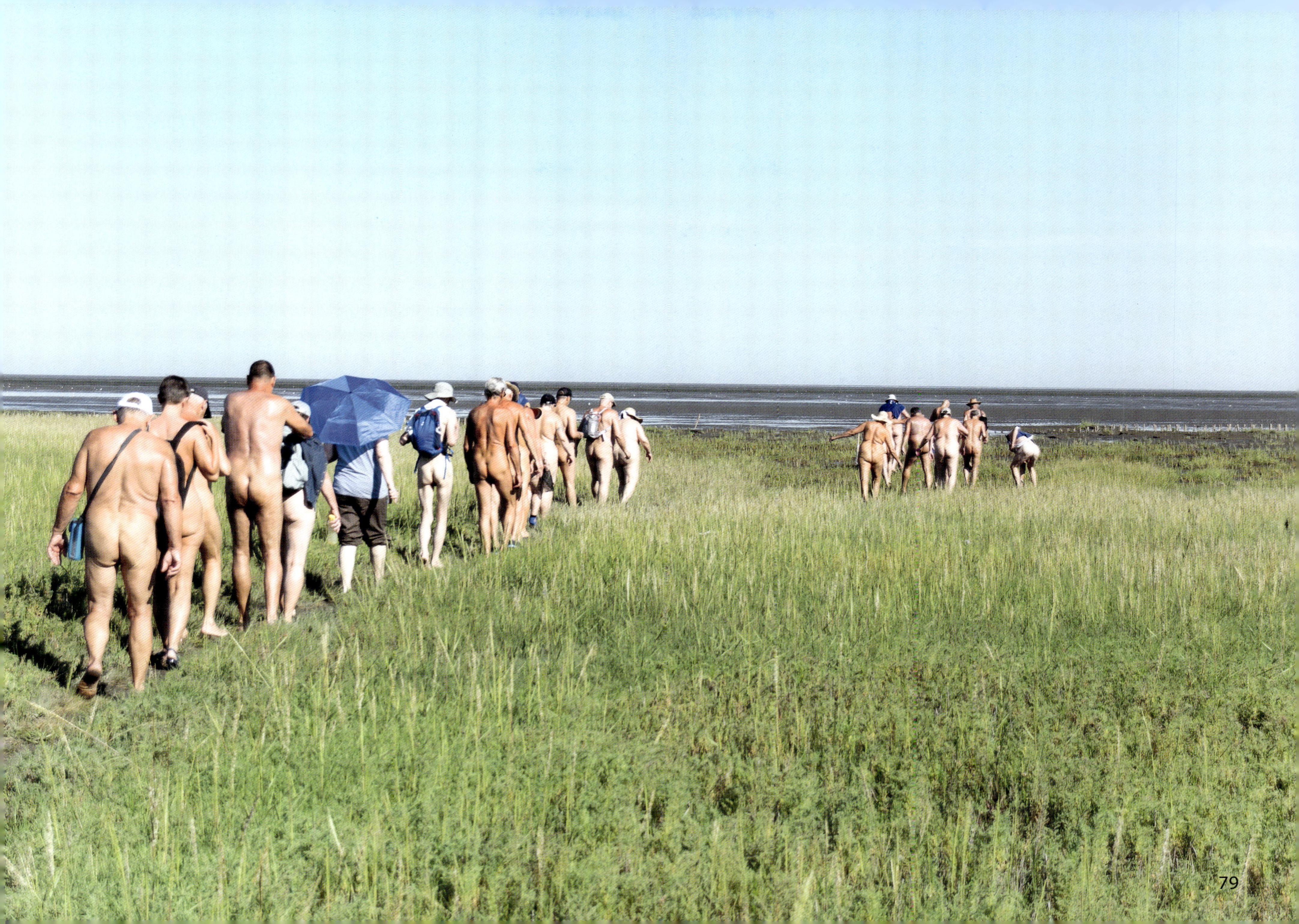

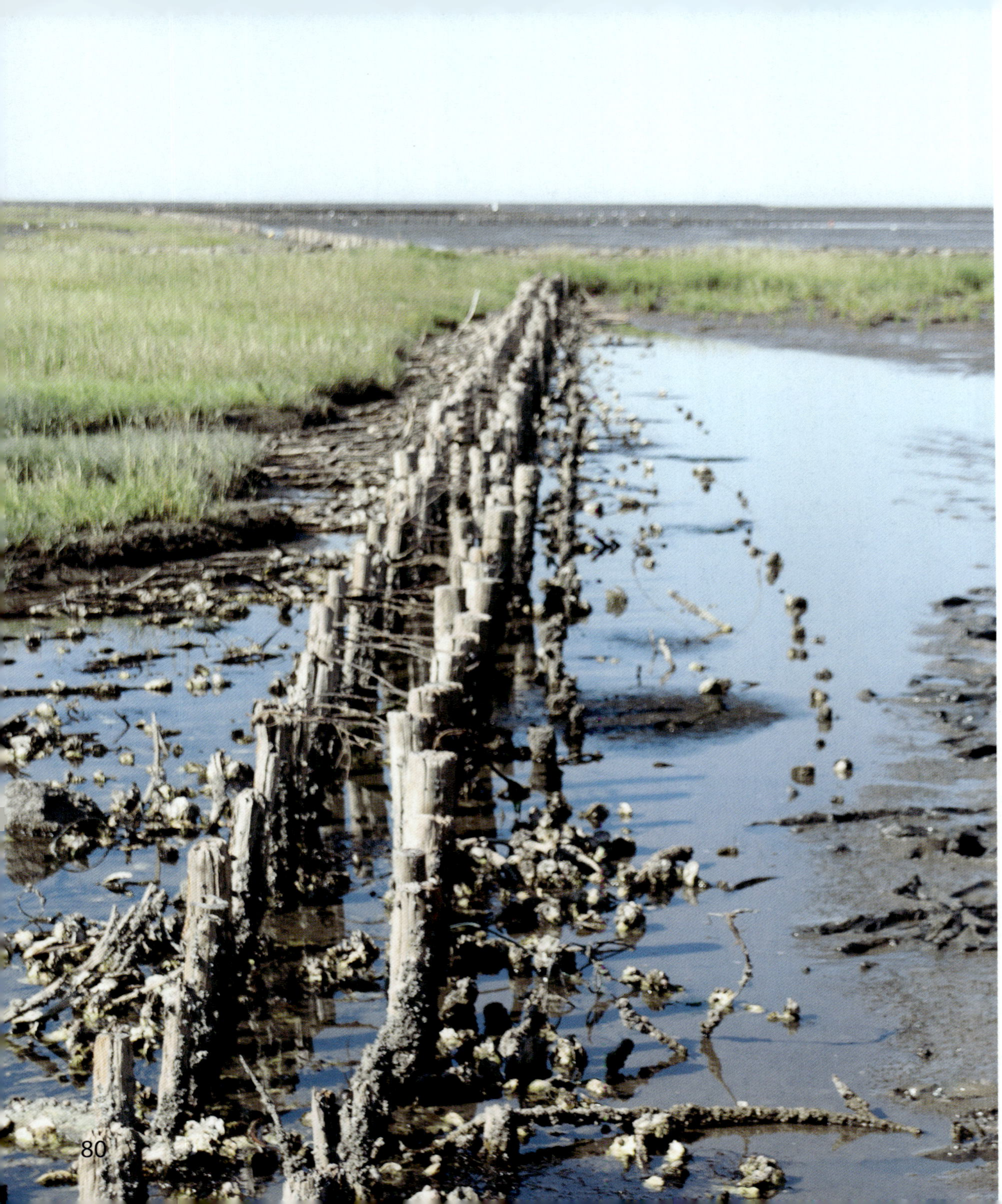

Rolf freut sich, dass mittlerweile Naturisten aus der gesamten Bundesrepublik kommen. Das kommt nicht von alleine. „Seit 2022 sitzt der DFK e.V. mit im Boot, und da wird der Termin bekannter gemacht. Die Medien des DFK erreichen eine größere bundesweite Aufmerksamkeit." Beim Zukunftsworkshop des DFK im Frühjahr konnte zudem die Werbetrommel noch weiter gerührt werden. „Klappern gehört zum Handwerk!" zitiert Rolf ein altes Sprichwort, das Klappern hatte sich zur 4. Naturistischen Wattwanderung im August 2022 deutlich gelohnt. Selbst DFK-Präsident Wilfried Blaschke ließ es sich nicht nehmen, in den hohen Norden zu reisen. Er lobte das Ereignis mit Recht. „Die große Teilnehmerzahl zeigte uns, dass Potential für weitere Führungen und Wanderungen besteht. Lieber Rolf, ich danke dir und den weiteren Helfern für das große Engagement" Wilfried möchte bei zukünftigen Wanderungen durch das Watt wieder dabei sein. Diesen Wunsch teilt er mit den meisten der anderen Wandersleute.

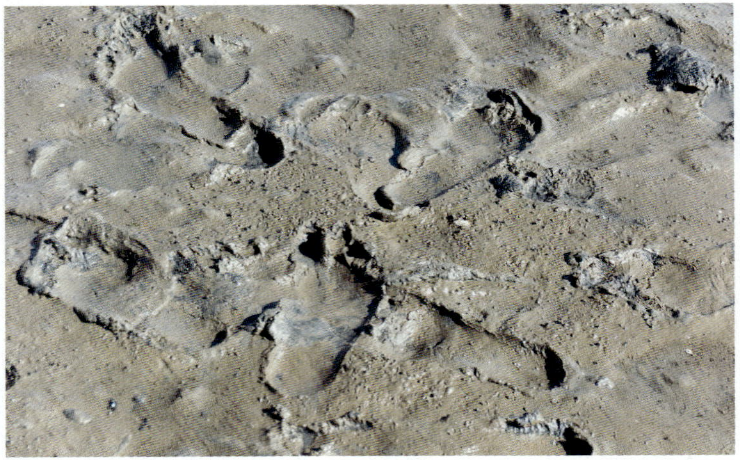

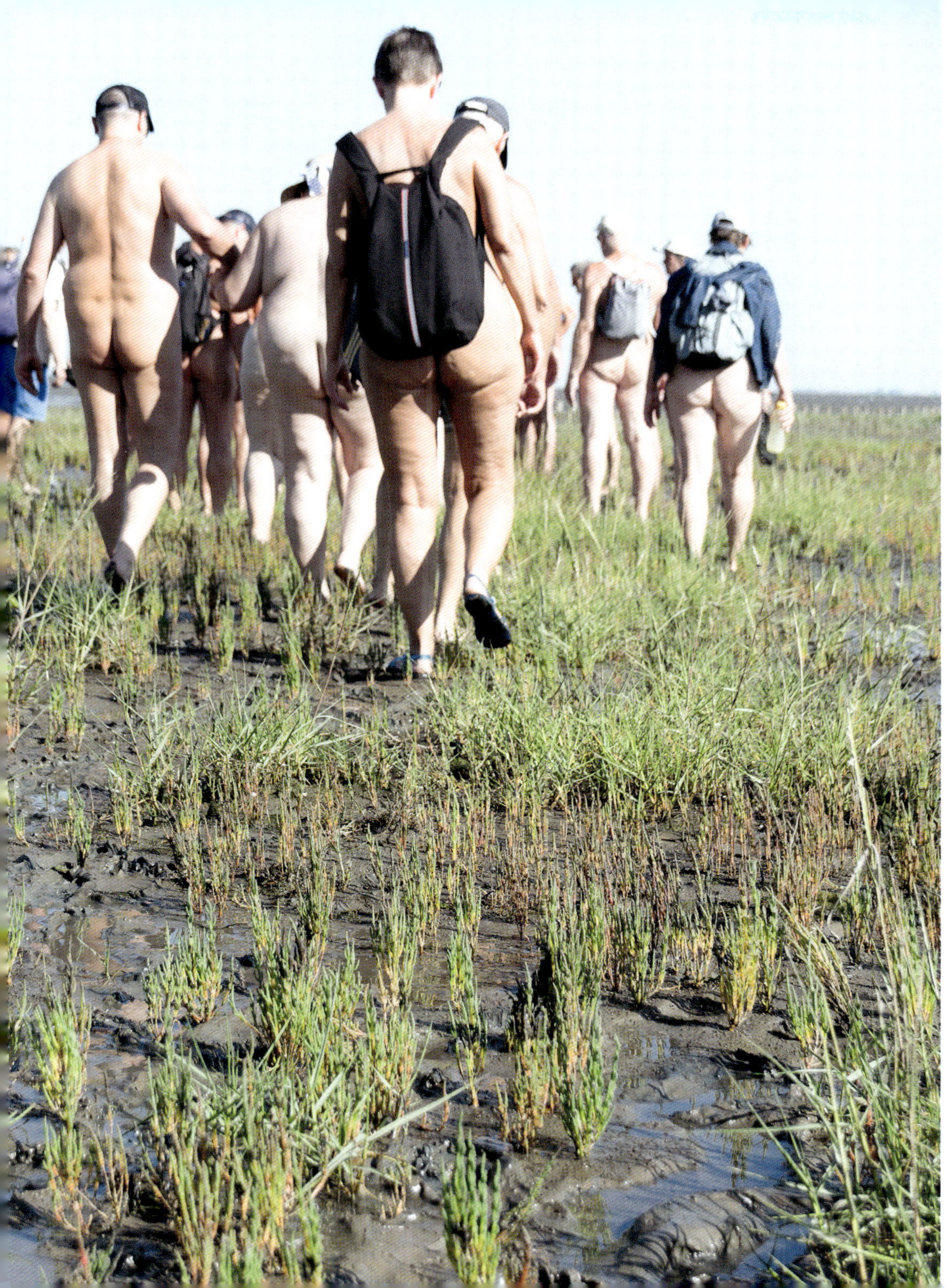

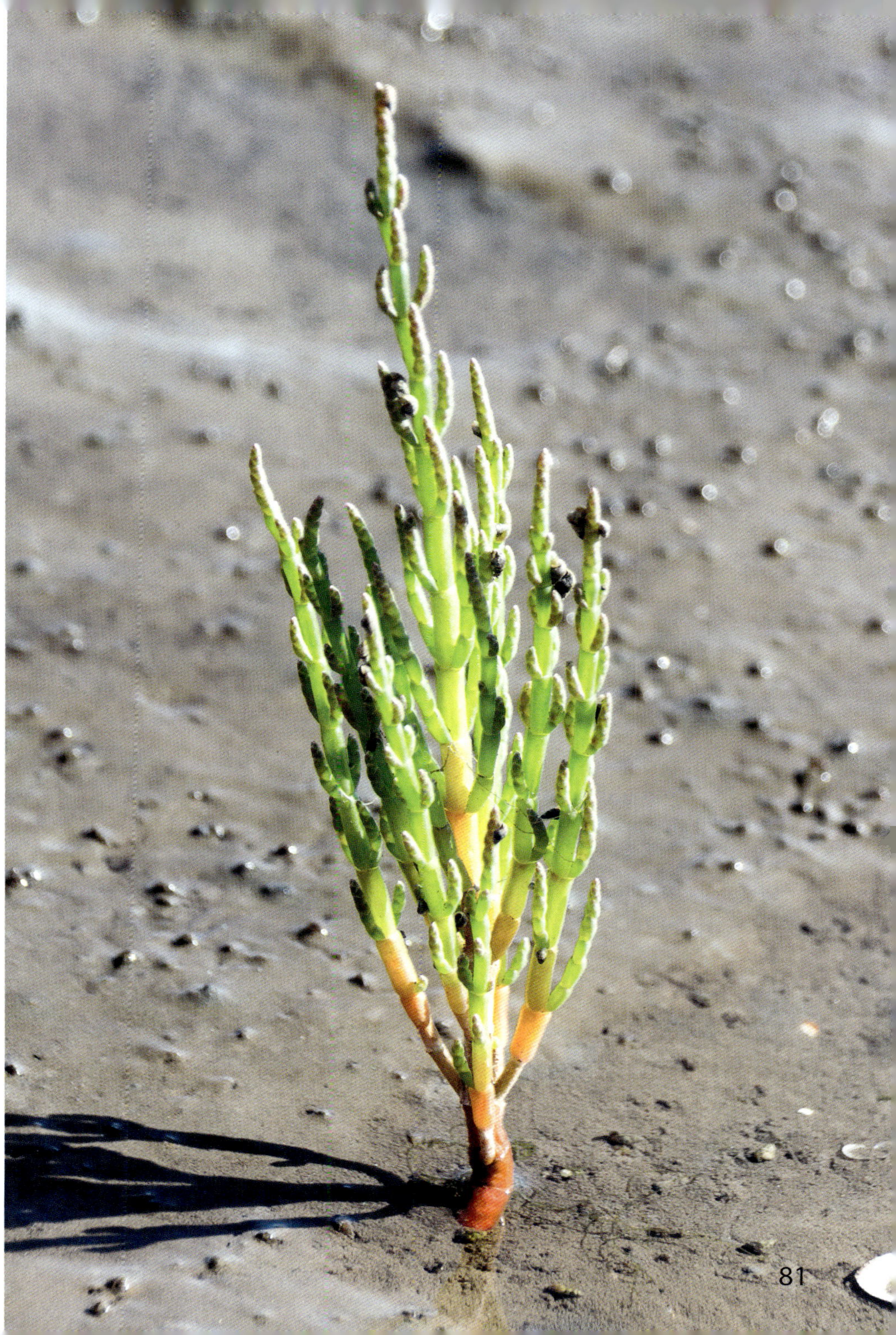

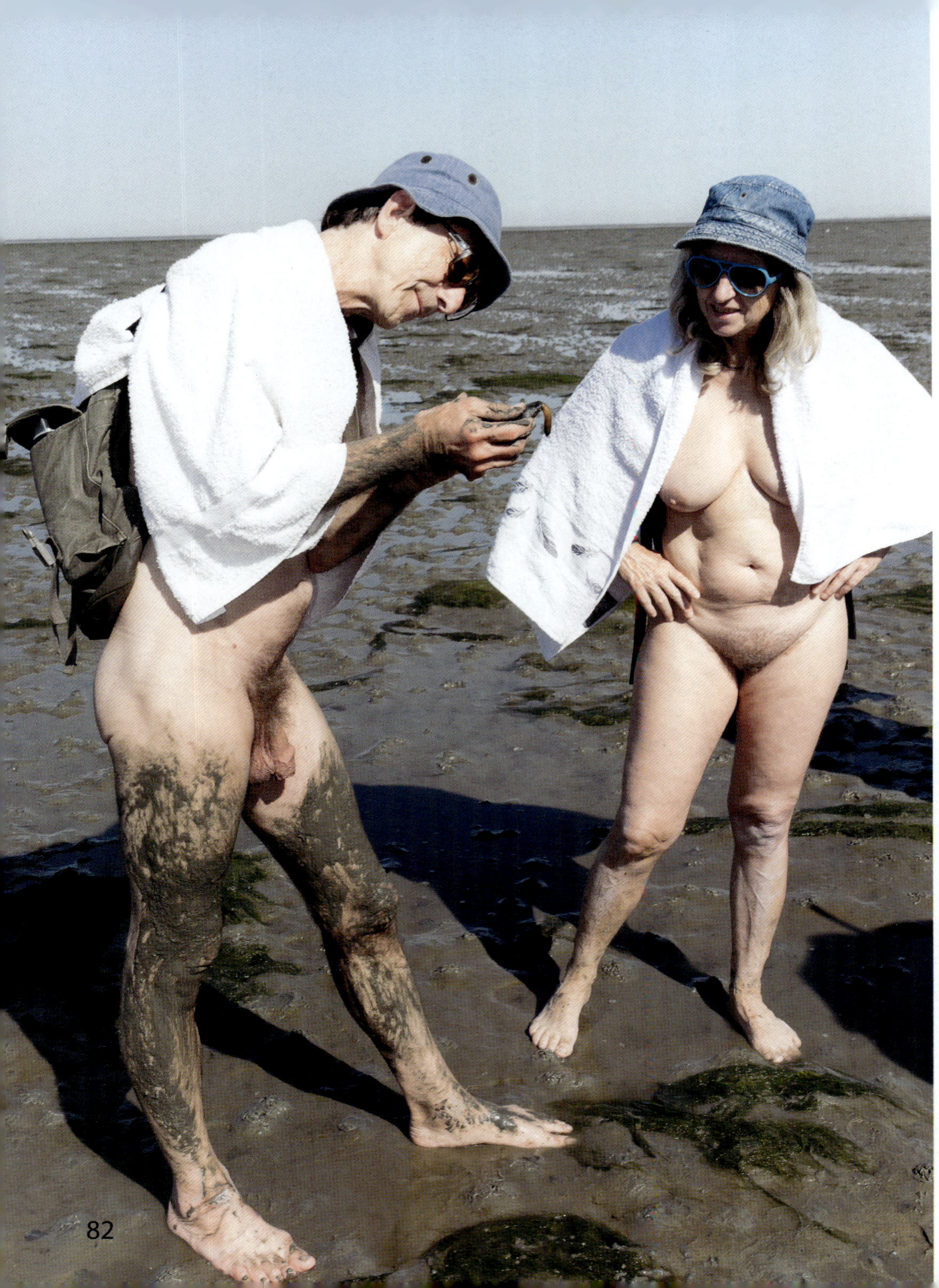

Es war ein umfassendes Erlebnis für alle Sinne! Das wundervolle Wetter, der unendlich blaue Himmel und die weite Sicht ließen den Alltag vergessen und einfach die Natur erleben. Der Wattführer, der selbst hier in dieser Gegend aufwuchs, bewegt sich bereits seit Kindesbeinen im Watt. Für ihn bedeutet es ein Stück Heimat. Heimat pur. Viele Jahrzehnte führt er bereits Gäste und ist mit Würmern und Muscheln praktisch per Du. Bei den Erklärungen und dem Erleben der biologischen Lebensäußerungen der Wattbewohner staunte so Mancher und es gab einige sehr lustige Momente. Aber die sollte der Naturbegeisterte bei einer Wattwanderung selbst erleben.

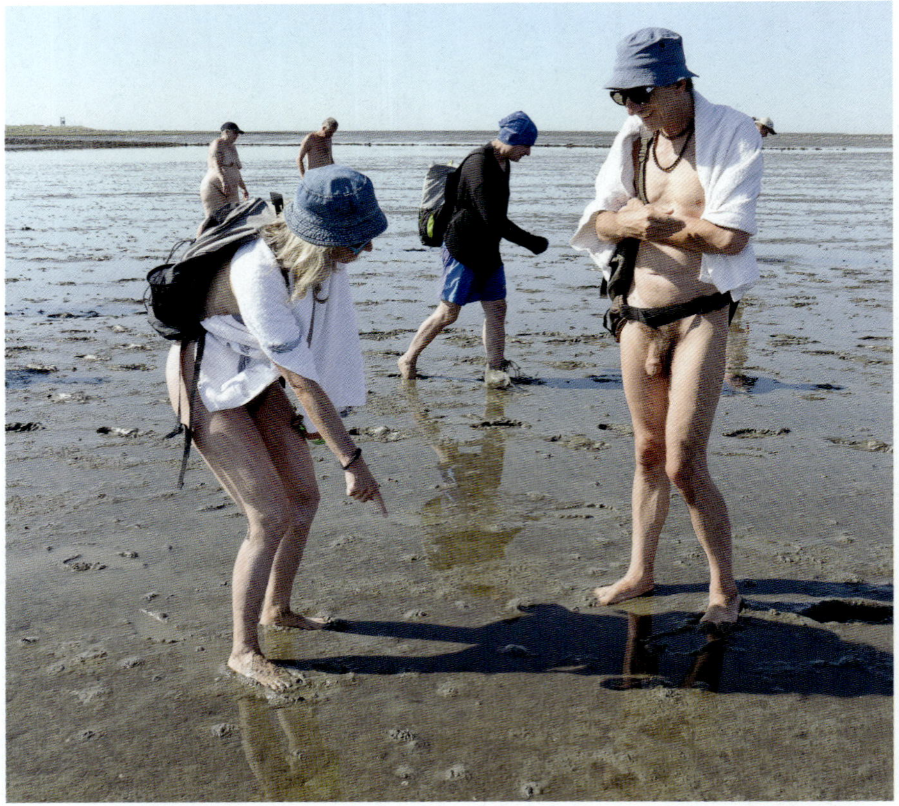

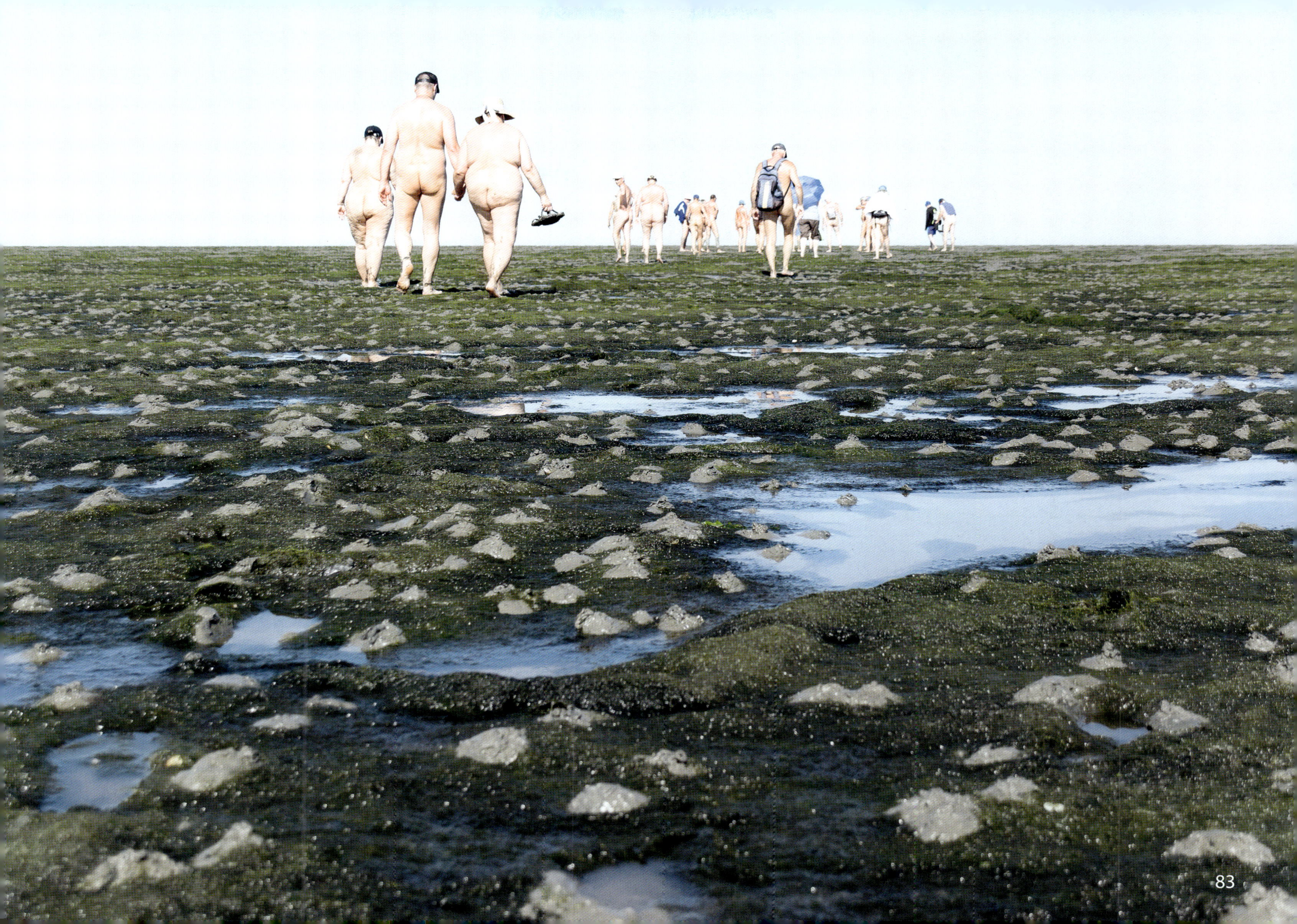

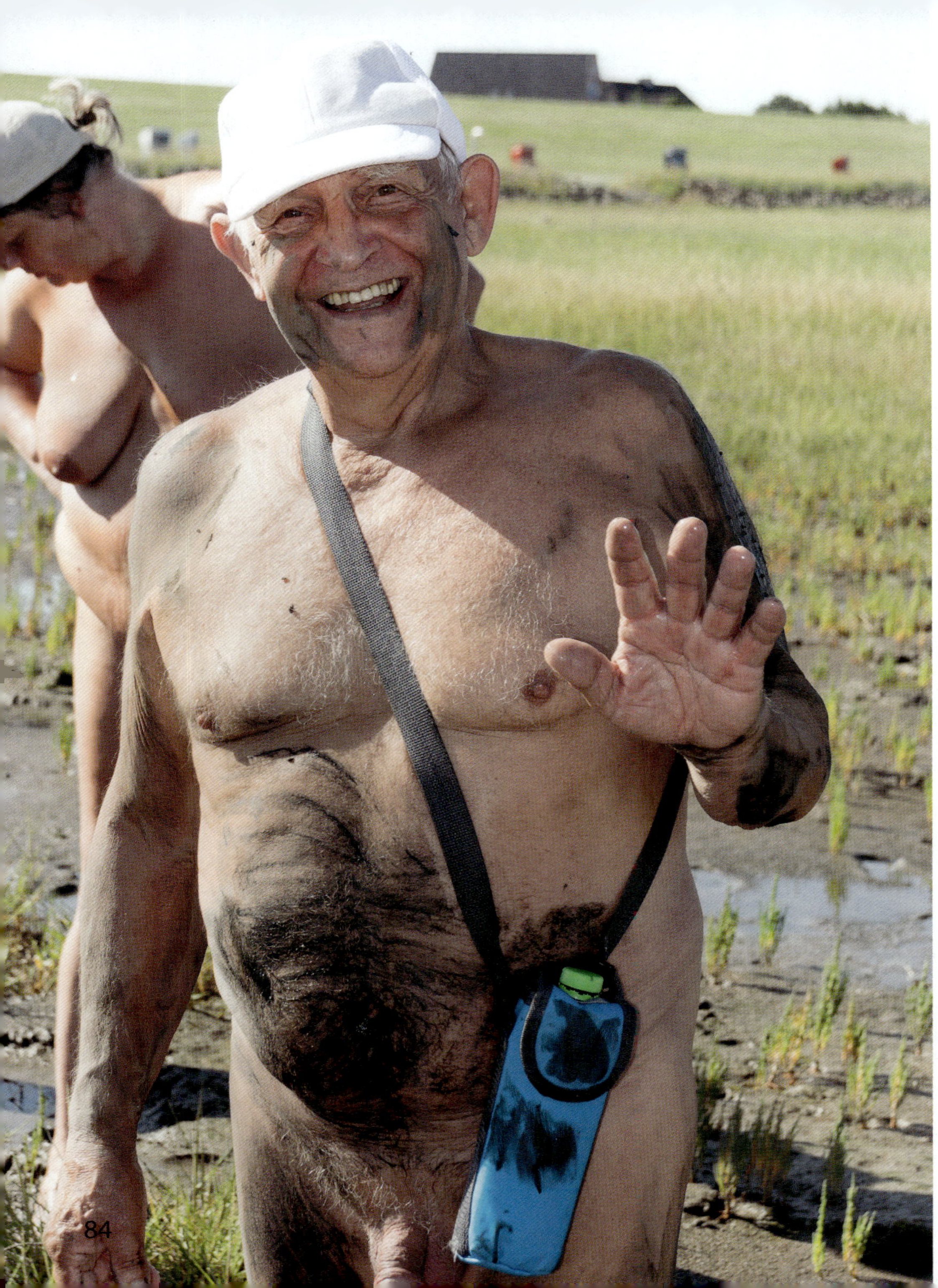

Viele blieben ganz einfach zum geselligen Beisammensein nach der fast zweistündigen Tour durchs Watt am sonnigen Strand, an dem zeitnah das bestellte Mittagessen und die Getränke geliefert wurden. Wer Rolf und seine Helfer kennt, weiß um ihre Art, Menschen für den Breitensport zu begeistern. Das tat er z.B. mit dem Seil, an das Tauziehen werden sich die Wattwanderer noch lange erinnern. Die Sportbegeisterten blieben noch mehrere Stunden am sonnigen Strand und genossen den Tag mit aktiver Erholung. So soll der Nachmittag beim nächsten Wandertermin wieder organisiert werden. Die Planungen laufen.

Kontakt: vorstand@nbi-itzehoe.de

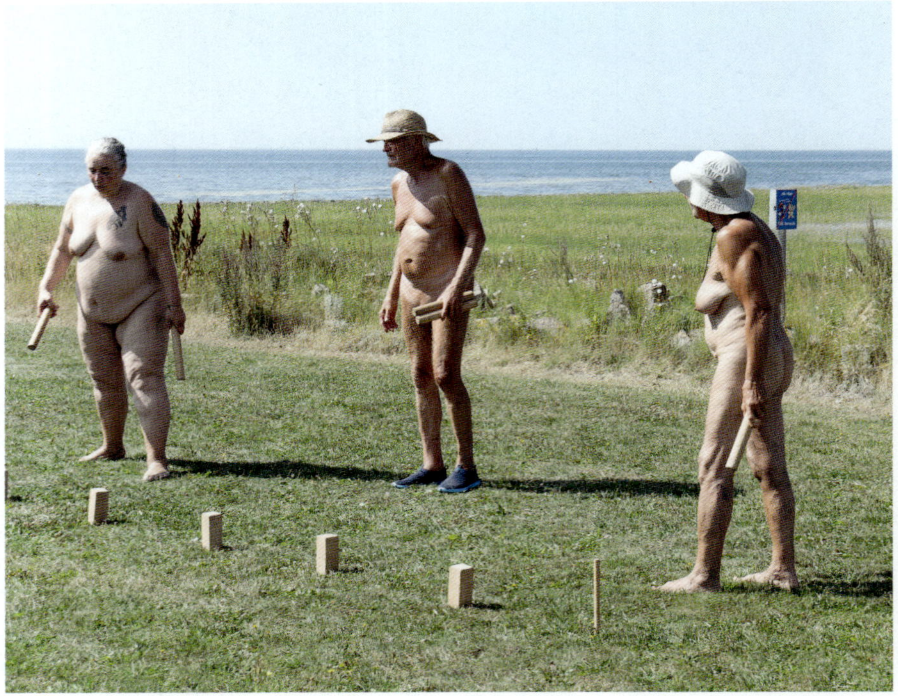

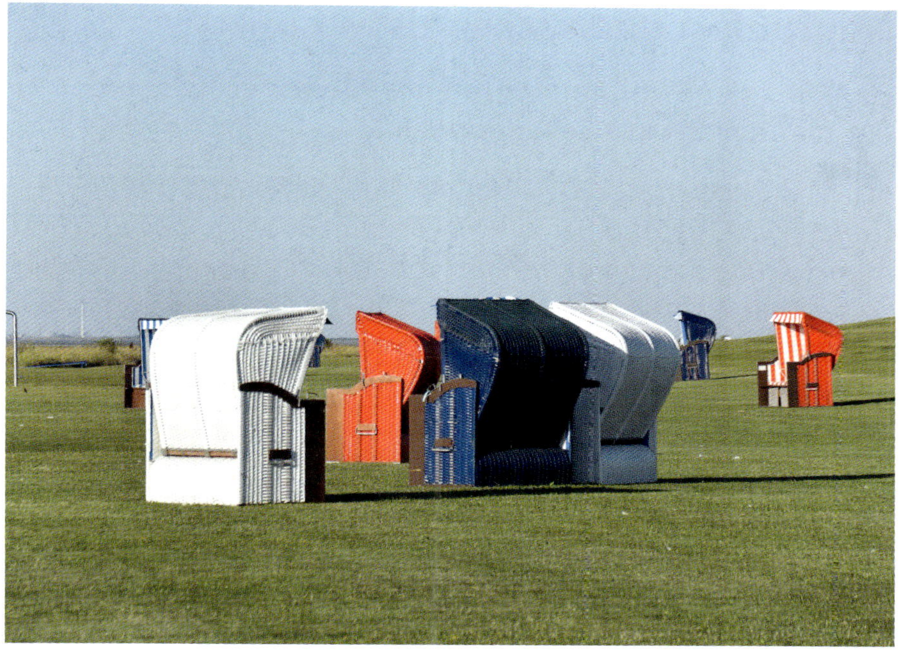

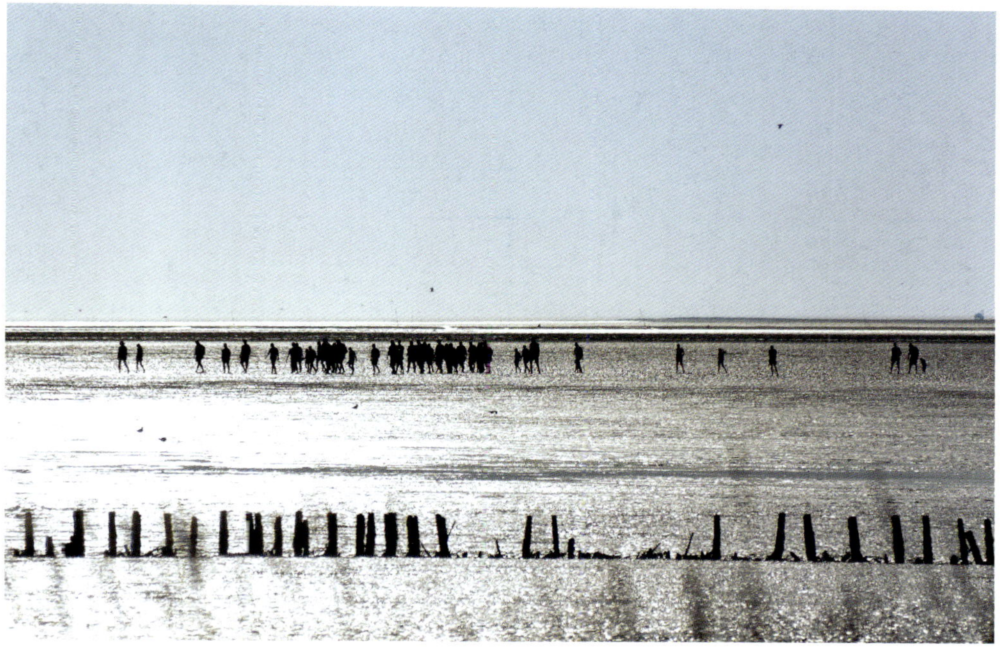

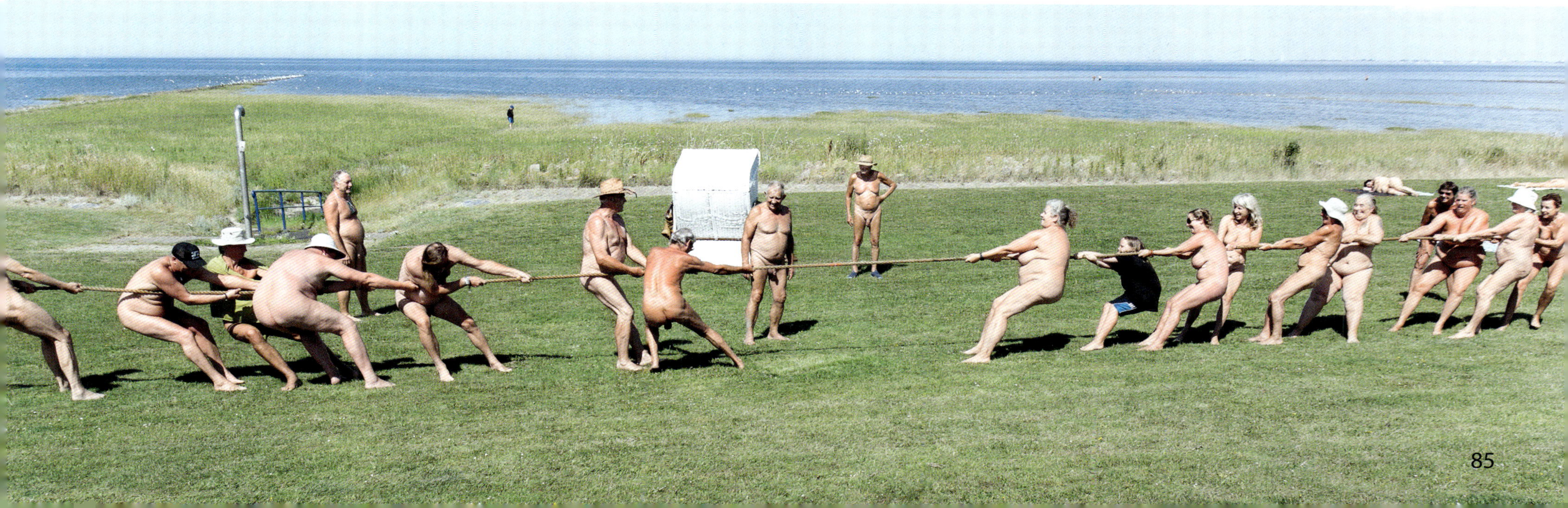

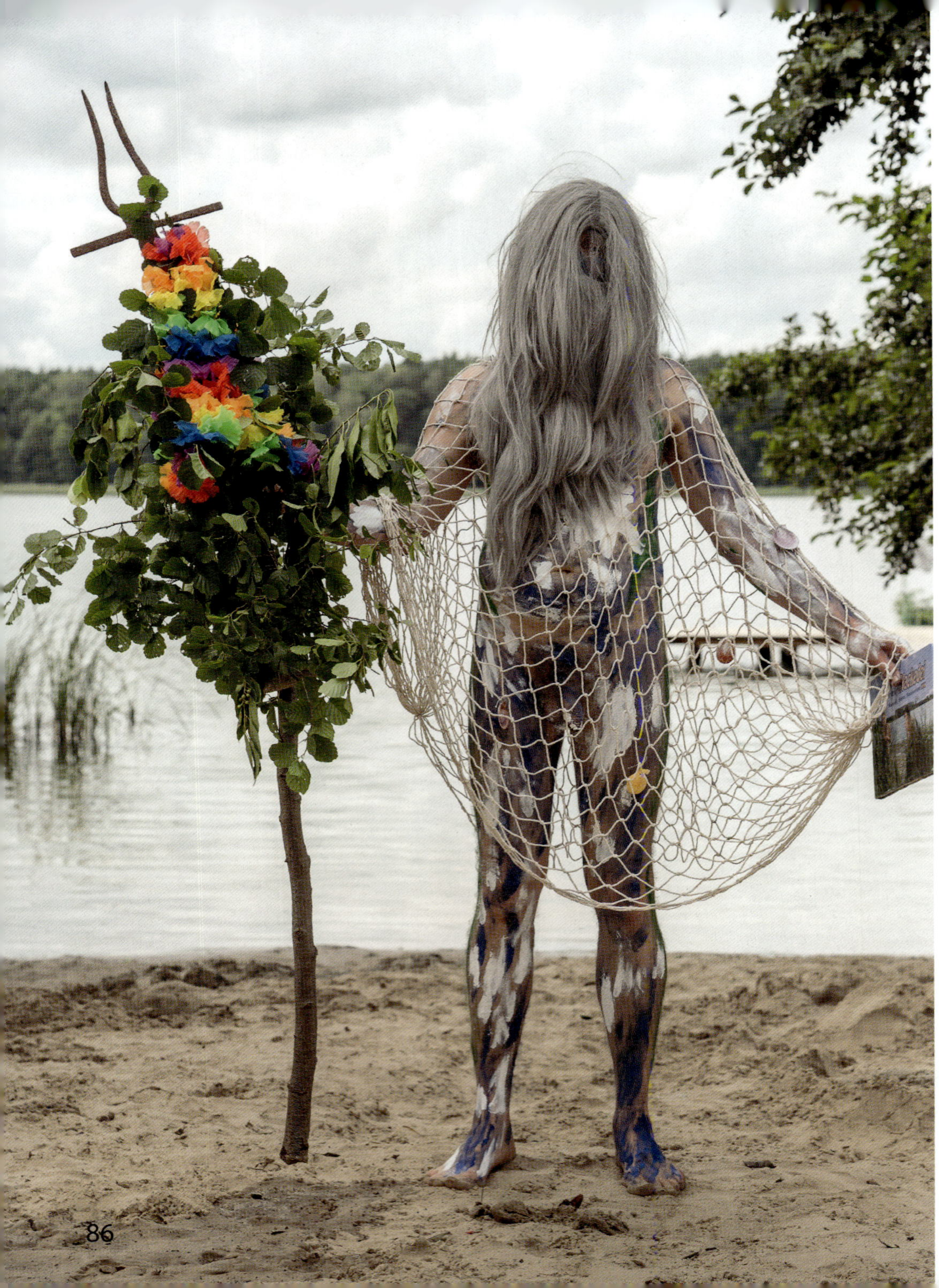

Neptunfest der Nackedeis

Der Platz der FKK-Campingzeit am Rätzsee als passender Ort für interessante Begegnungen

Schon oft hatten sich die Leser der Nackedeibuchreihe ein Neptunfest gewünscht. Aber wie macht man das? Irgendwie schon immer mal gehört, mal gesehen, aber wie es wirklich ablaufen soll, war keinem so recht klar. Schnell war das Team vom FKK Campingplatz am Rätzsee, bereits vorgestellt in Nackedei 4, gewonnen, gemeinsam einmal solch ein Event zu veranstalten. Anfang August 2021 war es so weit.

Aber was hat es mit dem Neptunfest nun eigentlich auf sich? Irgendwie verkleidet sich jemand als Neptun und die Leute werden mit lustigen Aktionen auf ebenso lustige Namen getauft. Immer wieder war zu erfahren, wie schön Neptunfeste einst waren, sie wurden als Höhepunkte bei Ferienlageraufenthalten gefeiert, aber auch am FKK-Strand? Ja, das war zu hören, aber so richtig konnte niemand erzählen, was alles dazugehörte oder wie so ein Neptunfest eigentlich immer ablief. Gemeinsam wurde recherchiert, alte Bilder textiler Feste kamen zur Auswertung, aber letztendlich war es doch so, dass der Ablauf und die Ideen des Neptunfestes dann doch neu ersonnen wurden. So was Richtiges als Anleitung gab es einfach nicht. Und es waren auch keine Fotos von Neptunfesten am FKK-Strand aufzutreiben, obwohl es die massenhaft gegeben haben soll.

Also, ein Neptun muss da natürlich unbedingt sein. Ohne den geht kein Neptunfest. Am FKK-Strand muss der nackt sein, jedoch auch schön verkleidet. Gar nicht so einfach. Es war ein wenig wie im Märchen von der klugen Bauerntochter bei den Gebrüdern Grimm. Dort heißt es so schön: „Komm zu mir, nicht gekleidet, nicht nackend, nicht geritten, nicht gelaufen, nicht gefahren, komm nicht bei Tag und nicht bei Nacht, komm mit

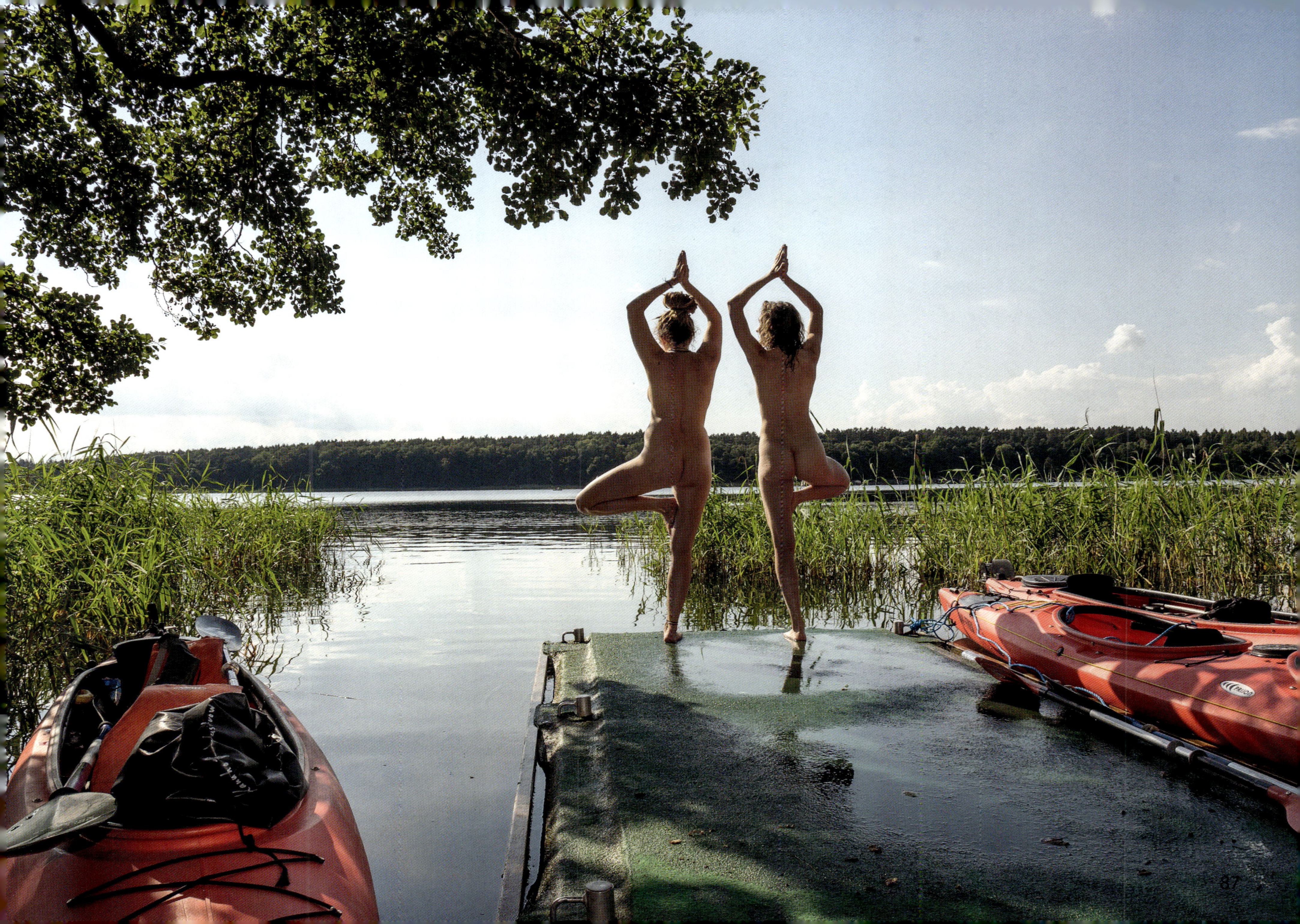

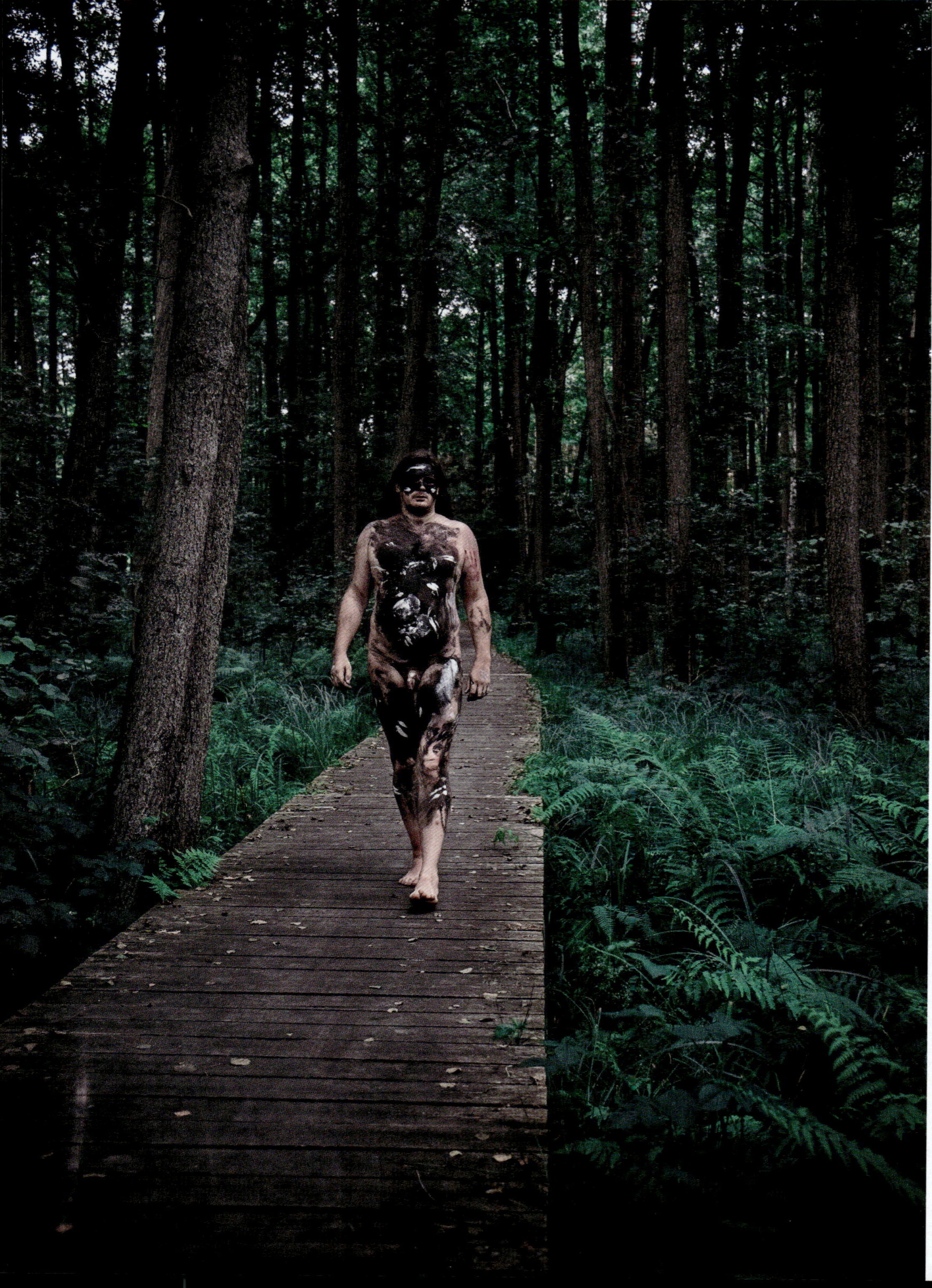

Geschenk und ohne Geschenk." Gut, ganz so schwierig war es nicht. Es ging ja in erster Linie um nackt und doch gekleidet. Noch dazu brauchte der hohe Herr Neptun Helfer. Unter anderem einen grässlichen Knecht, der seine Befehle vollstreckt. Der war auch schon vorher gefunden.

Schließlich kommt der große Tag am Rätzsee. Tatsächlich, das Wetter hält und ist warm. Im Sommer 2021 nicht ganz selbstverständlich. Selbst für Neptun und seinen opernbühnenerfahrenen Bediensteten gehört Lampenfieber dazu. Eine Stunde vor Beginn geht es zum versteckten Bootsanlegeplatz. Körperbema-

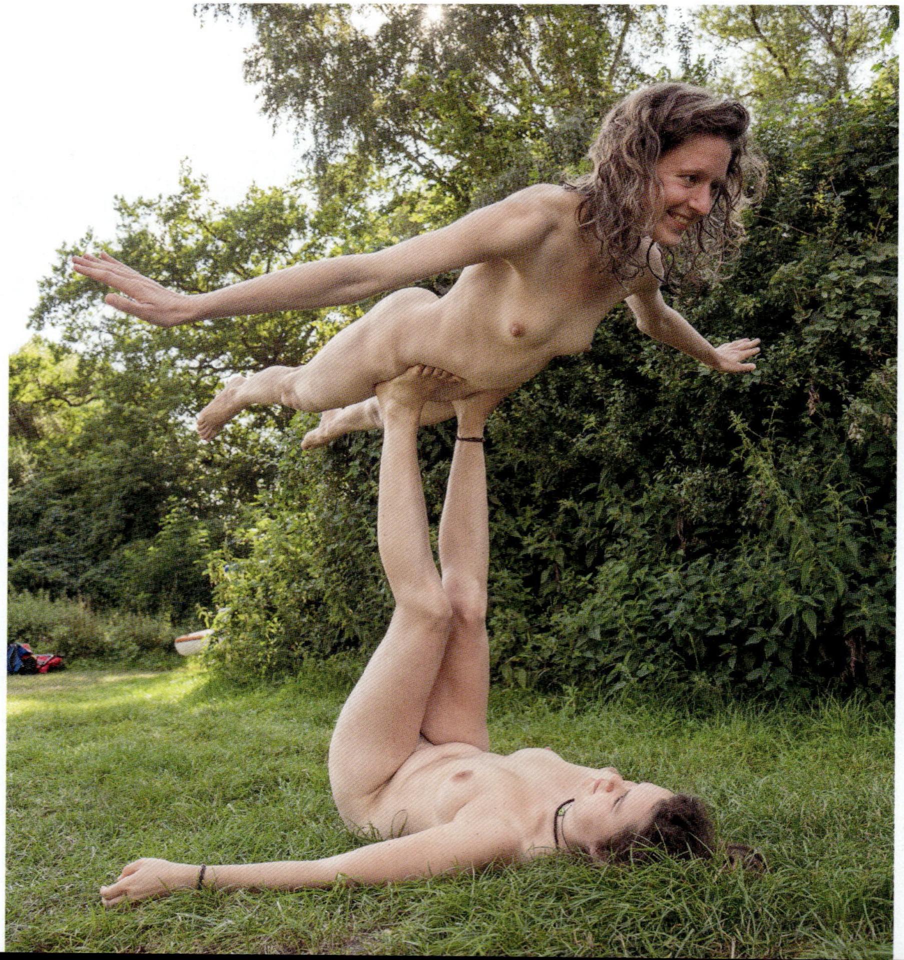

lung, Netz anlegen, Perücke und Riesenbart müssen sein. Denn ein Neptunfest soll vor allem eins machen: Spaß. Sicher wird das Boot vom Campingplatzteam auf den Rätzsee gerudert.

Der erste Schreck auf dem Boot, schon ein Stück weg vom Strand. Die Krone ist weg. Macht nichts. Neptun wirkt auch so eindrucksvoll. „Oh, ein Neptun!" rufen vorbeirudernde Wasserwanderer. „Der ist sogar nackig." Natürlich. Neptun, der FKK´ler.

Der Trommelwirbel kündigt das Boot des Meeresfürsten an, welches schließlich für die Menschen am Ufer unvermutet hinter dem Schilf auftaucht und in weitem Bogen majestätisch den Bootssteg ansteuert. Neptun und sein Helfer stehen fest an Bord und staunen selbst über die weit über 150 Gäste, die sich mittlerweile auf der Badewiese eingefunden haben. Aber das merkt das Publikum nicht. Neptun und seine Helfer verlieren nie ihre Würde. Nicht einmal, wenn sie vom wackelnden Boot auf den Steg schreiten und es doch ein wenig schwerfällt, wieder auf festem Boden zu stehen.

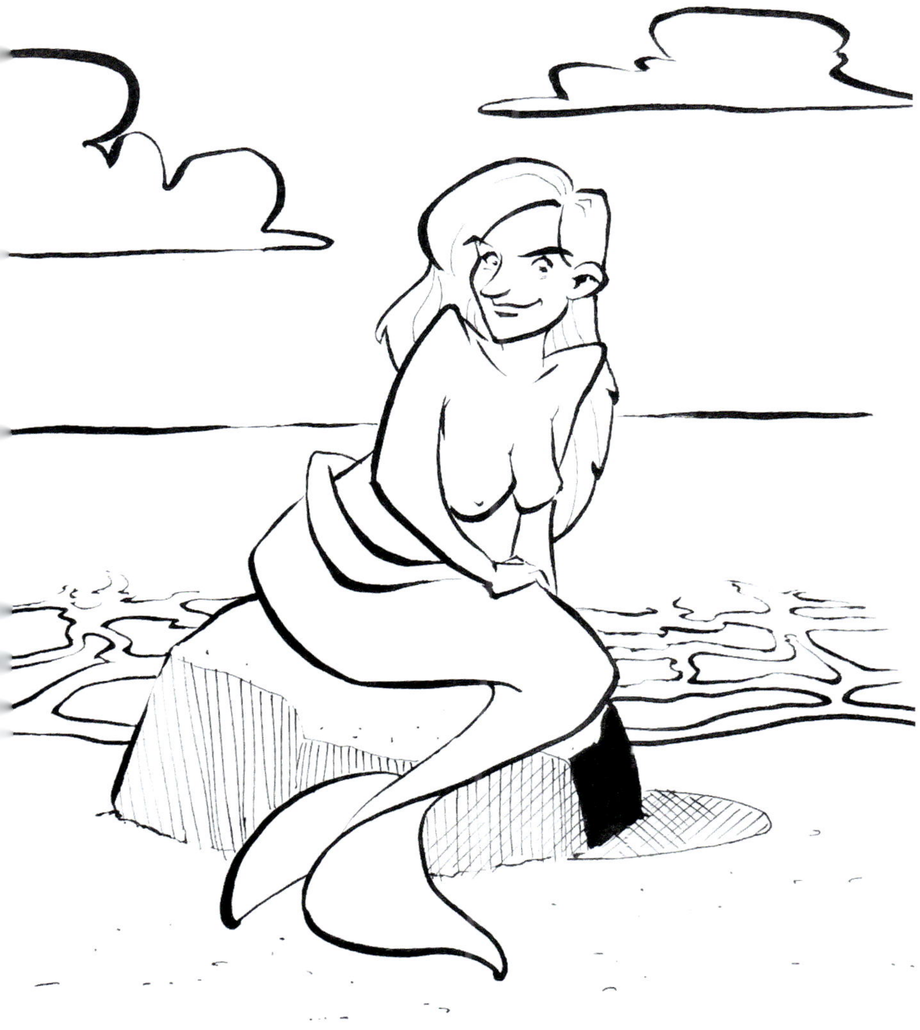

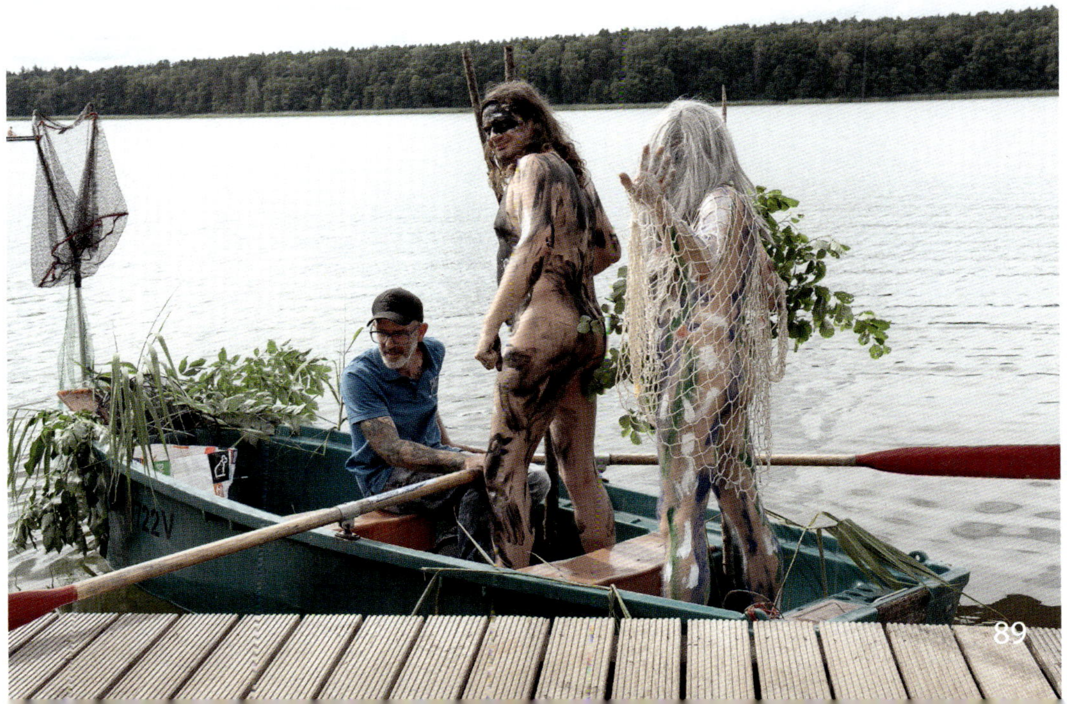

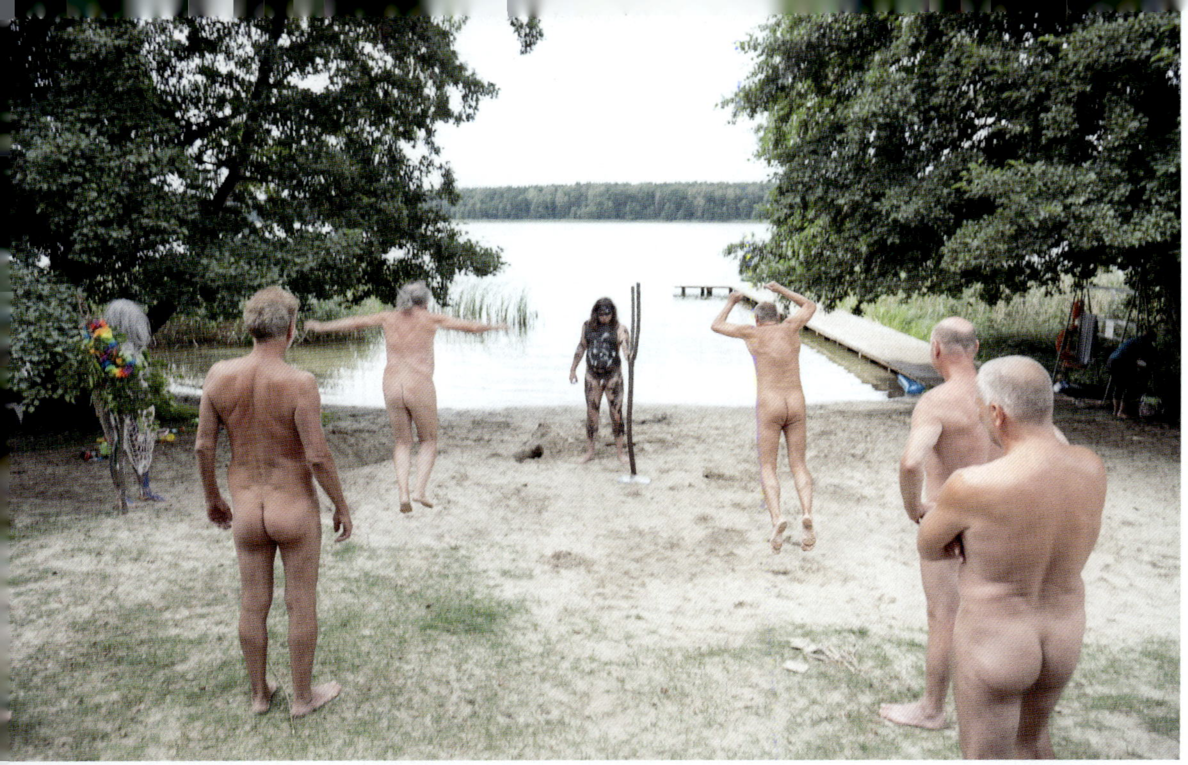

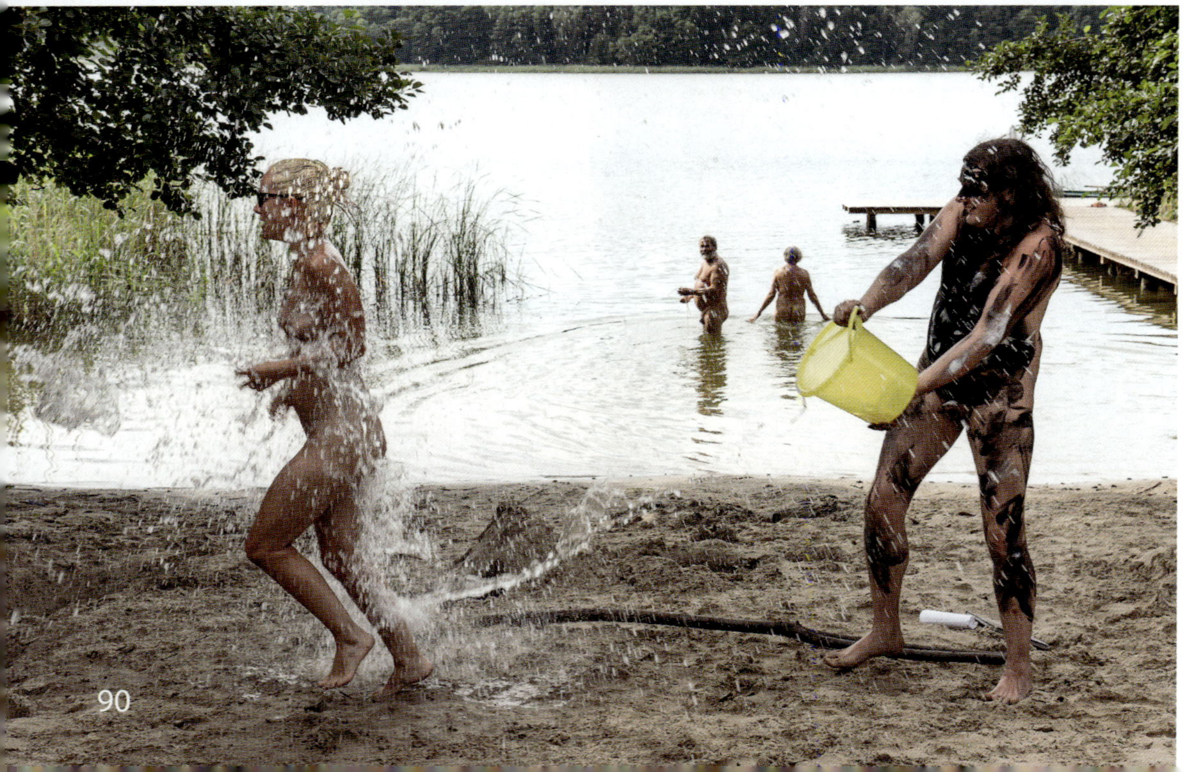

Zuerst durften die potentiellen Täuflinge bei sportlichen Spielen wie Tauziehen oder Wetthüpfen den Herren des Meeres erfreuen. Dann schritt dieser zur lang erwarteten Handlung der Seetaufe. Es gab einen Neptuntrunk mit obskuren Zutaten und eine Frischladung Wasser übers Haupt, woraufhin der Knecht Neptuns den so Gesegneten den Rücken mit dem Schrubber polierte. So muss es sein.

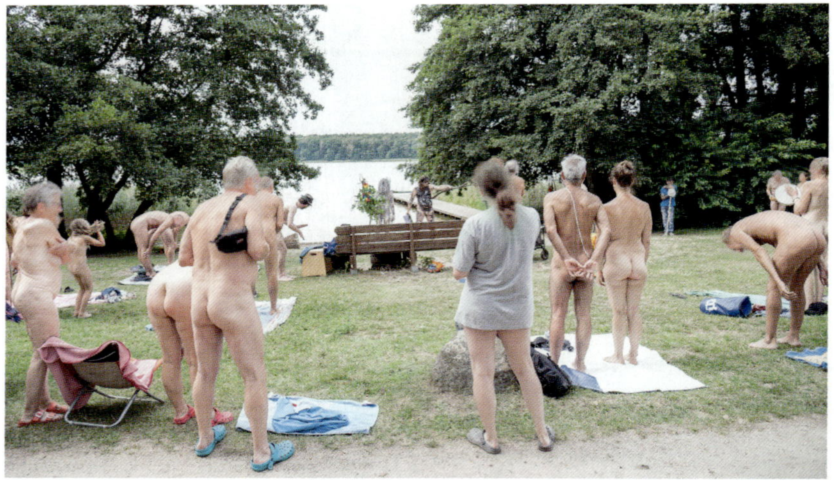

Nun mussten noch die Täuflinge gefunden werden. Das war natürlich ein bisschen vorbereitet, und man musste wissen, wer Spaß verträgt und mitmachen wollte. Selbst Leser der Nackedeibuchreihe waren unter den Gästen und interessiert, und so wurde Marko mal schnell auf den Namen „Sonneberger Plüschbär" getauft (Sonneberg ist eine Spielzeugstadt in Thüringen, wo einst Stoffbären produziert wurden). Ein langjähriger Campingplatzfan avancierte zum „Drosedower Nacktarsch", Alex aus Erfurt, der begeisterte Autofahrer, bekam seine Ernennungsurkunde als „Schillernder Chauffeur".

Die kleine Nicole sagte nach Erhalt ihres Namens „Mecklenburger Seestern“ mit lachenden Augen: „War doch gar nicht so schlimm. Jetzt habe ich sogar einen Namen vom Meeresgott.“ Felix reiste mit seinem Vater hunderte Kilometer von Herford aus extra an. Er hatte noch nie ein Neptunfest erlebt. Er wurde gleich mal zur „Quirligen Krabbe“ erhöht. Bravo Felix! Auch du hast wie Nicole nicht mal mit der Wimper gezuckt, als dir der Rücken geschrubbt wurde, und der Neptuntrunk dir sichtlich gemundet. Die Kinder machten es den Erwachsenen vor! Da konnte sich Ehemann Enrico schon eine Scheibe abschneiden, der laut Aussage seiner Ehefrau diese schon mehrmals beim Abwasch versetzt hatte. Dafür wurde er vor den Augen seiner Familie auf den Namen „Rotierender Topfschrubber“ getauft. Herzlichen Glückwunsch ebenfalls.

Nun ja, Neptun selbst bekam seine blaue Farbe am Ende des Tages nicht so ganz ab. Aber wozu auch eigentlich. Sollte die Neptunsaison doch noch lange dauern. Und pünktlich im Oktober war das letzte Quäntchen blaue Farbe dann verschwunden – oder doch schon eher? Eventuell wachsen ja die blauen Neptunschuppen aus kleinsten Resten für ein nächstes Neptunfest nach. Lassen wir uns überraschen.

Campingzeit am Rätzsee GmbH

FKK Campingplatz am Rätzsee

17255 Wustrow OT Drosedow

Telefon: 039828/266191

info@raetzsee.de

www.raetzsee.de

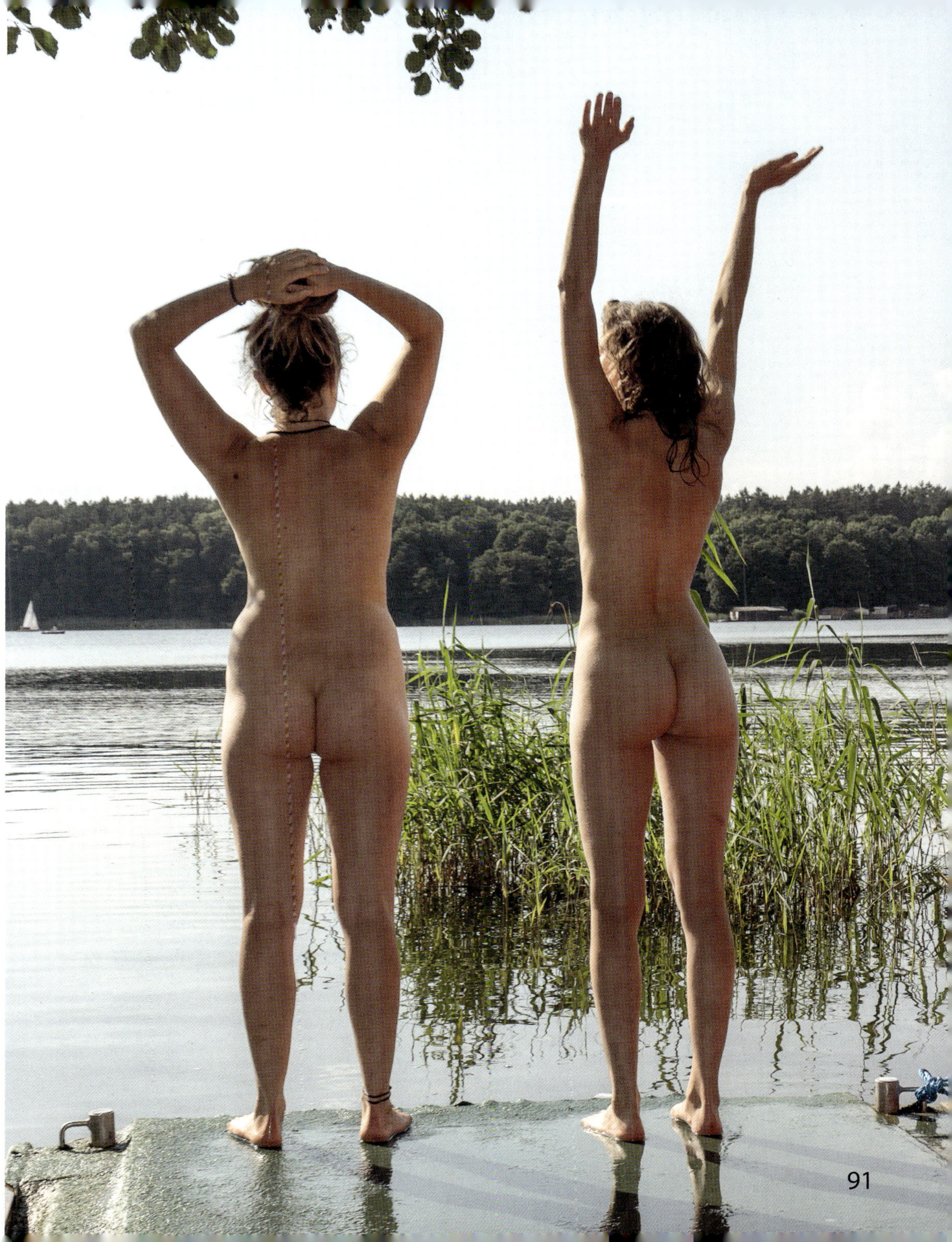

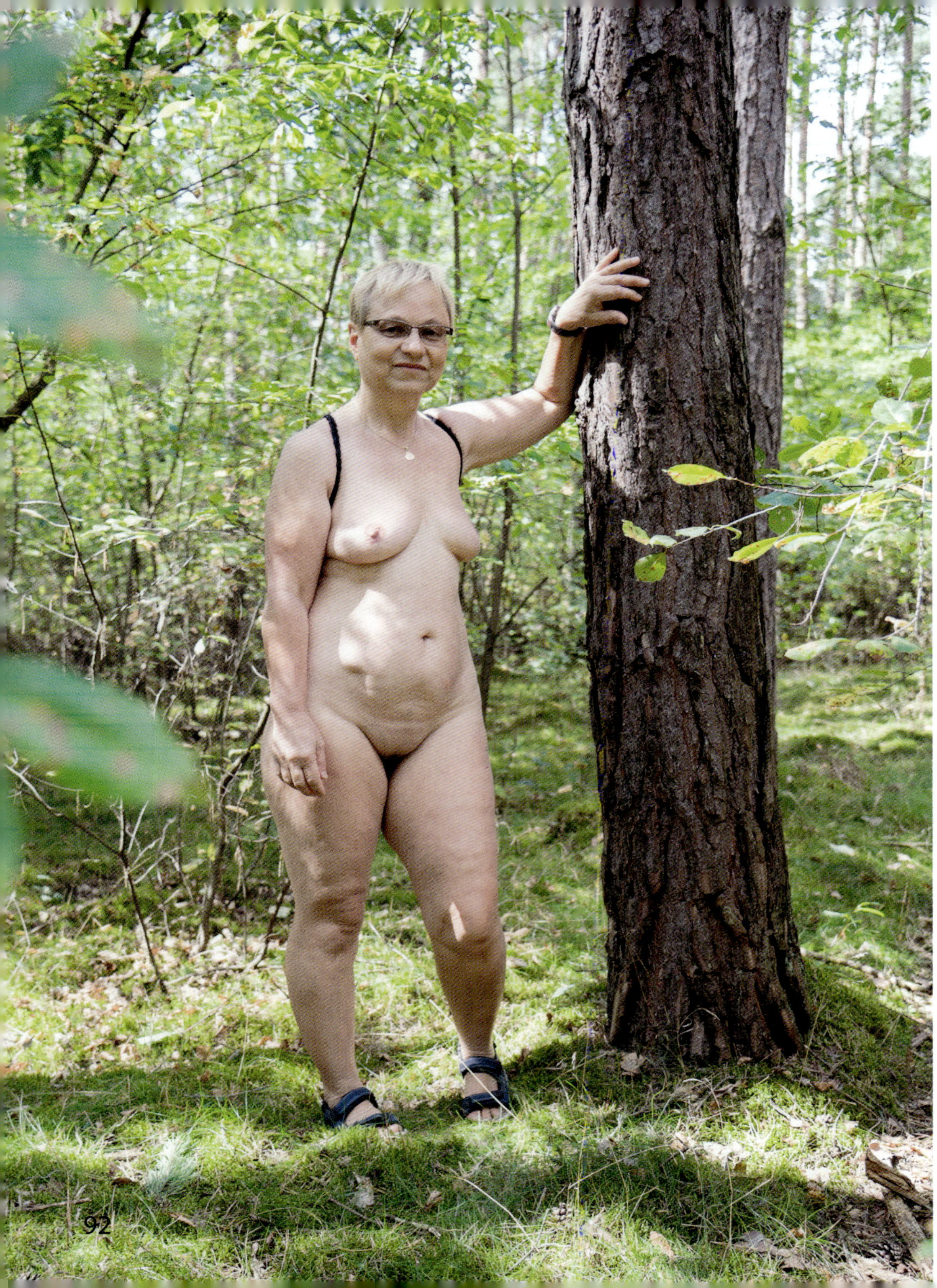

Freitag ist Nacktwandertag

Die Touren mit Naturführerin Sabine sind fest ins Saisonprogramm des Campingplatzes integriert

„Nackt durch den Wald und über Wiesen zu streifen ist ein ganz besonderes und tiefes Erlebnis. Du spürst den Wind und die Wärme der Sonne auf der Haut, fühlst dich intensiv mit der Natur verbunden, mit allen Sinnen im Einklang mit der Natur. Du entdeckst die einmalige Landschaft der Mecklenburgischen Seenplatte mit ihren geheimnisvollen Wäldern, klaren Seen, weiten Wiesen und Feldern und ursprünglichen Moorgebieten. Erlebe sie in der Gruppe mit allen Sinnen und wohltuenden Natürlichkeit.", so ist auf der Internetseite der Naturführerin Sabine Görmar zu lesen, die seit einigen Jahren Nacktwanderungen rund um den FKK-Campingplatz am Rätzsee anbietet. Im Rahmen des Wochenendes zum Neptunfest bot die zertifizierte Natur- und Landschaftsführerin für den Müritz-Nationalpark eine Nacktwanderung für die Besucher an, die gut angenommen wurde. Während der warmen Jahreszeit finden die Nacktwanderungen regelmäßig am Freitag statt, der Treffpunkt befindet sich gleich vorm Eingangsbereich des Campingplatzes.

Nach der Wanderung zum Neptunfest berichtete Sabine Görmar ein wenig über ihre Nacktwanderzeit rund um den Rätzsee. „Fabian und Martin vom Campingplatz sprachen mich eines Tages an, ob ich nicht Lust hätte, eine nackte Wanderung für die Gäste des Campingplatzes zu organisieren. Natürlich war FKK hier rund um den Rätzsee schon lange Tradition, und deswegen ist es keine große Sache, hier mal nackt durch die Wälder zu laufen. Bei der einen Wanderung blieb es nicht, das Interesse reißt bis heute nicht ab."

Das kam sogar in einer Dokumentation im Fernsehen zum Ausdruck, die unter dem Motto „Der schönste Sommer meiner

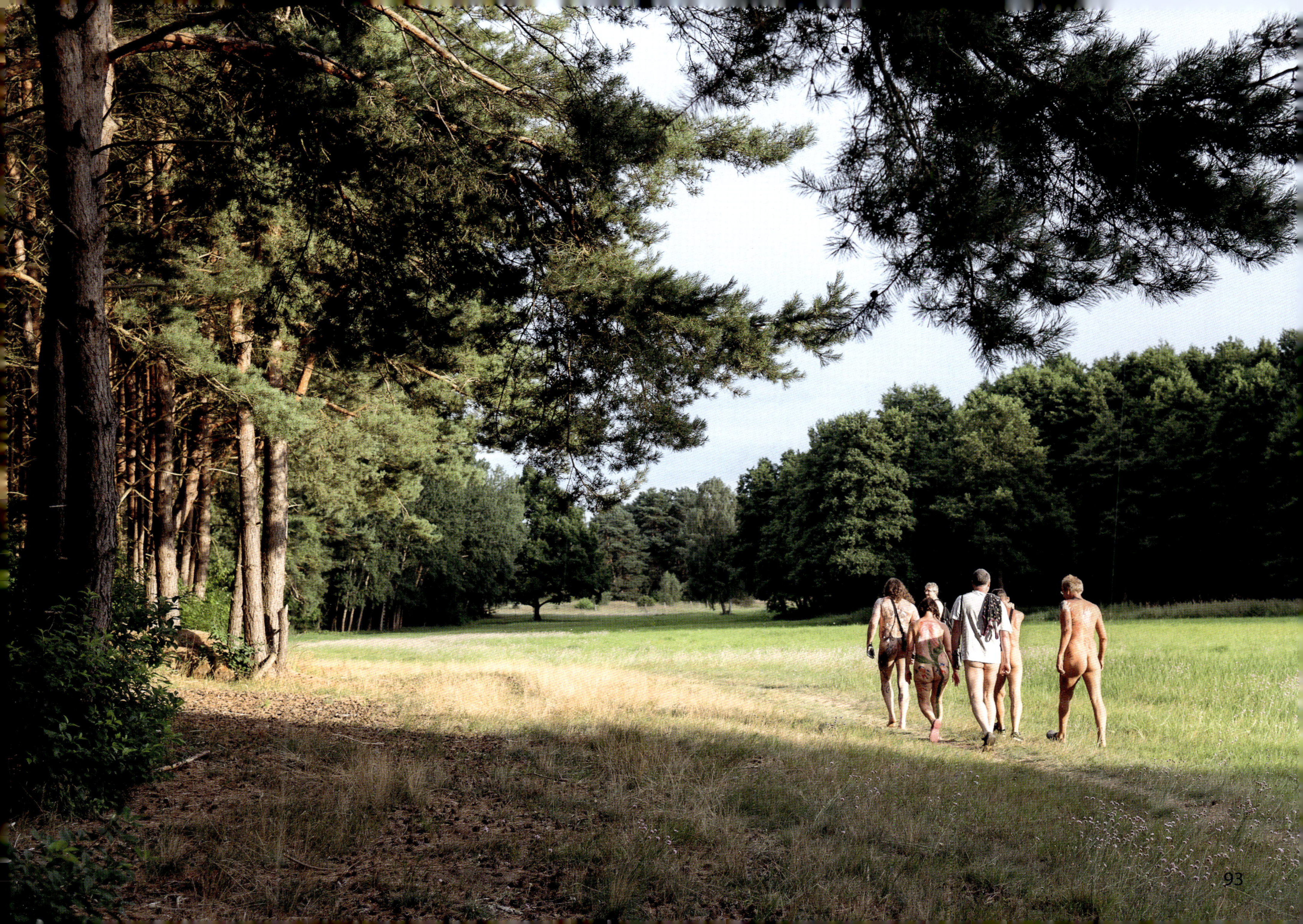

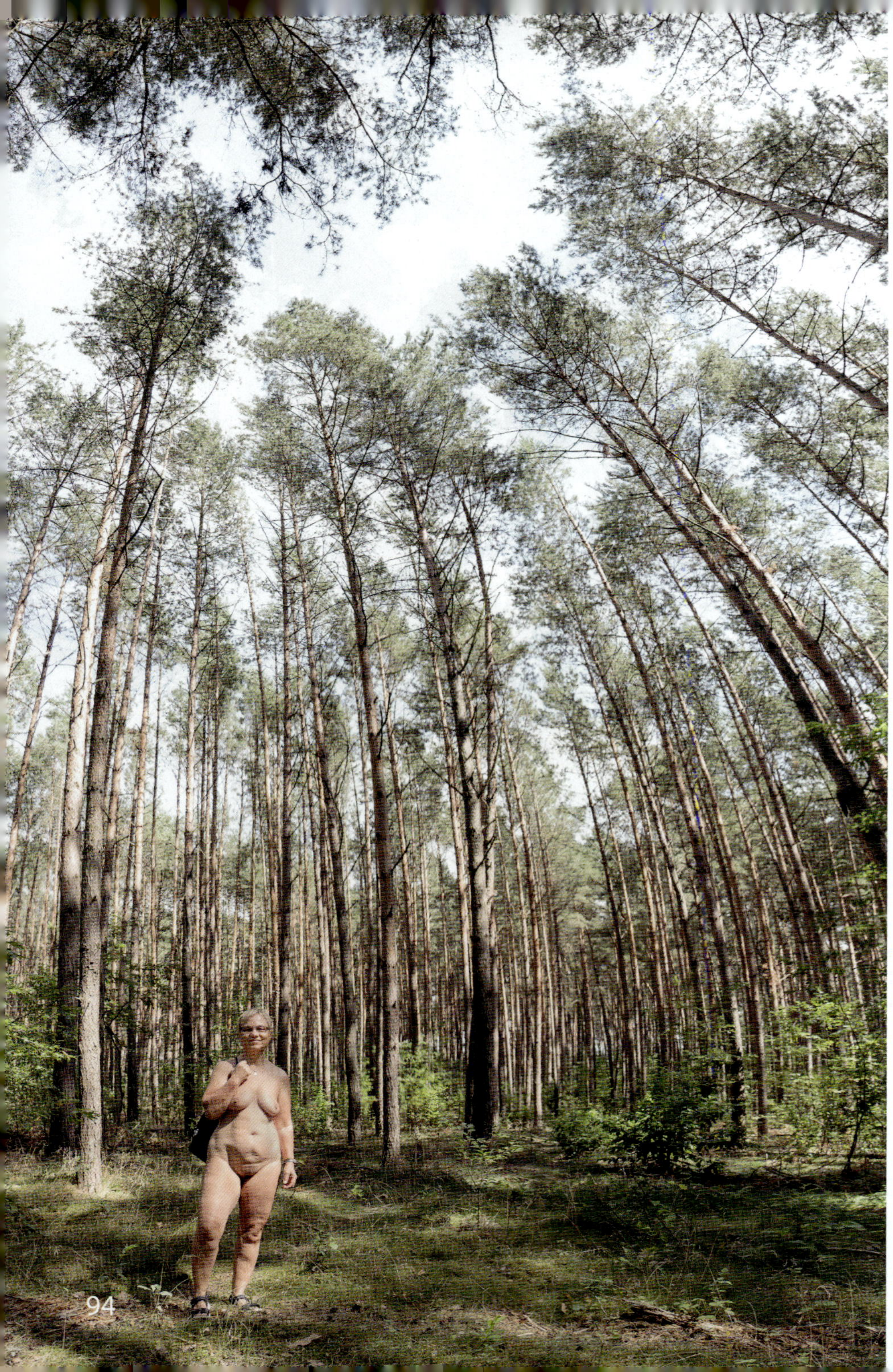

Kindheit" lief. Dort stellt sich unter anderem der Mitte der 1960er Jahre 15jährige Volker vor, der mit seinen Eltern damals den Campingplatz C26 am Rätzsee besuchte. Das ist schon mal nicht der heutige Campingplatz von Fabian und Martin. Der C26 war ein echter Geheimtipp, den nach und nach immer mehr Fans der nackten Art aufsuchten. Das waren nicht wenige. Dort wuchs eine echte Gemeinschaft zusammen, die sich jedes Jahr wieder auf´s Neue traf. Volker kam immer wieder hier her, erst mit den Ellis, dann mit seiner Freundin und späteren Frau und den Enkelkindern. Der C26 wird heute längst von Mutter Natur überwuchert, die wenigen Gebäudereste umarmt das Grün. Die Naturisten zieht es heute auf den FKK-Campingplatz am Rätzsee von Fabian und Martin. Zwar auch ein echter „Geheimtipp", aber mit allem Service. So entsteht jetzt gerade ein neues und modernes Sanitärgebäude, des bestimmt zum Erscheinen des Buches schon fertiggestellt sein wird. 2023 ist anvisiert.

„Ich selbst hatte mit dem Nacktsein sowieso noch nie ein Problem" erklärt Sabine Görmar indessen weiter. „Auf meinen Bootstouren und beim Baden hatte ich FKK schon oft praktiziert, wenn es angebracht war. Hier um den Rätzsee hat es schließlich Tradition und ist ganz natürlich." Schnell kam der erste Termin einer offiziellen Nacktwanderung zustande und Sabine Görmar stand vor eine Gruppe Nackter am Campingplatz, die gespannt auf die angesagte Tour wartete. „Ich war selbst ein wenig aufgeregt, denn ich hatte nicht erwartet, dass hier so viele Leute zum Teil von weither kamen, um mit mir an einer Naturführung teilzunehmen. Es freute mich und schon ging es los. Natürlich habe ich vorher auch die Kleider abgelegt, denn so erlebt man die Natur besonders intensiv."

Mit jedem Schritt wurde es für alle Teilnehmer ganz normal, nackt durch den Wald zu spazieren. Man merkte förmlich, wie Zwänge abfielen und sich die Spannung legte. Genuss und Nähe zur Natur wuchsen mit jedem Meter der Wanderung. Der Probetag kam gut an, mittlerweile avancierten die Nacktwanderungen zum festen Termin im Sommerplan des FKK-Campingplatzes am Rätzsee.

Viele machen so den ersten Sprung zum Nacktwandern, wie Sabine Görmar mit den Jahren herausgefunden hat. Viele trauen sich erst einmal nicht, alleine nackt unterwegs zu sein und fühlen sich in der Gruppe sicher. Für Sabine Görmar hängt Natur und Nacktsein unbedingt mit

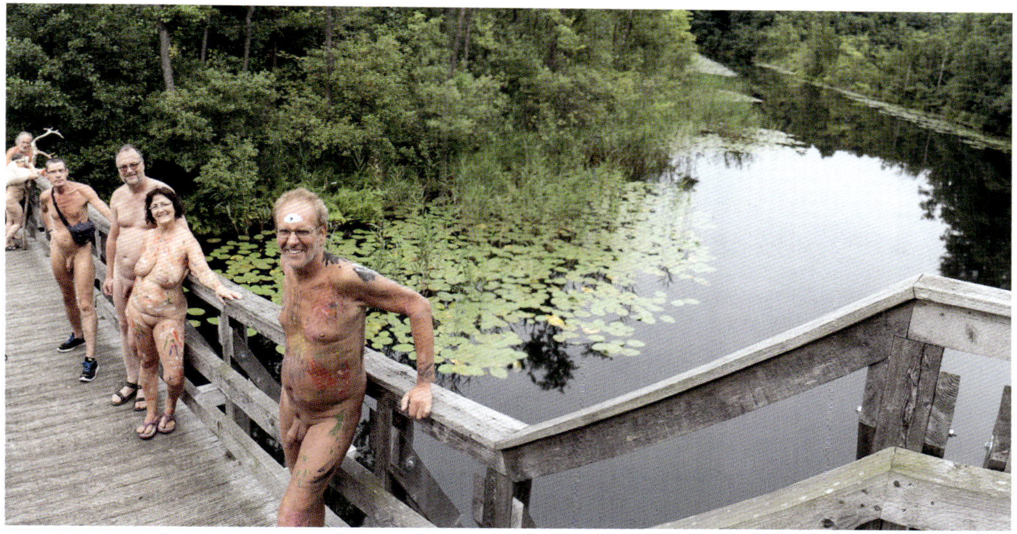

Wahrnehmungen zusammen, gerade deshalb gehören Wahrnehmungsübungen zum Programm der Touren, denn seit Jahrhunderten ist es den meisten Menschen kaum noch bekannt, wie sich Wind, Sonne und Wetter auf der nackten Haut anfühlen. Wer legt sich schon mal nackt auf eine Wiese oder in den Wald? Das Spüren der Gräser, der Insekten, das Stechen von Pflanzenteilen, der Hauch des Windes und die Wärme der Sonne erleben. Das ist eine direkte Brücke, ein direkter Draht zur Natur, deren Bestandteil wir alle sind. Wenn das Wetter mal trüb wird und es regnet, gerät das zum besonderen Erlebnis. Eigentlich ist der menschliche Körper ja dazu gemacht, so wie er ist in der Natur zu leben. Kleidung war ja mal gar nicht so angedacht. Eigentlich ist das eine Art Entfremdung gegenüber der Natur, die nackt überwunden wird." Nackt fühlt sich der Mensch wieder in die Natur ein.

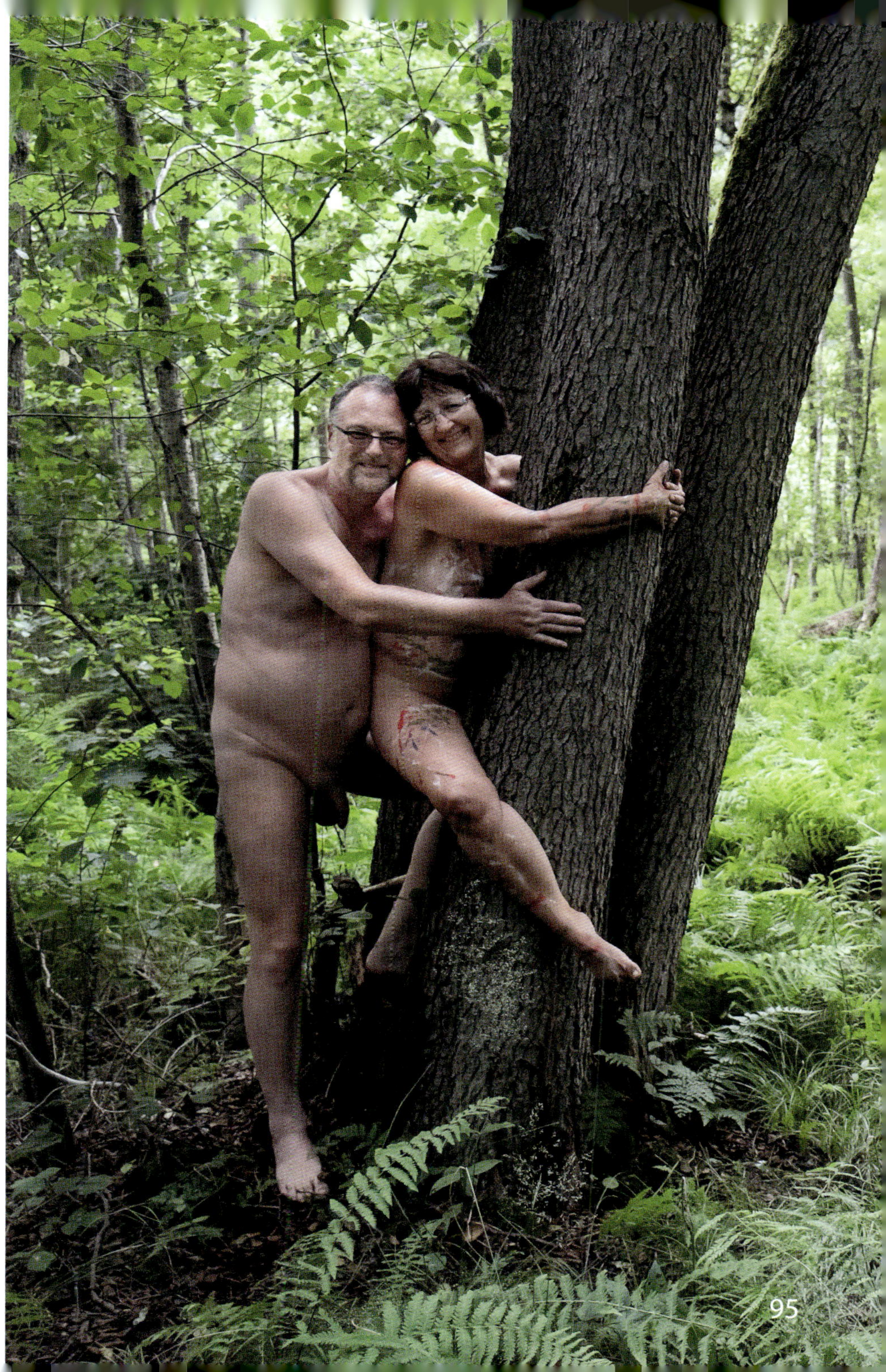

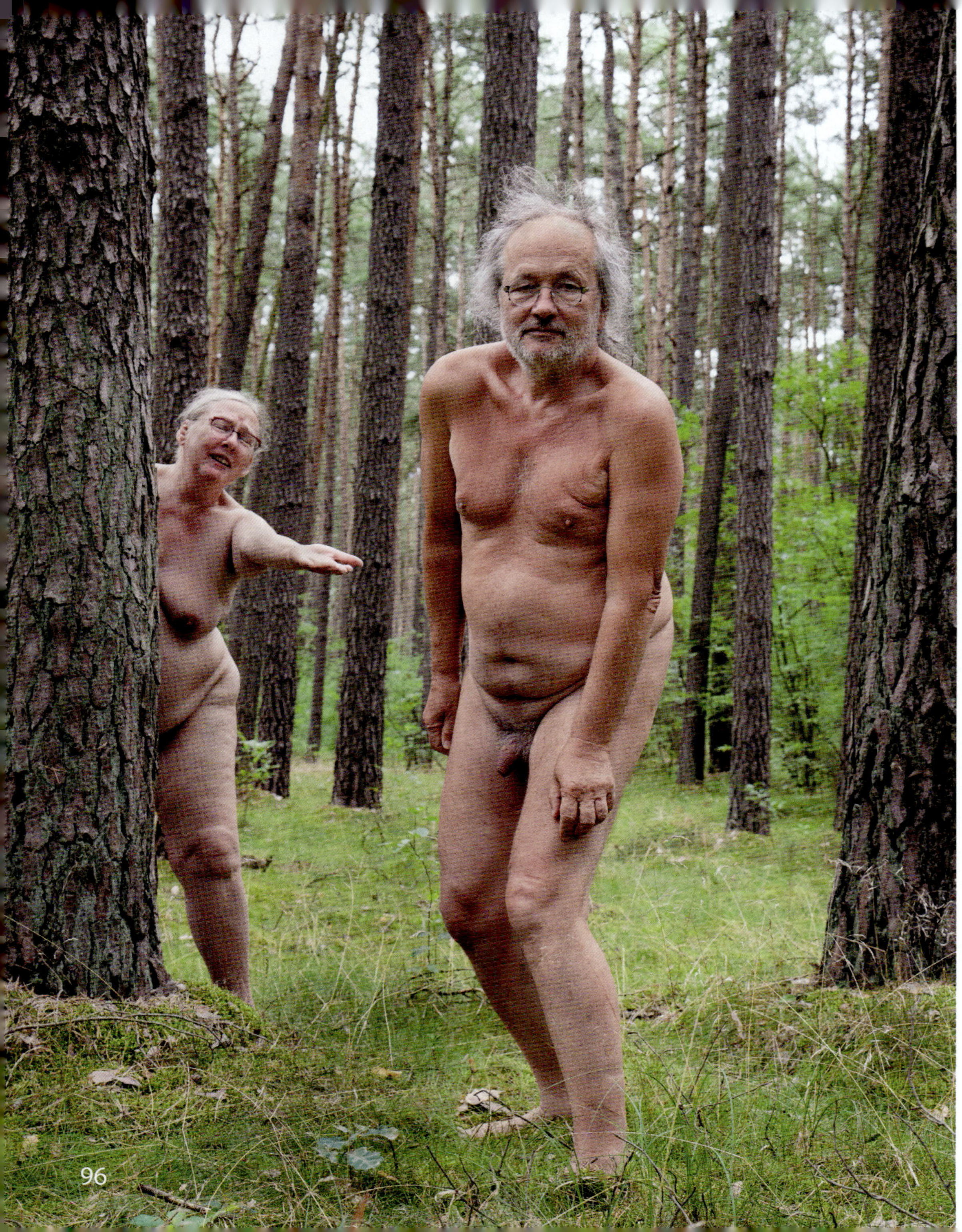

Bewegte Botschaften

Tanzen bringt neue Impulse für den Naturismus

Menschen bewegen. So kann man das Engagement von Eckhard Arcypowski im Naturismus gut beschreiben. Wer in Deutschland in der FKK-Welt unterwegs ist, kann sicher sein, ihm und seiner Frau Karin irgendwo einmal zu begegnen. Mit ihrem Wohnmobil sind sie kreuz und quer durch Deutschland und Europa unterwegs.

Die erste Begegnung mit Eckhard und Karin erfolgte am Rosenfelder Strand. Aus Bochum kommen sie. Sie brachten sich gleich in das umfangreiche Programmangebot der damaligen Veranstaltung Mee(h)r erleben ein. Als Naturisten, die ganz selbstverständlich im Einklang mit der Natur leben, besteht ihr oberstes Anliegen natürlich darin, diese Natur für die Nachfolgenden zu bewahren. So fielen ihnen gleich die Müllberge des Recyclinggeschirrs ins Auge, die da so immer anfielen. Eigene Teller und entsprechendes Besteck halfen, diese Berge zu verkleinern. Im nachfolgenden Jahr taten es ihnen viele gleich. Ein gutes Beispiel findet eben Nachahmer.

Einklang mit der Natur, das ist also augenscheinlich bei den Beiden, aber nicht das, wofür sie eigentlich bei den Naturisten bekannt sind. Karin hat am Rosenfelder Strand, wenn sie vor Ort ist, die abendliche Märchenstunde für die Heranwachsenden eingebracht, die aber für andere Zuhörer offen steht. Mittlerweile besitzt sie da eine echte Fangemeinde und es wird immer wieder ausdrucksvoll und einprägsam, mit welchem Mienenspiel Karin die Geschichten rüberbringt. So entsteht das Geschehnis der Handlung bildhaft in den Köpfen der Zuhörer.

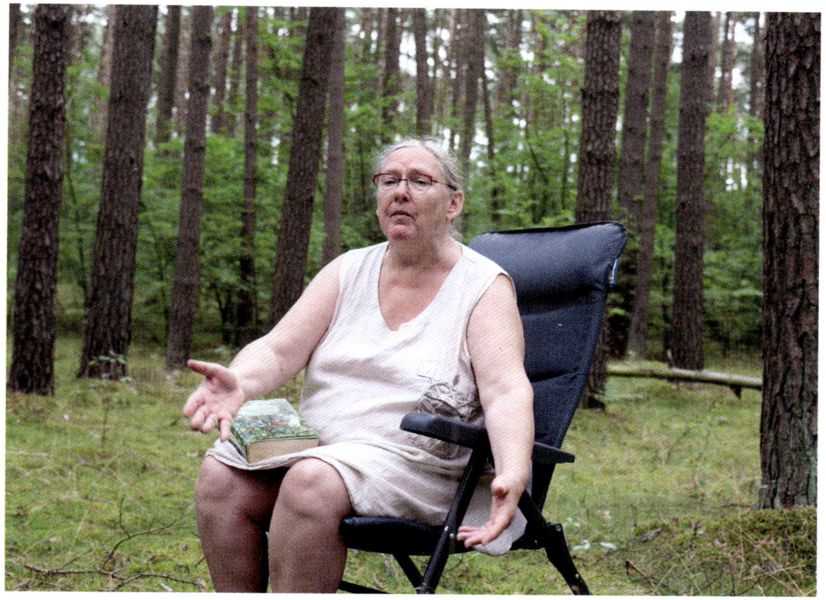

Eckhard ist den Naturisten vor allem durch Bewegung und Tanz ein Begriff. „Bei meinem Mann ist das mit dem Nacktsein ein bisschen anders als bei mir. Er ist da viel offener und natürlicher als ich. Nackt fühlt sich der Eckhard wie ein Fisch im Wasser. Einfach ganz normal" berichtet Karin. Das kann jeder bestätigen, der Eckhard kennt und schon einmal an einem seiner Tanz- und Bewegungsangebote teilgenommen hat.

Ursprünglicher aktiver Triathlet, besteht sein eigentliches Interesse im Tanzen. Gemeinsam mit seiner Frau tanzte er Tango, Rumba, Walzer oder Salsa und brachte es anderen bei. Seine Liebe zur Freikörperkultur ist schon im Kindesalter entstanden, wie er sich ganz genau erinnert. „Nachdem ich 1964 mit zehn Jahren das erste Mal aus einer Zeitschriftenserie von Freikörperkultur erfuhr und begeistert allen davon erzählte bekam ich mit den Jahren den

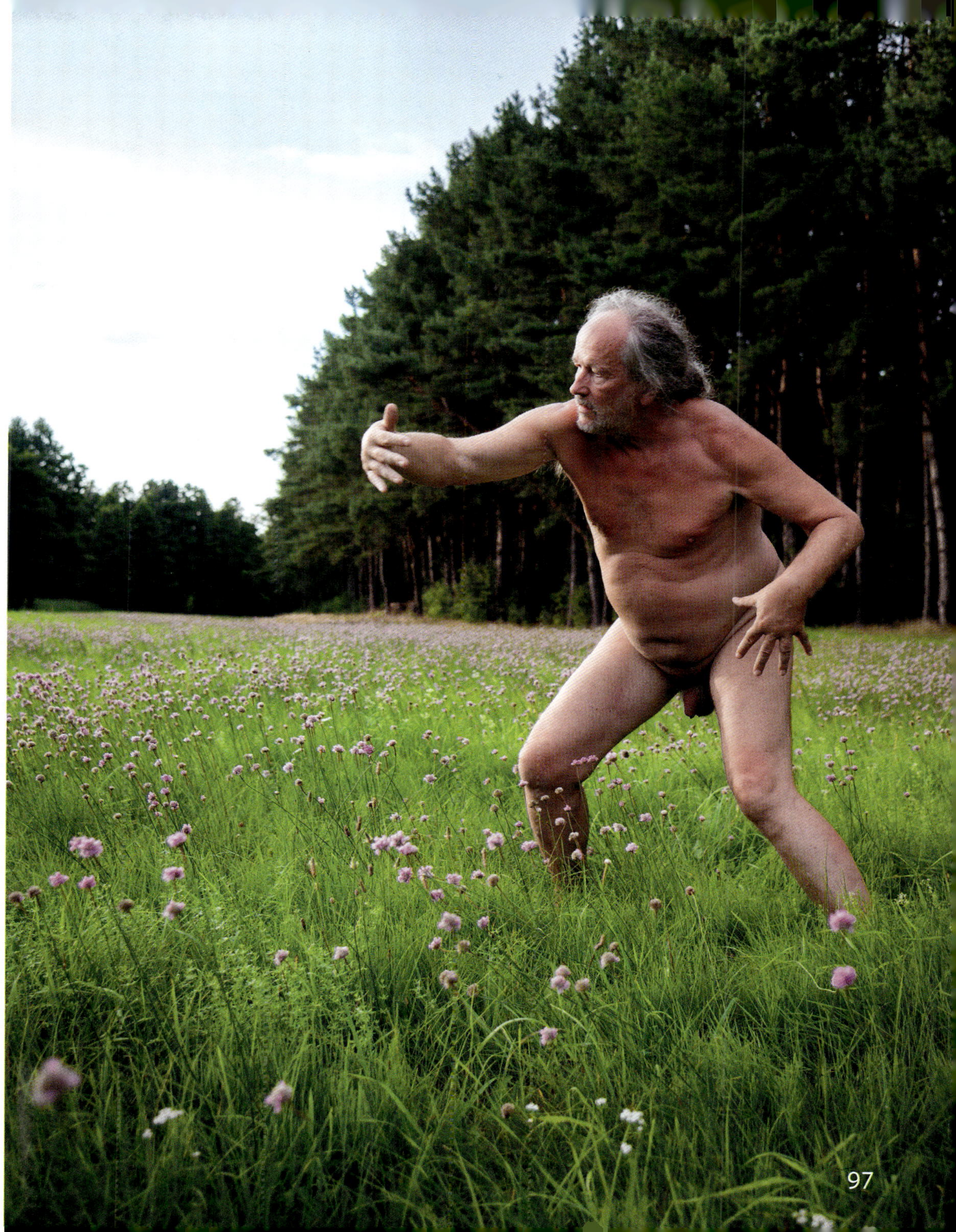

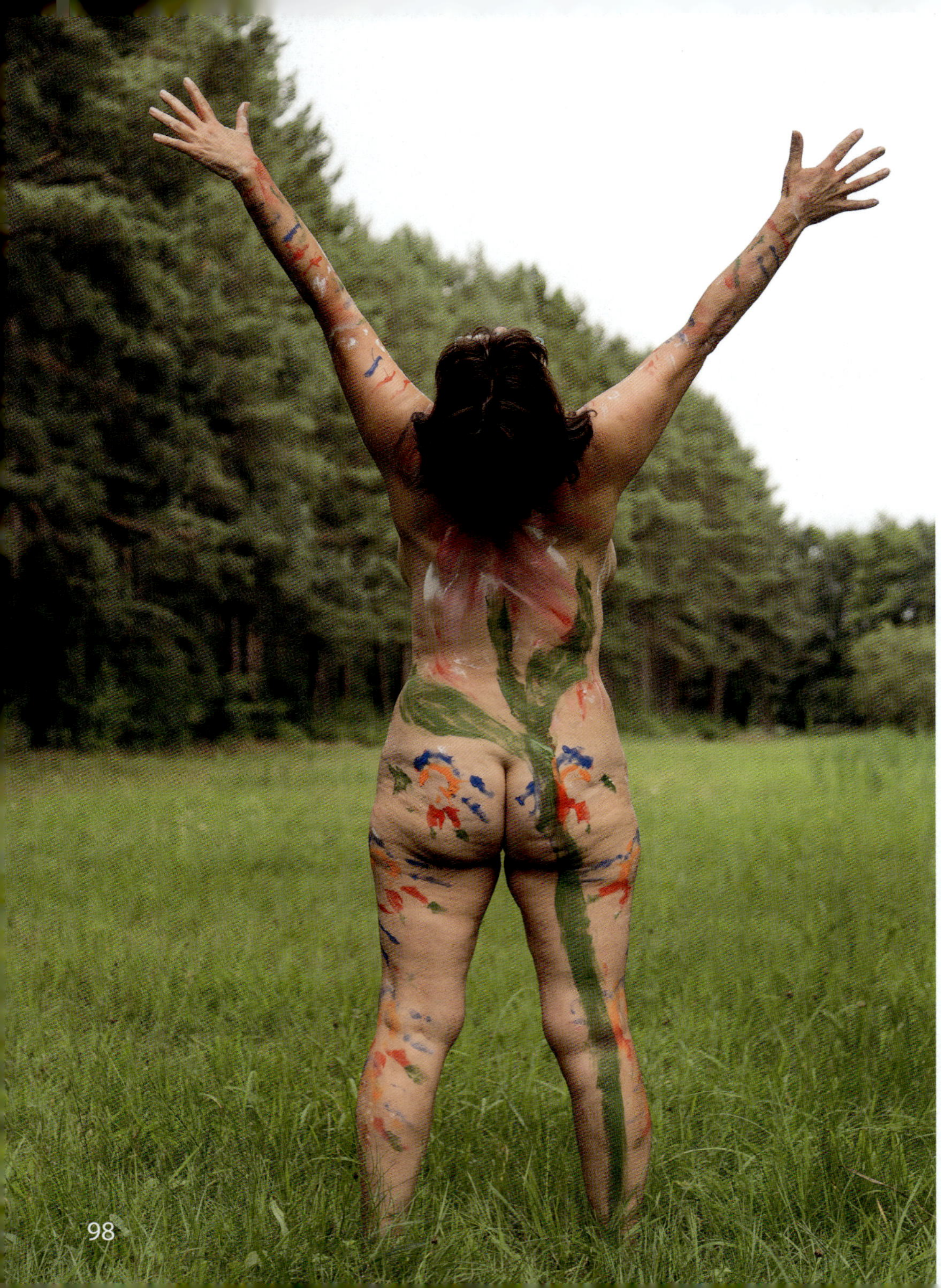

Eindruck, dass die Welt immer offener, bewegter und nackter wurde. In meiner kleinen, von christlichen Werten und Unterordnung geprägten Realität entstand eine Idee einer Befreiung, wozu auch gehörte, Vorwürfe, dass Tanz oder Yoga eventuell unchristlich oder auch unmännlich seien, zu ignorieren."

Die Ideen zu Freikörperkultur und Tanz wuchsen bei Eckhard also schon sehr früh, und wer ihn einmal bei gemeinsamen Übungen oder Vorführungen erlebte, wird das nachvollziehen können. Die Begeisterung für den Tanz ist ihm besonders wichtig. Bei den Menschen soll etwas in Bewegung gesetzt werden, sie sollen fähig werden selbst zu entdecken und ihre individuellen Körper zu erkennen und zu akzeptieren, wie sie sind. Ein großes Vorbild für Eckhard stellt dabei der Lebensreformer Adolf Koch dar, den er schon länger für sich entdeckt hat. „Adolf Koch versuchte, soweit das damals möglich war, mit seiner Gymnastik wie mit allen anderen Maßnahmen, auf die individuellen Probleme einzugehen und zu helfen. Dazu gehörte, dass alle Menschen ihre eigene, für sie gute und eigene Art erfahren, sich zu bewegen, es gehörte immer eine freie tänzerische Gymnastik zu seinem Programm." Eckhards Anliegen beim Tanz mit anderen Menschen ist es auch, neue Brücken zwischen unterschiedlich denkenden und fühlenden Menschen zu bauen, die ihre Freude daran entdecken, gemeinsam Tanz künstlerisch zu gestalten. „Ich finde, solches Tanzen passt gut zur Idee des Naturismus und könnte uns neue Impulse geben", bringt es Eckhard auf den Punkt.

2021 bei unserer Begegnung zum Neptunfest am Rätzsee stand Eckhard noch mitten in seiner Ausbildung zum Tanzpädagogen und absolvierte trotzdem schon zahlreiche offene Tanzangebote im FKK-Umfeld, z.B. am Rosenfelder Strand, beim Bffl Hannover oder auf dem Gelände seines eigenen Vereins, dem SUN Witten im schönen Ruhrgebiet.

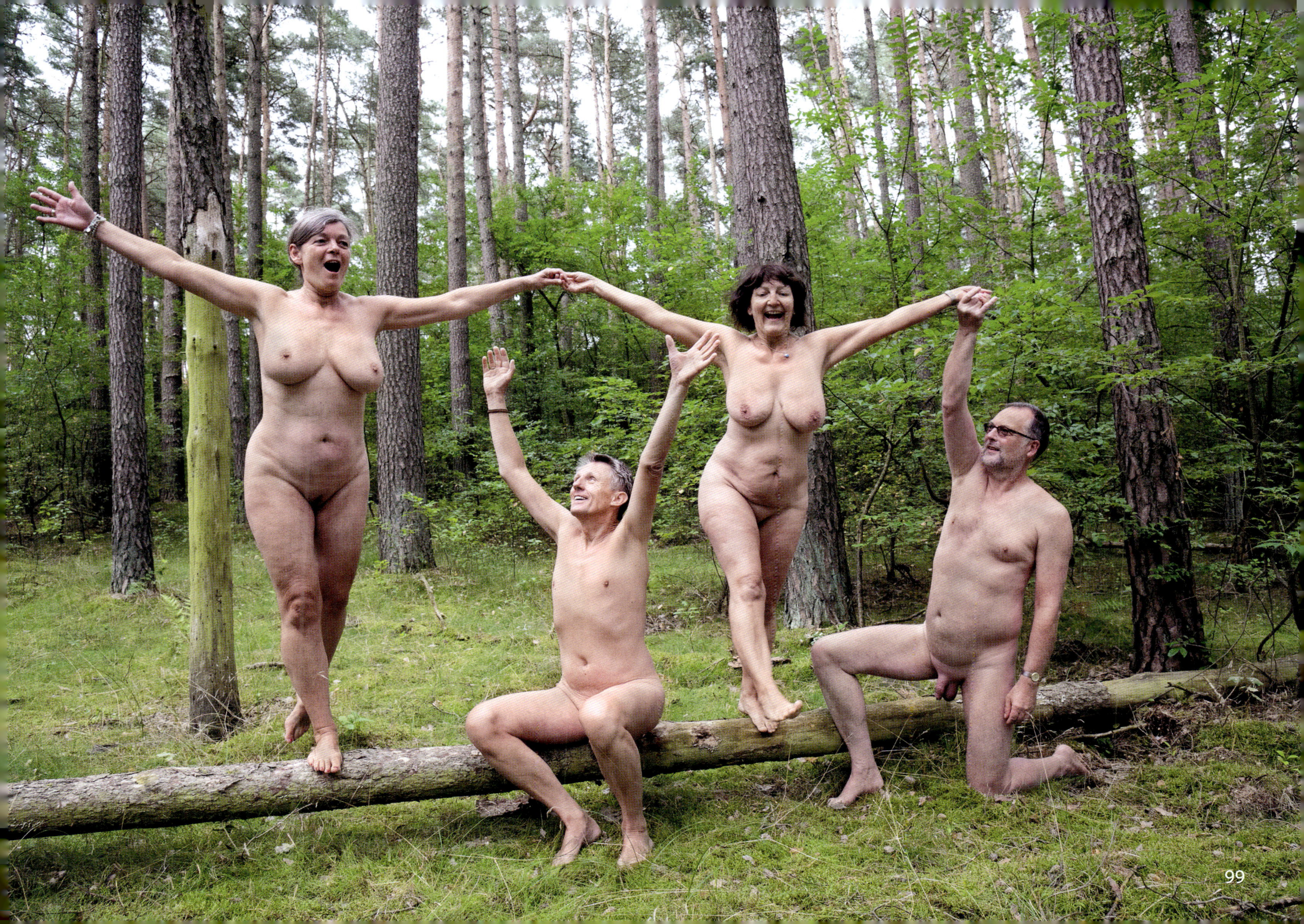

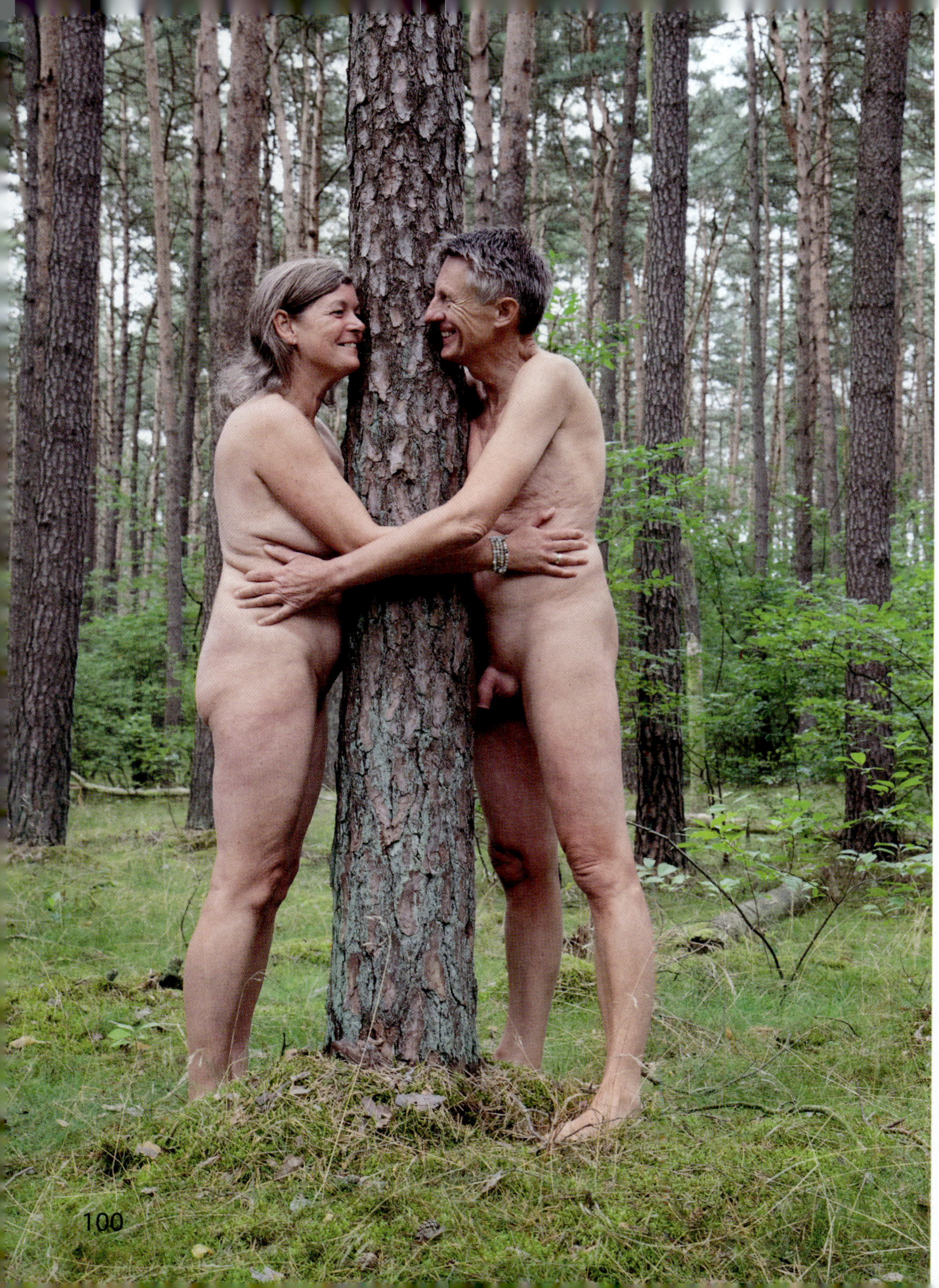

Er sagt selbst, dass das nackte Tanzen zahlreiche Gesichtspunkte aufwirft, über die es Nachzudenken gilt. „Ich gehe davon aus, dass Naturisten gern nackt sind und vieles auch gern nackt tun. Bei einem Tanzstück nackt aufzutreten, wäre für viele zu gewagt. Ist nackter Tanz nicht zu erotisch? Hemmt Nacktheit die freie Bewegung? Braucht Nacktheit einen gestalterischen Grund? Soll Nacktheit zum Thema werden? Wer mittanzen oder zusehen möchte, wird sich mit solchen oder ähnlichen Fragen beschäftigen. Wenn dadurch etwas in Bewegung gerät, sehe ich das durchaus im Sinne von Tanz und Naturismus."

Mittlerweile hat Eckhard im Frühling 2022 seine Prüfung als Tanzpädagoge erfolgreich an der Akademie für Tanzpädagogik in Bochum abgelegt. Herzlichen Glückwunsch! Das Thema für seine praktische Ausbildung dort legte er auf Tanz und Naturismus. Der Titel seiner Tanzprüfung lautete „Unter unseren Kleidern sind wir nackt". Unter anderem war das Märchen „Des Kaisers neue Kleider" Gegenstand der künstlerischen Umsetzung bei dieser Veranstaltung, bei der Nacktheit ausgeschlossen

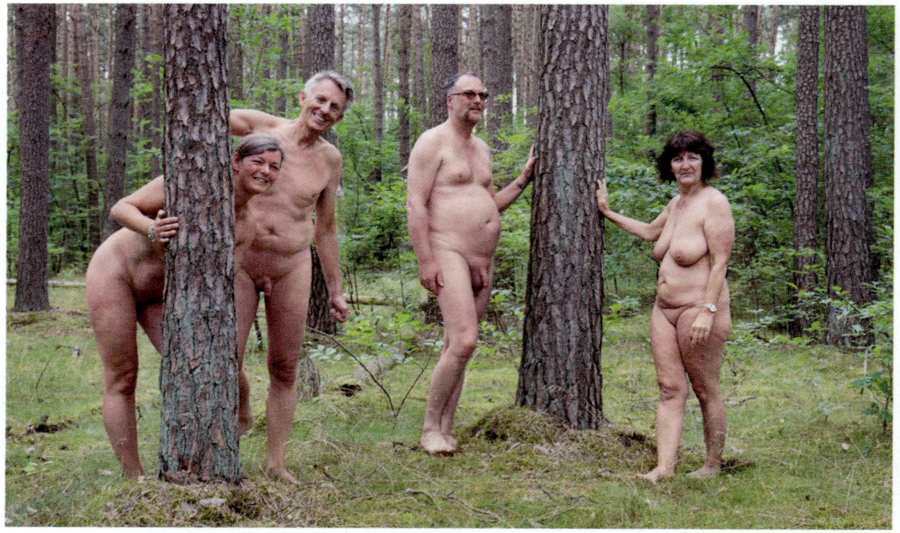

war. Es ging um die Empfindung der Haut, des eigenen nackten Körpers, auch, wenn alle etwas anhaben und um die Frage, was es uns bedeutet, uns nackt oder bekleidet zu fühlen.

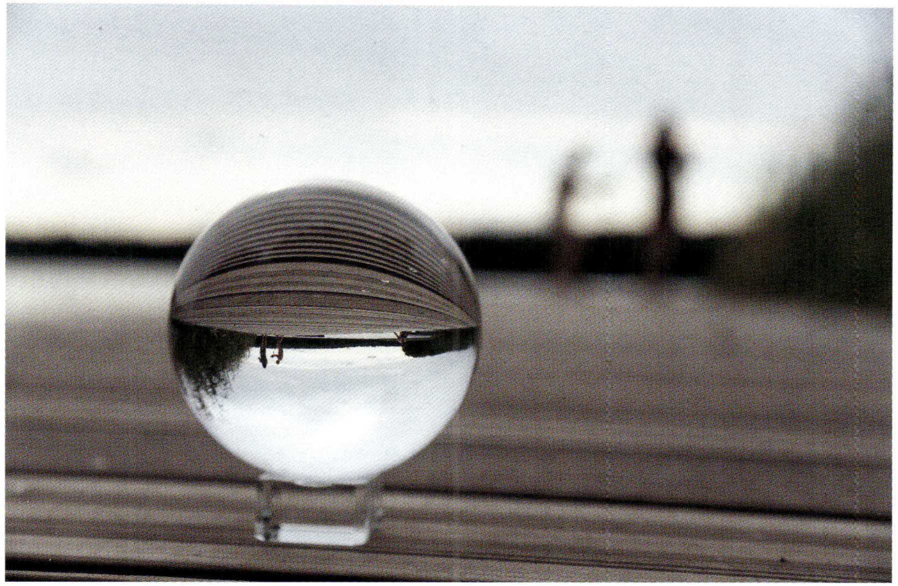

Wie wir unseren Körper spüren, ist beim Tanz, wie im Naturismus ein Thema. Nackte Haut dient beim Tanz als Mittel des Ausdrucks, Nackttanz ist so alt wie der Tanz selbst.

Die letzte Begegnung mit den Arcypowskis? Letzten Sommer am Rosenfelder Strand. Im Märchenzelt gab es wieder Karins fesselnde Märchenstunde und auch Eckhards „Kaisers neue Kleider" wurde auf der Wiese dahinter getanzt. Spontan schob Eckhard noch eine Nacktwanderung ins Programm der Sport- und Aktivtage. Und beim Naturistenlauf begleitete Eckhard die Läufer mit seinem Gong. Na dann!

Es geht bewegt weiter und die Woge der Aktivität wird höher.

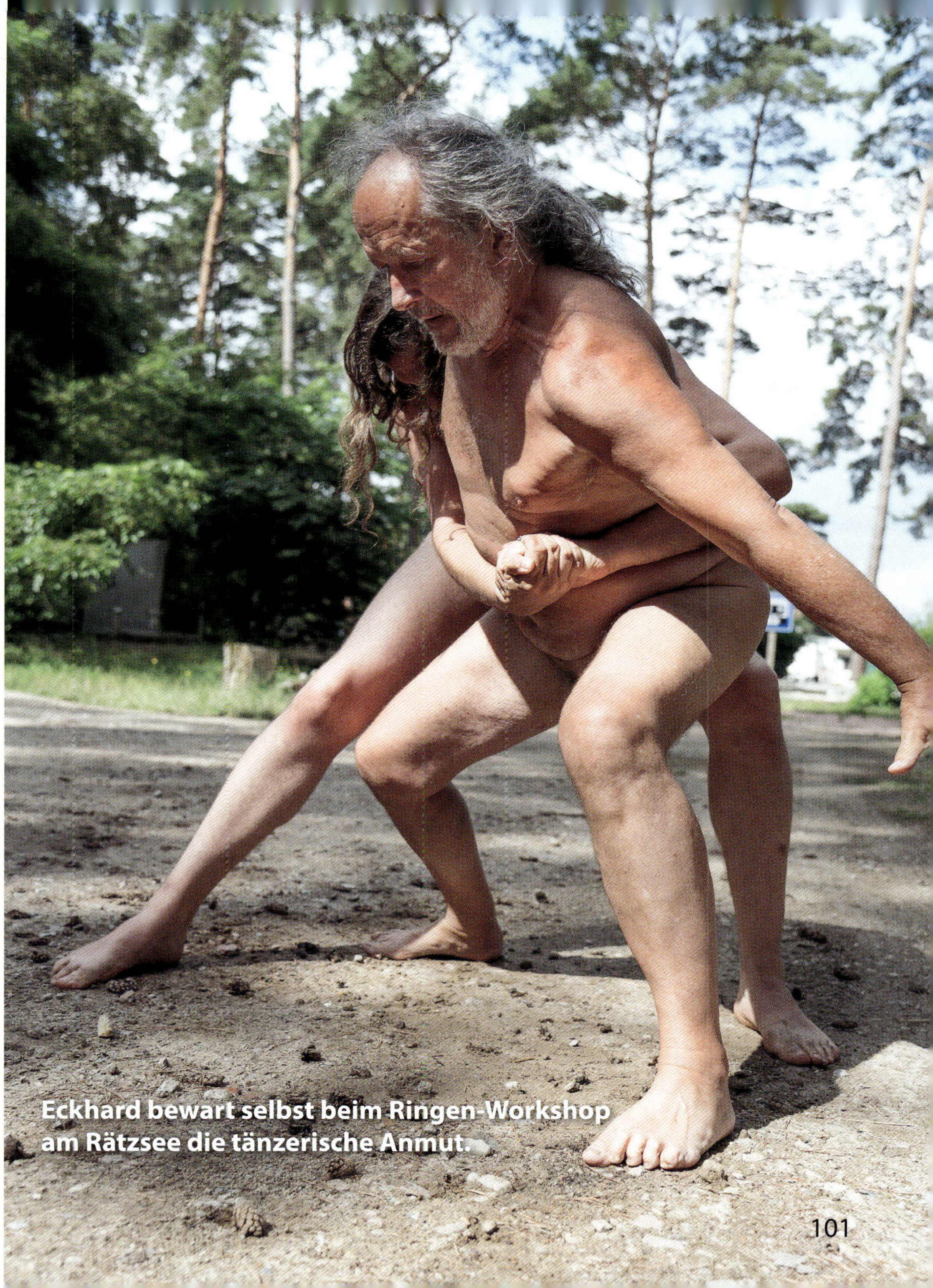

Eckhard bewart selbst beim Ringen-Workshop am Rätzsee die tänzerische Anmut.

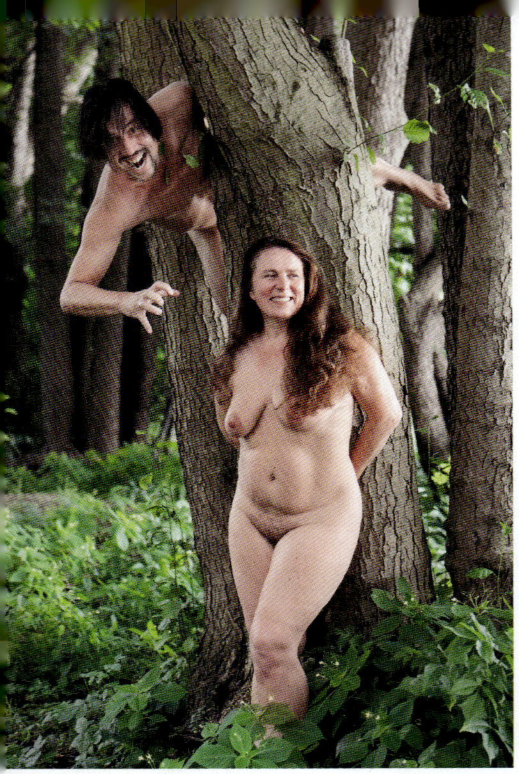

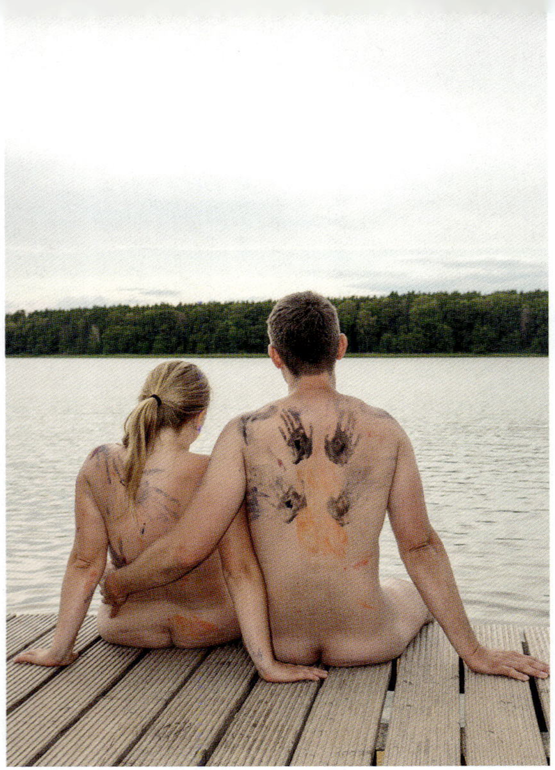

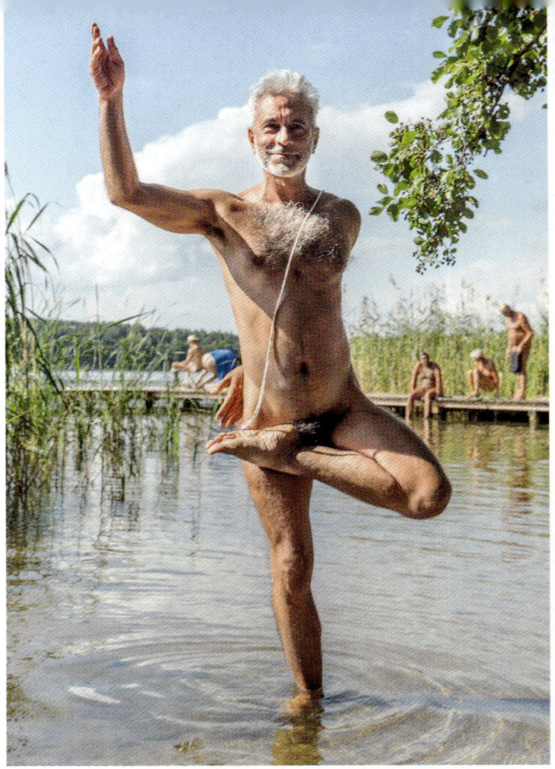

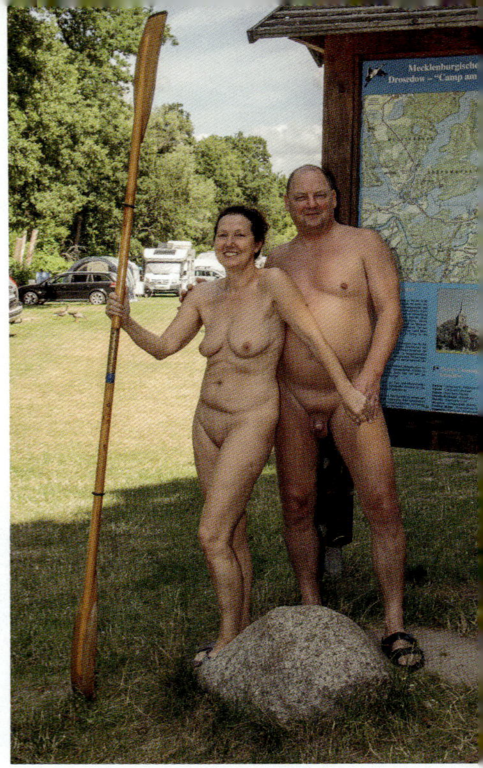

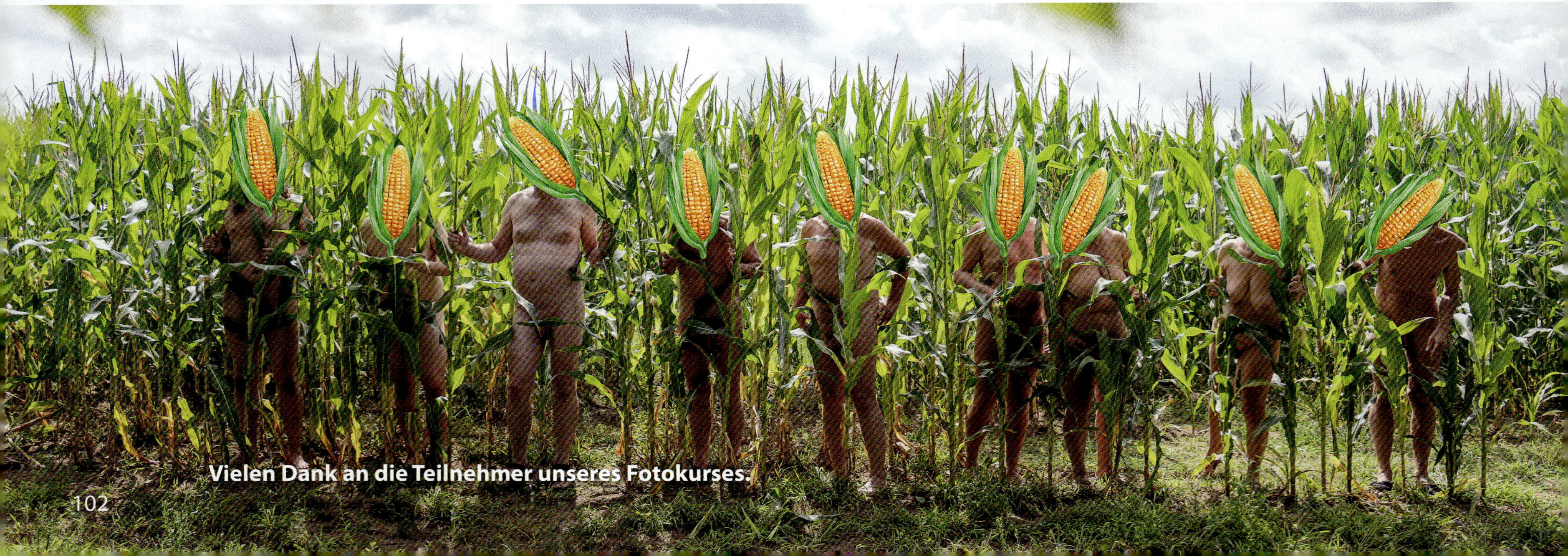

Vielen Dank an die Teilnehmer unseres Fotokurses.

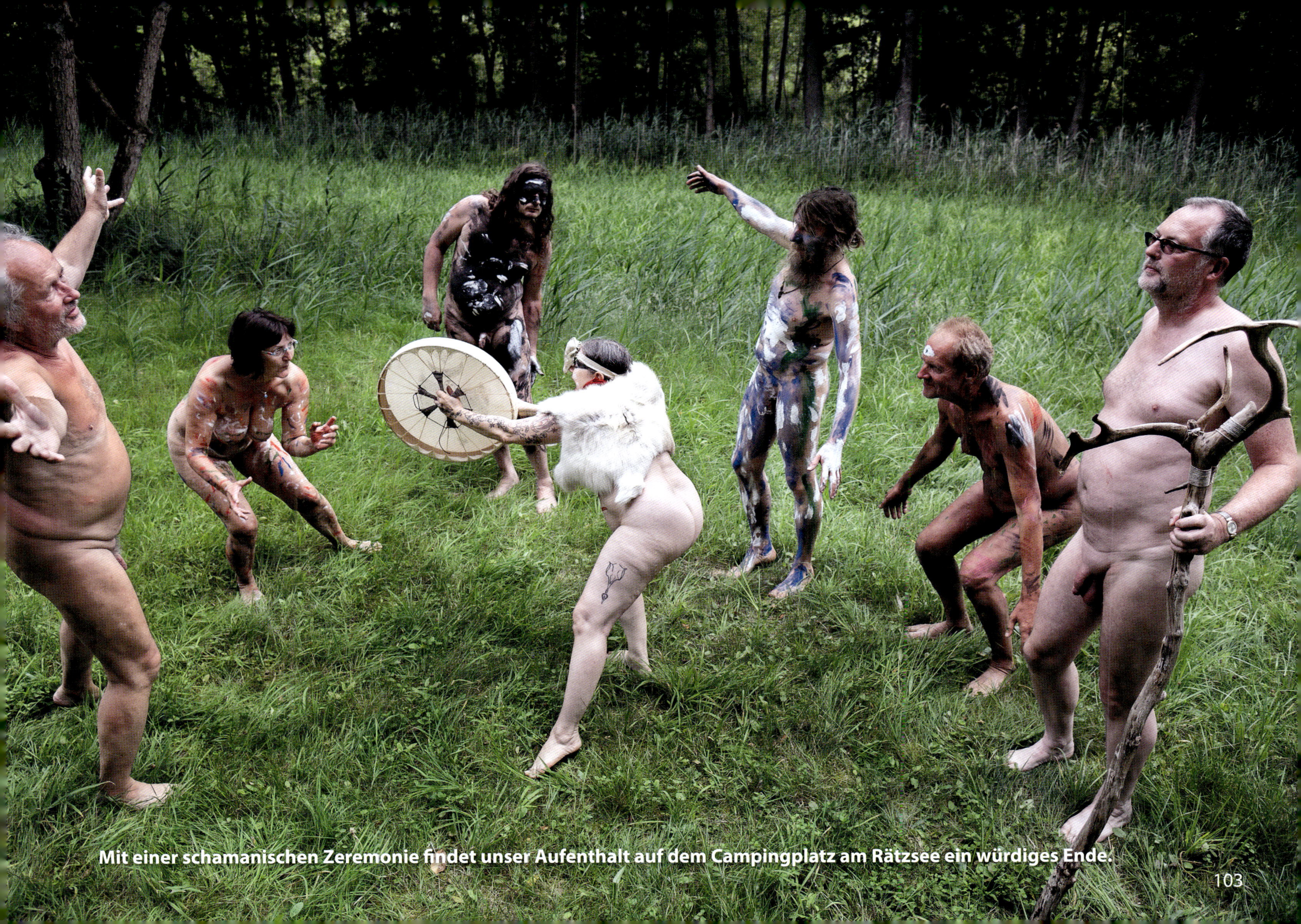

Mit einer schamanischen Zeremonie findet unser Aufenthalt auf dem Campingplatz am Rätzsee ein würdiges Ende.

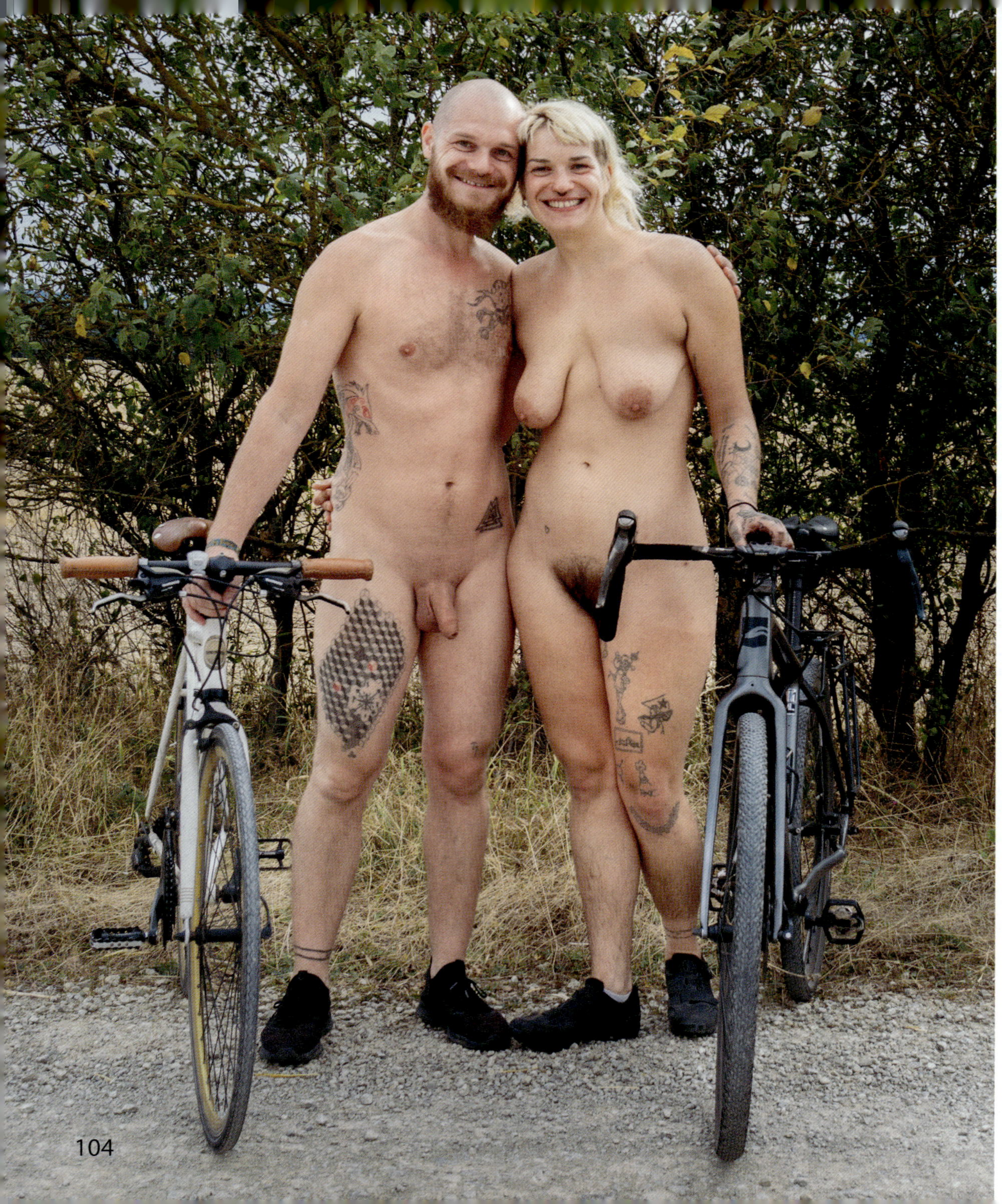

Wind im Rücken

Per Fahrrad unterwegs

Neulich am See. Im Gespräch mit Christian.

„Schon mal nackt Fahrrad gefahren?“

„Hhm, noch nicht. Können wir ruhig mal machen. Wäre eine ganz neue Erfahrung.“

Der Blick geht nach den Windrädern, die sich in ein paar Kilometern Entfernung befinden. Vielleicht da oben, da trifft man kaum jemanden. „Ich war neulich dort, um ein paar Landschaftsfotos zu machen, am Sonntagnachmittag. Weil es über 30 Grad waren, habe ich mich spontan ausgepellt und war eine Zeit lang so unterwegs. Bin keinem begegnet.“

„Das macht mir eigentlich nichts“, entgegnet Christian. „Als echter FKK-Fan ist mir das egal. Seit Jahren schätze ich die Atmosphäre hier am See. Ist echt familiär und man kommt stets mit jemandem ins Gespräch. Neulich hatte eine Frau aus der Runde dort vorn bei der Truppe hausgemachten Apfelkuchen dabei und hat mich eingeladen. Superlecker kann ich nur sagen.“

„Treffen wir uns am Mittwoch?“ „Ja das geht“.

Nun, 30 Grad plus und Sonnenschein sind es an unserem Tourtag bei den Windrädern nun nicht geworden. Der Sommer zeigt sich mal von seiner kühleren Seite. Bei knapp über 20 Grad, leichtem Wind bei Sonne und Wolken ist es gerade angenehm. Sogar die Maria macht mit. In ihrer sächsischen Heimat, sie kommt aus dem Vogtland, ist natürlich die Talsperre Pöhl die erste FKK-Adresse für sie. „Aber auch an der Talsperre Pirk ist es schön zum Nacktbaden, selbst wenn dieser Platz dafür nicht so bekannt ist."

Schnell sind wir ein gutes Stück aus dem kleinen Dorf heraus und im Nu nackt. Was für ein Gefühl! Mal so ganz anders als am Strand. Sogar der Himmel präsentiert jetzt immer mehr die liebe Sonne. Ins Schwitzen kommen wir trotz des frischeren Wetters. Denn es geht leicht den Berg hinauf. Stellenweise etwas steiler.

„Das macht uns Beiden nichts aus. Wir sind sportliche Ansprüche gewohnt", lacht Christian. Während der Fahrt! „Fahrradfahren sowieso, Laufen. Beim Triathlon, beim Halbmarathon, aber auch beim Rennsteiglauf war ich schon dabei" Man merkt es. Bei einer Pause geht der Blick weit über das Land. Die Dörfer liegen wie Häuser auf der Spielzeugeisenbahn da. Die Landschaft sieht fast schon mediterran aus. Das Surren der Windräder, die sich heute ohne Pause drehen, begleitet die Fahrt. Unvergessliche Augenblicke. Der Wind streichelt den Körper. So ein Fahrraderlebnis will genossen sein.

Nach ein paar Kilometern kommt die Entscheidung. „Wollen wir noch ein Stück weiterfahren, aber da ist der Weg nicht so gut." Wir entschließen uns, zum See zu fahren und noch mal ins Wasser zu hüpfen. Da heißt es erst mal rein in die Klamotten, weil es noch durch ein Dorf geht.

Am See sitzen wir noch ein wenig gemeinsam. „Ob es dieses Jahr mit dem Strandwetter schon vorbei

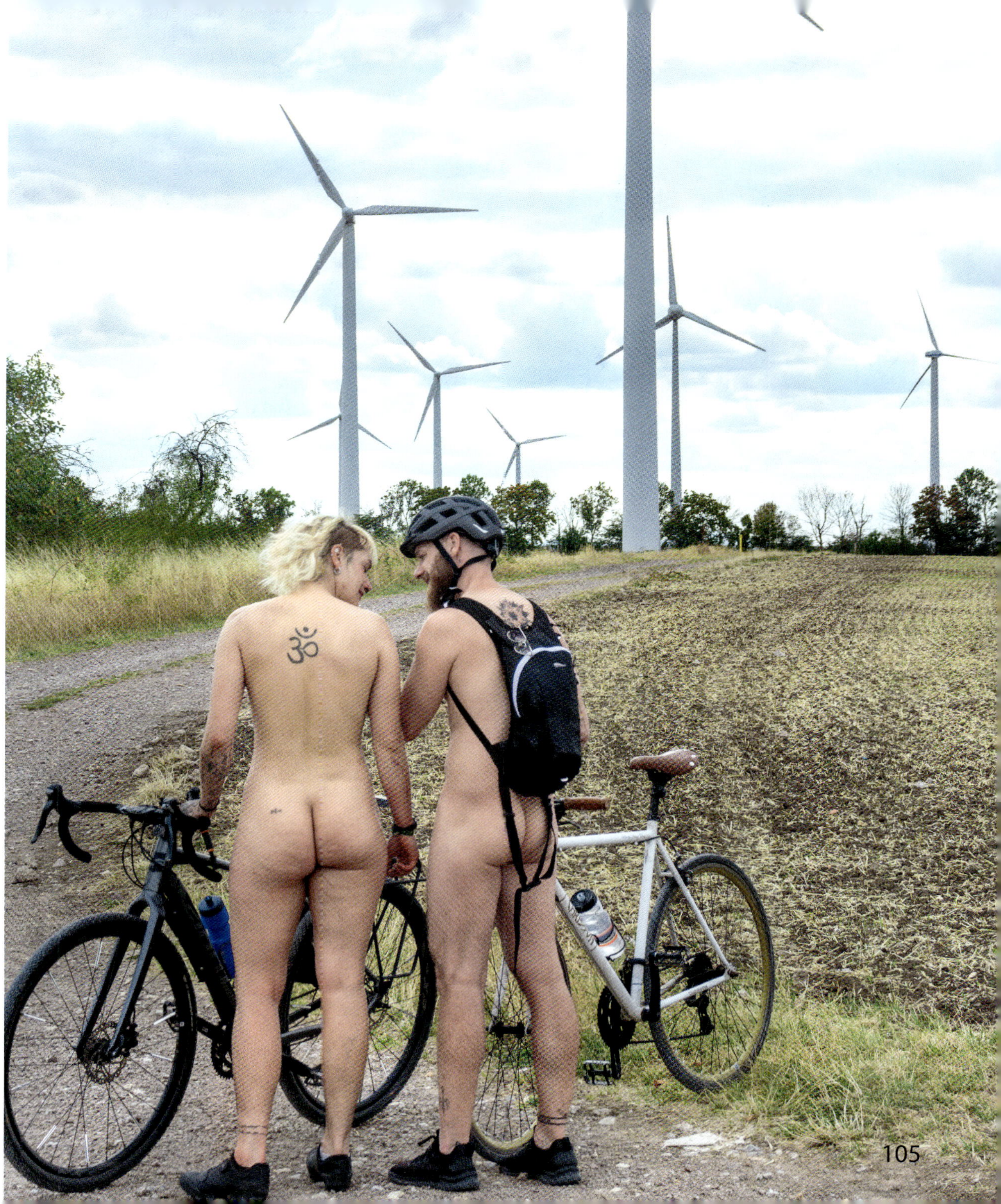

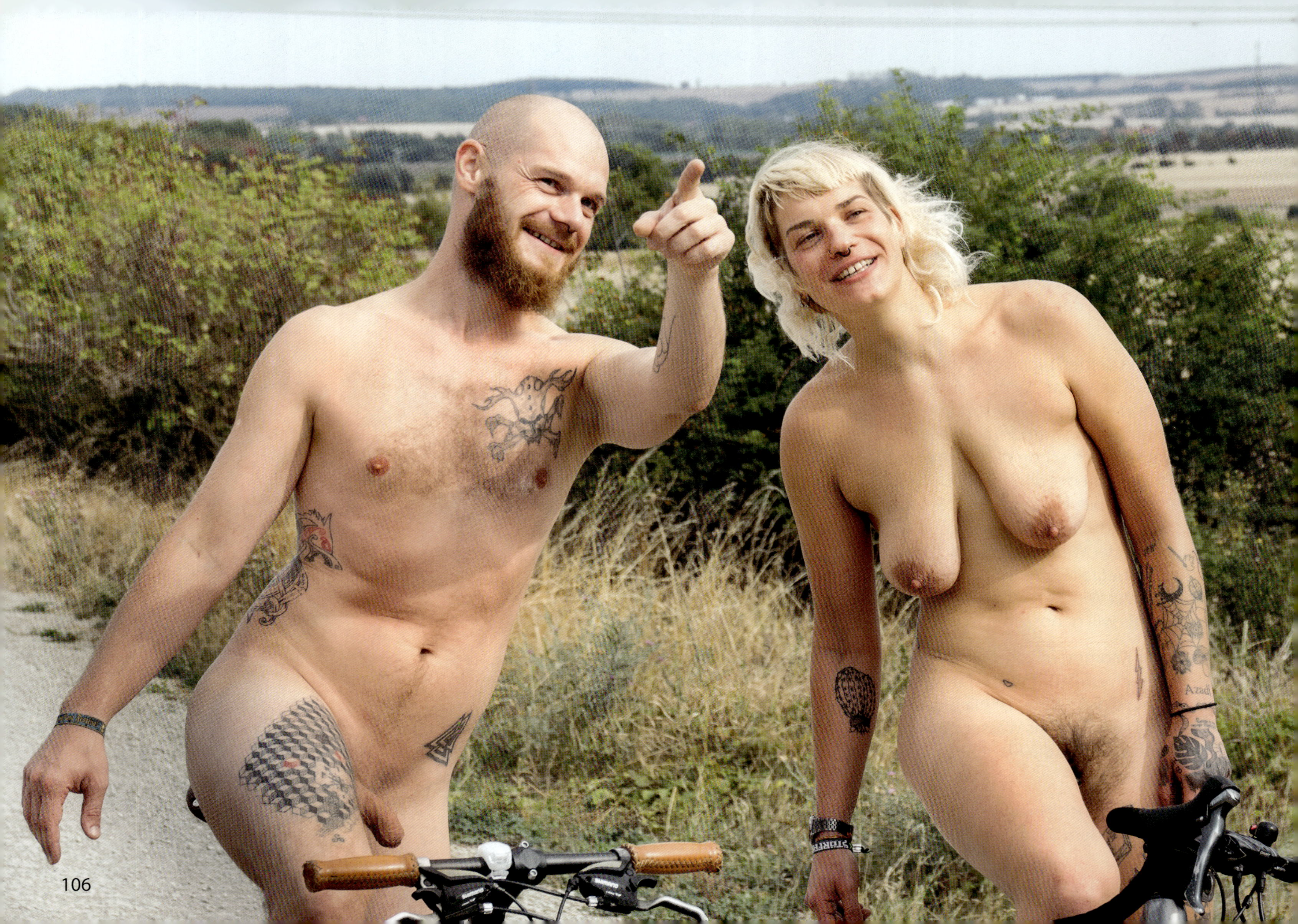
Azadi

ist, jetzt Ende August?“ Christian möchte eigentlich noch mal an einen der anderen Seen, wo er sonst auch noch zu finden ist. „Alle Seen kommen etwas anders daher. Jeder See besitzt so seine Besonderheiten. Der Stausee Hohenfelden und der Leipziger Cossi ziehen ihn dieses Jahr noch einmal an. Vielleicht klappt es! So wie heute mit der Fahrradtour. Mittlerweile sind die Leute durch Medienberichte auf nackte Radler eingestellt. Als Nackter hat man nicht mehr unbedingt soviel Angst, anderen Leuten zu begegnen. Hoffen wir, dass es so weiter geht und die öffentliche Nacktheit in der Natur immer mehr akzeptiert wird.

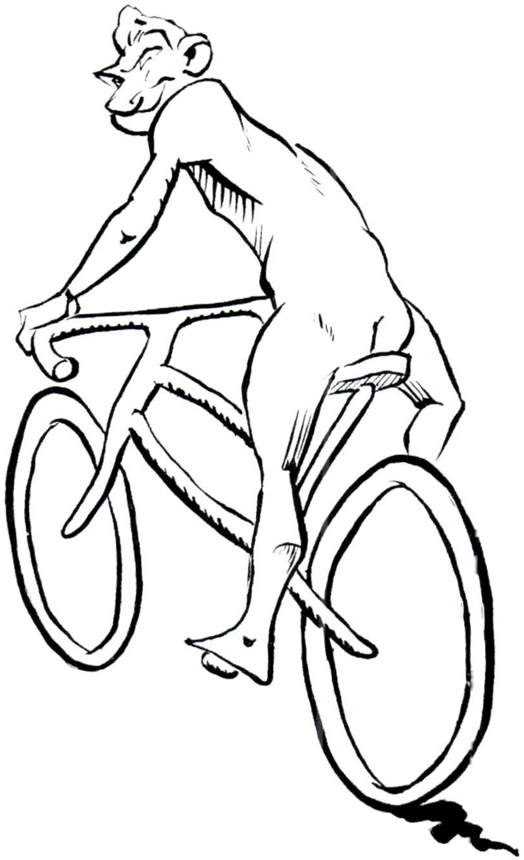

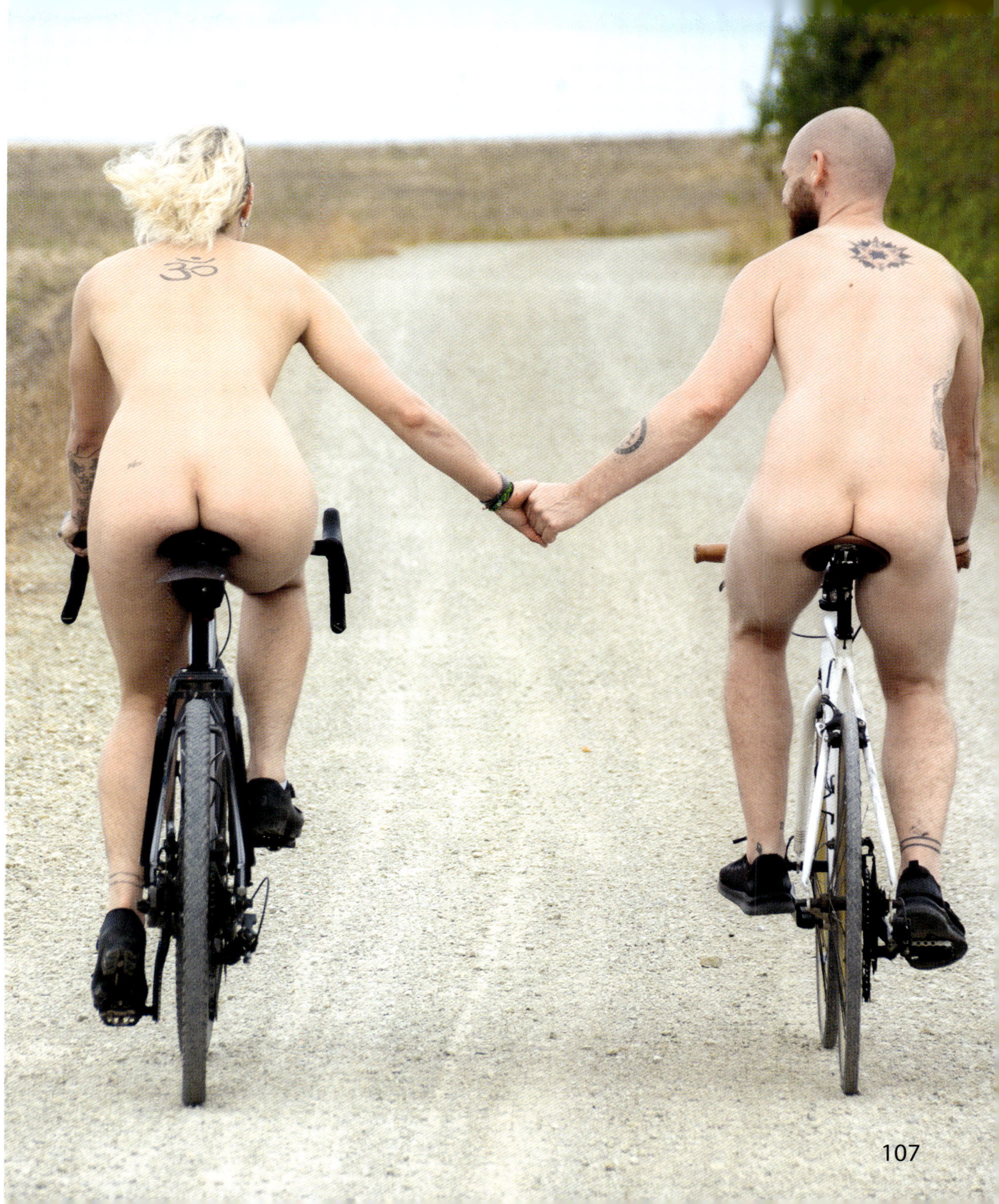

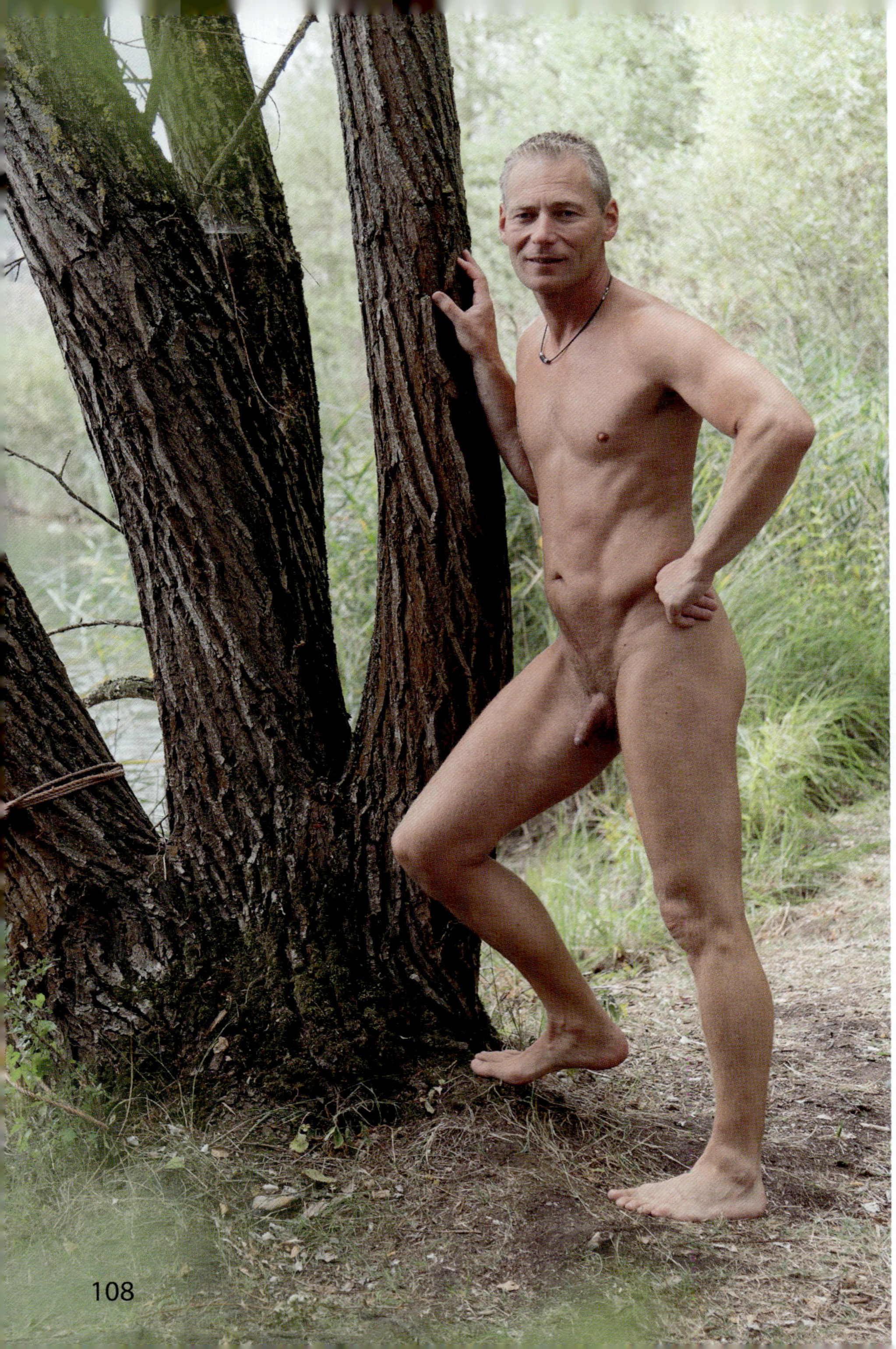

Kunststück Meditation

„Für mich ist das Aktmodellstehen eine Meditation" erzählt Ingo. Seit einiger Zeit hat er sich auch dieser spezifischen Sparte der Freikörperkultur verschrieben. Wer selbst schon einmal in einem Atelier vor einer Menge gestanden hat, weiß genau: Da braucht es viel Konzentration und Ausdauer. Diese Zeit zur Meditation zu machen, wird zur guten Möglichkeit, sich selbst auf vielen Ebenen weiter zu entwickeln. Mehrere Stunden bieten eine gute Möglichkeit dazu, denn die körperliche Anstrengung bildet einen weiteren Punkt, mit dem Ingo seine Tätigkeit als Aktmodell verbindet. Es gestaltet sich gar nicht so leicht, bestimmte Posen über einen bestimmten Zeitraum beizubehalten. „Das entwickelt die Vertrautheit mit dem eigenen Körper, Körperbeherrschung und die Sportlichkeit wesentlich weiter. Es stellt Anforderungen an die Bewegungskoordination." Wer schon einmal selbst Modell gestanden hat, wird das auf jeden Fall bestätigen. Die Freiheit des Menschen, die Schönheit des nackten Körpers, das sieht Ingo als weiteren Aspekt seines Engagements im Kunstbereich.

Zur Freikörperkultur kam Ingo durch das Saunieren. „So fing es an und auf einmal ging es auch an den FKK-Strand. Dort habe ich mich gleich wohlgefühlt" lächelt Ingo. Neulich war er mal in Thüringen, und da badete er am Baggersee Immelborn, dort hat er sich gleich ablichten lassen. „Ein toller See, nette Leute. Aber mein Stammsee ist im Sauerland, da wo ich daheim bin. Der Biggesee, eine Talsperre." Diese zählt zu den größten Talsperren in Deutschland, die sich zu einem Touristenmagnet entwickelt hat. Für Ingo liegt er direkt vor der Haustür.

FKK wurde für Ingo zu einem festen Bestandteil in seinem Leben, selbst im Urlaub mit Frau und Kindern. Für weitere naturistische Erfahrungen ist er aufgeschlossen, übt sich z.B. auch in Yoga. Vielleicht kann man ihn an der einen oder anderen Badestelle in Deutschland demnächst treffen. Für einen guten Plausch mit den Leuten am Strand ist er immer zu haben:

„Ich denke, wir Naturisten sind einfach etwas aufgeschlossener und unkomplizierter als am Textilstrand. Der Status zählt bei uns nicht so und wir lieben die Natur. Darin besteht jedenfalls meine Erfahrung."

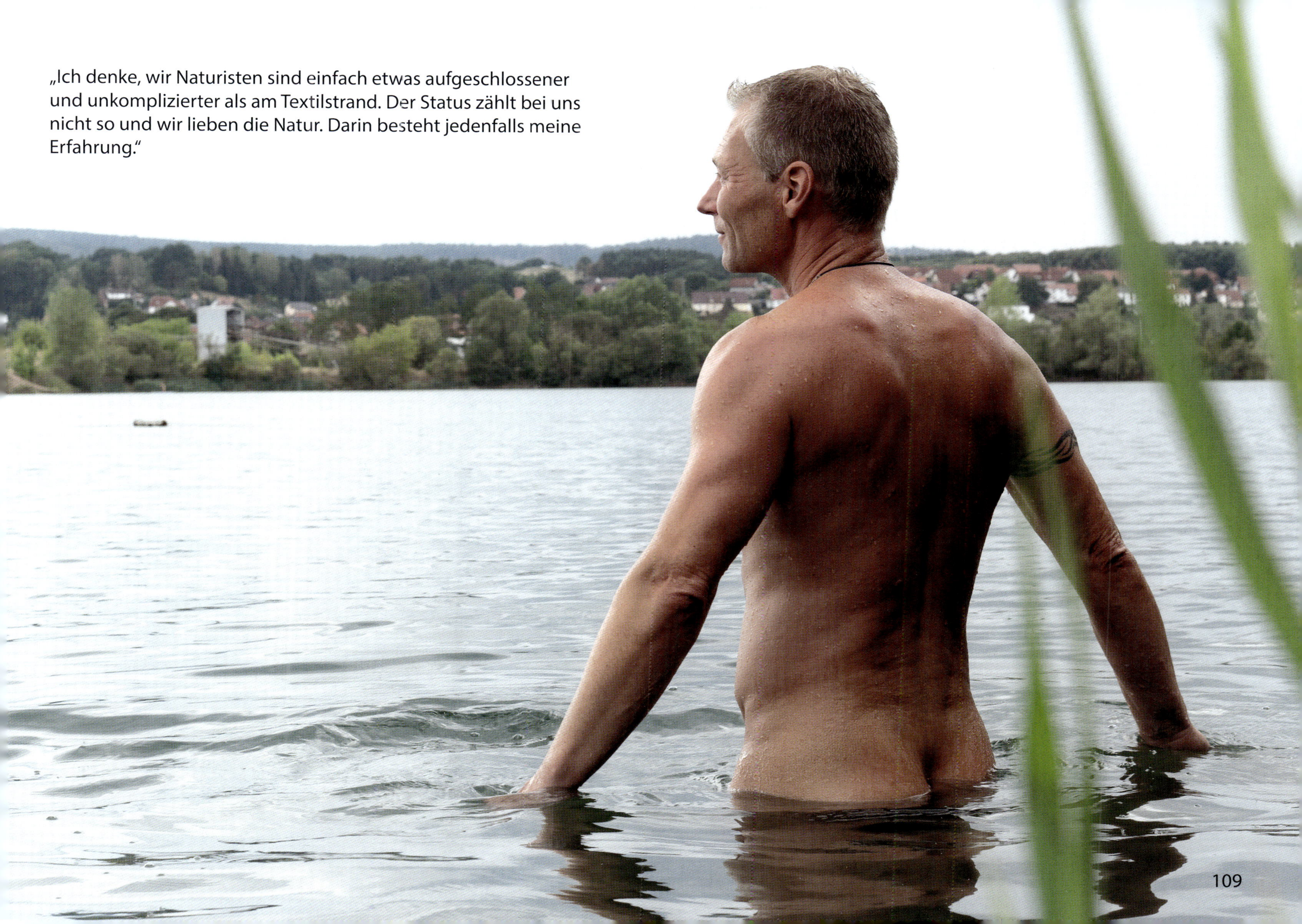

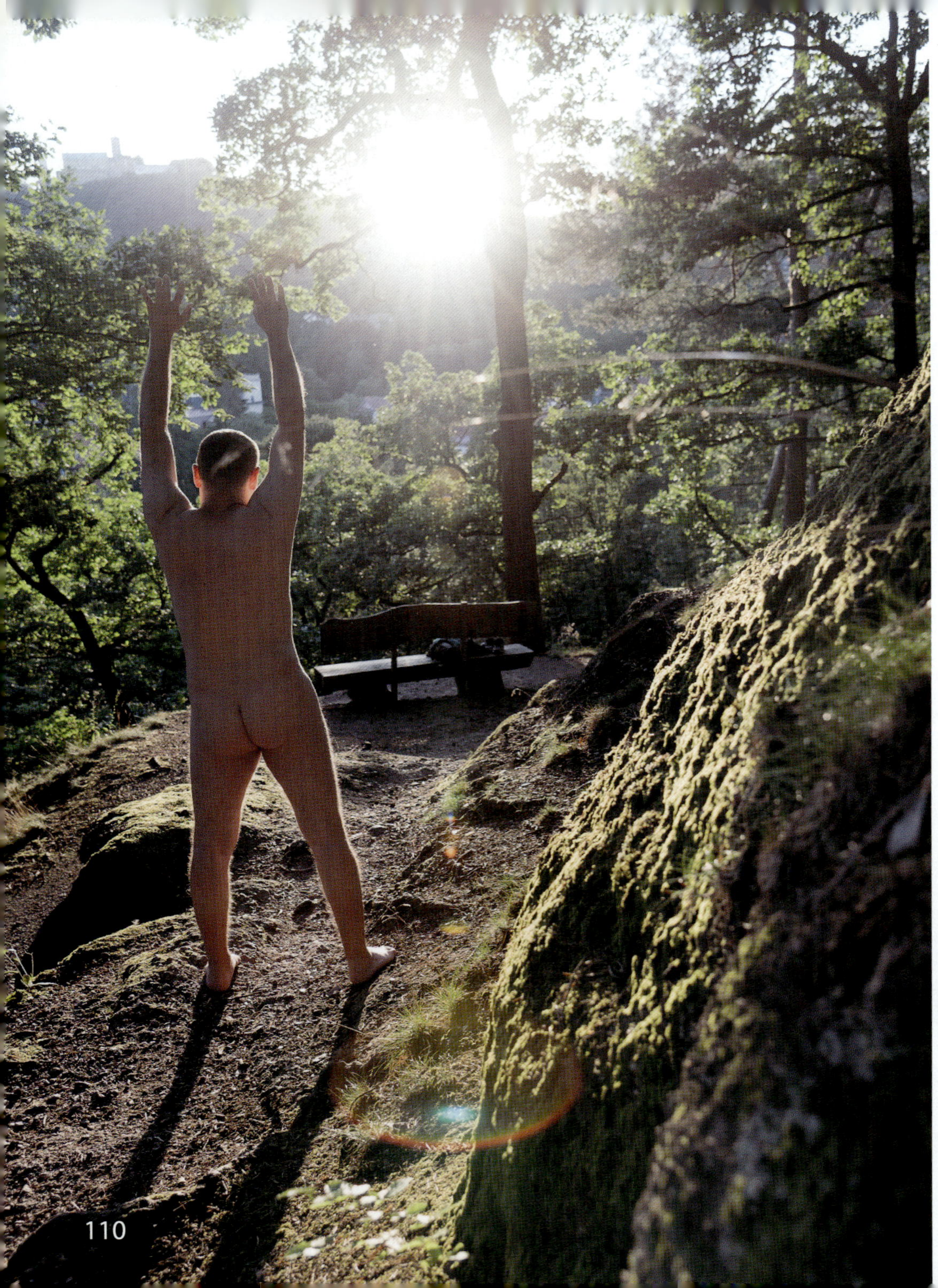

Nackte Rast in Eisenach

Baden Würtemberg - Prerow und zurück

Johannes ist großer Fan unserer Buchreihe: „Norbert, ich fahre morgen aus dem Urlaub zurück und ich war ewig nicht in Eisenach. Hast du Zeit?"

Wir gehen im Wald spazieren. Es ist ein lauer Abend und weit und breit niemand zu sehen. Wie könnte man diesen schönen Ausblick auf die Wartburg besser genießen, als nackt die letzten wärmenden Strahlen der Abendsonne einfangend? Johannes zeigt mir Fotos aus Prerow. „Das wäre doch auch mal was für euer Buch." Wir wandern auf den Trampelpfaden weiter durch den Wald. Am breiten Panoramaweg angekommen ziehen wir unsere Sachen wieder an und schauen über die Stadt, bevor Johannes den zweiten Teil seiner Heimreise antritt.

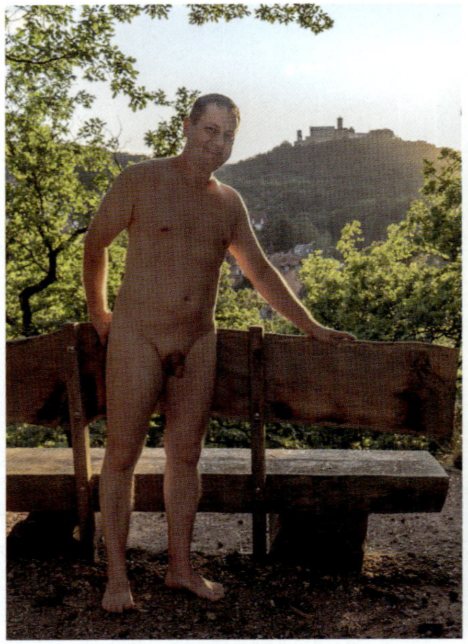

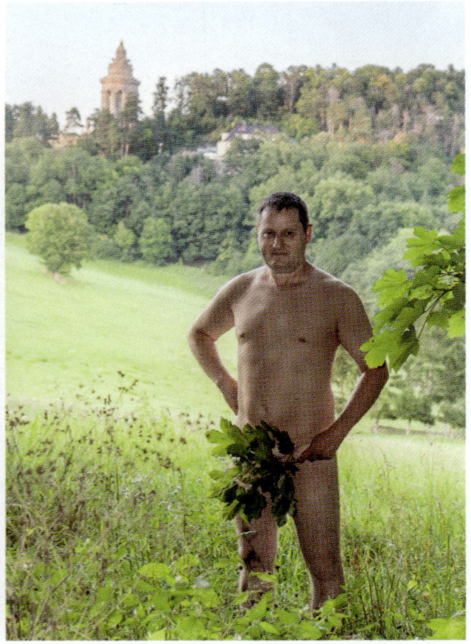

Gurkenfan David

Saures mundet an heißen Sommertagen

Ein Garten ist ein Geschenk. Das weiß auch David aus Naumburg. An der schönen Saale liegt sein grünes Refugium, um das er sich kümmert und wo er entspannt. Ganz für sich allein und natürlich nackt. So natürlich wie sein Garten. Selbstverständlich.

Was für ein Gurkenjahr! Wasser gab es im Brunnen, und so hat David seine Rekordgurkenernte eingefahren. Was damit anfangen? Da gab es doch noch die alten Rezepte von Oma. Ja genau die. Die Einlegegurken, die im Tontopf zubereitet werden. So mit Salz, Lorbeer- und Weinblättern. Bei der Hitze sind die Knackgürkchen auch schon noch ein paar Tagen gut und David genießt sie im Gärtchen. Was für ein Nachmittag. Dieser Sommer dürfte nie vergehen.

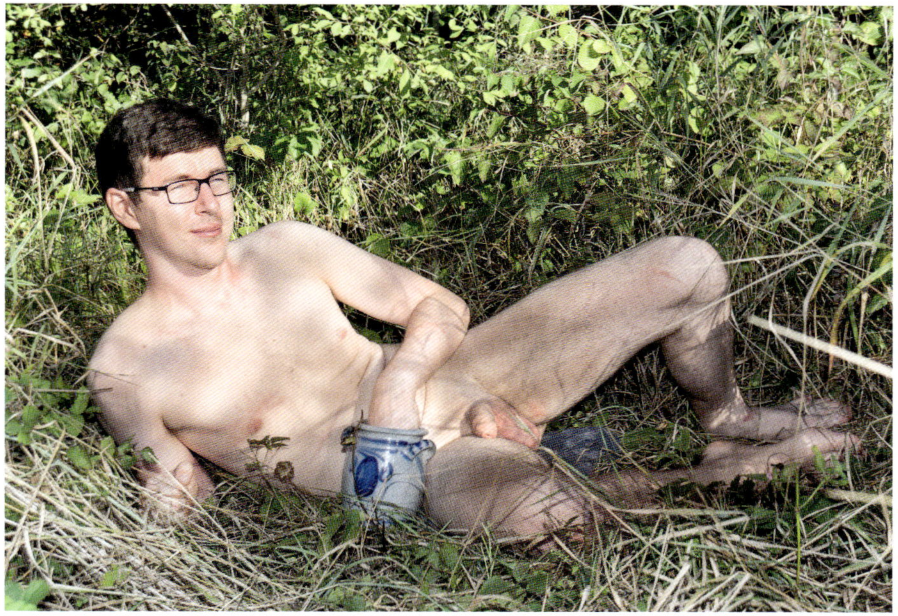

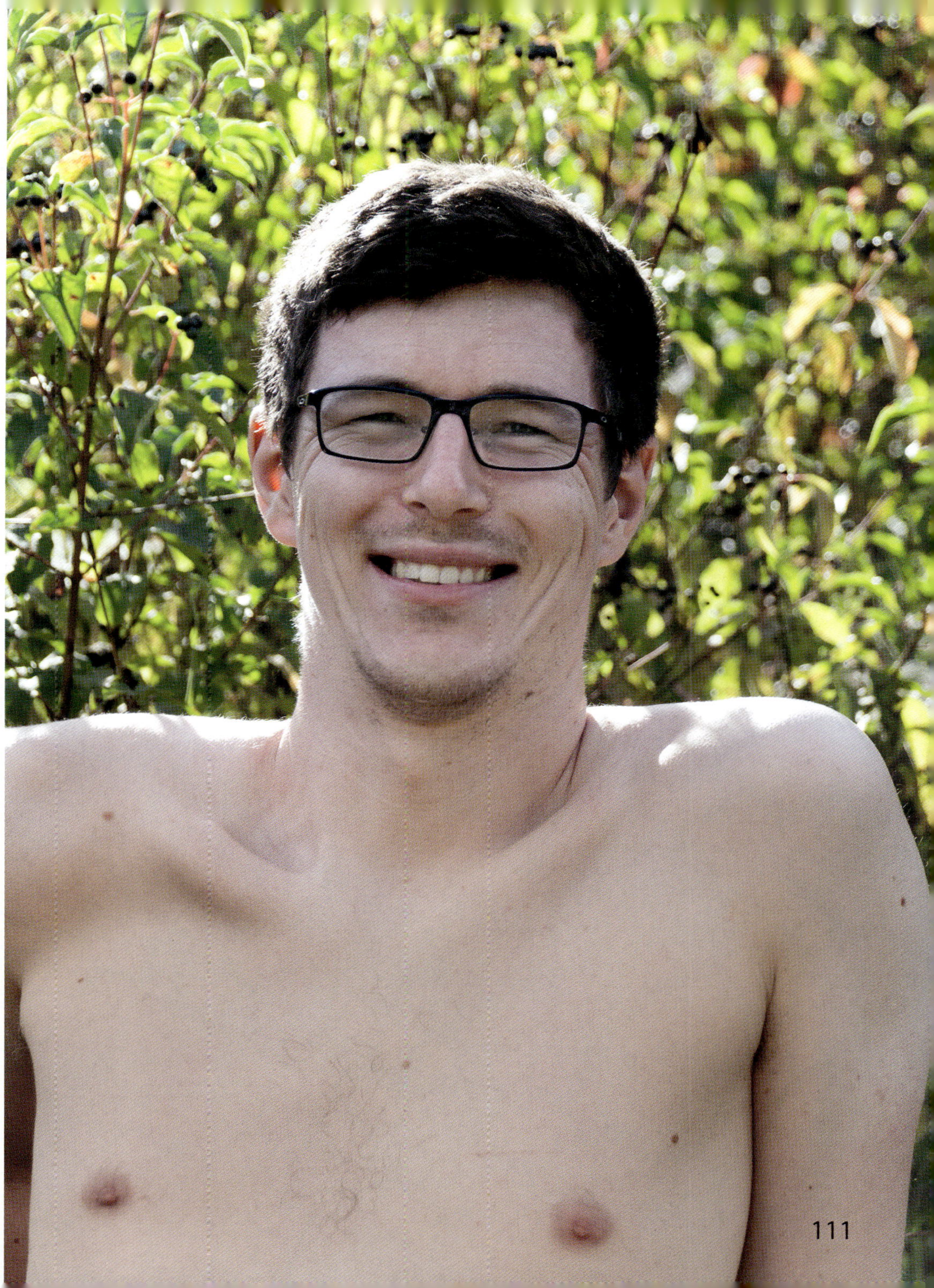

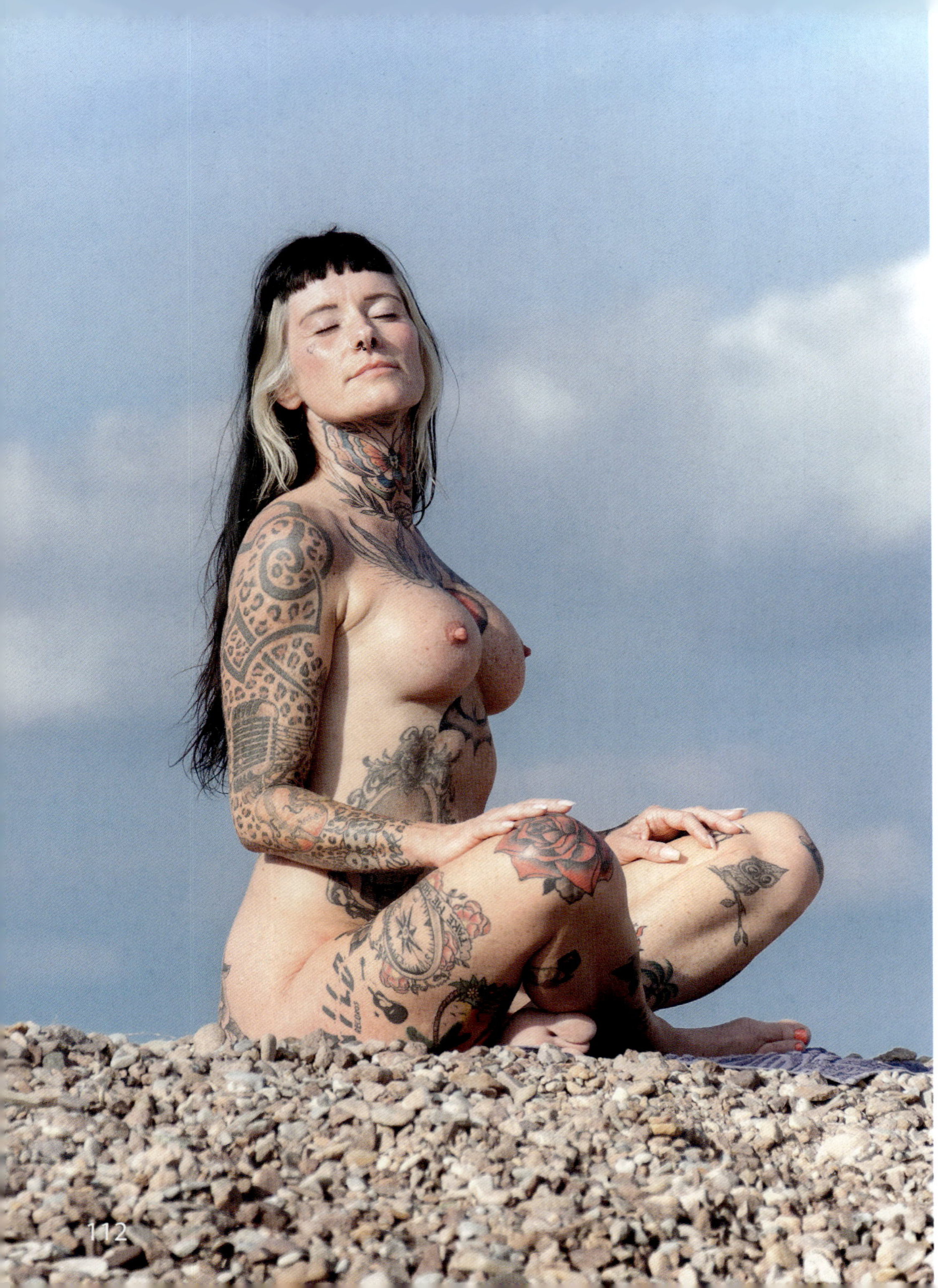

Katy in Arkadien

Der Mythos beginnt vor der Haustür

„Arkadien", so lautet der Begriff für die Landschaft der Träume. Eigentlich besteht das wirkliche Arkadien aus kargen, steinigen Landschaften in Griechenland, in denen Hirten daheim waren. Schon im Altertum verklärte sich Arkadien zum Ort des Goldenen Zeitalters, in dem Milch und Honig fließen. Viel besungen, mannigfaltig beschrieben ist es bis heute das Traumziel der Menschen.

Ja, wie sieht es denn heute aus, das legendäre Arkadien?

Wenn die Sonne magisch ihr Licht durch die Abschied nehmende Sommerluft sendet, dann liegt die legendäre Landschaft fast schon in Thüringen. Vielleicht sogar an diesem See, an dem Katy heute ihren Nachmittag verbringt. Mit Katy kommt man dort schnell ins Gespräch und es wird viel gelacht. Da hört man thüringischen Zungenschlag und auch einige saarländisch klingende Worte. Die sind von Katy, den sie stammt aus diesem kleinen Bundesland, das sich so fest ans schöne Frankreich schmiegt und das so viel der frischen Lebensart der Nachbarn angenommen hat. Lebensfroh und heiter sind das Saarländer, so auch Katy. Das Leben „près de la frontière française" – nahe der französischen Grenze - hat ihre positive und sprühende Lebenseinstellung geprägt.

Die anderen Badegäste am See sagen: „Du bist praktisch schon eingemeindet!" „Ja, ich glaube auch, ich bin ein Wossi" lacht Katy daraufhin. Sie kommt gerne an die vielen Seen und hat hier nach einigen Jahren bereits viele Freunde gewonnen.

Katy gefällt die Offenheit hier. Bei ihr daheim im Saarland konnte man FKK-Möglichkeiten mit der Lupe suchen. Selbst da war kaum etwas zu finden. Umso schöner hier in Thüringen.

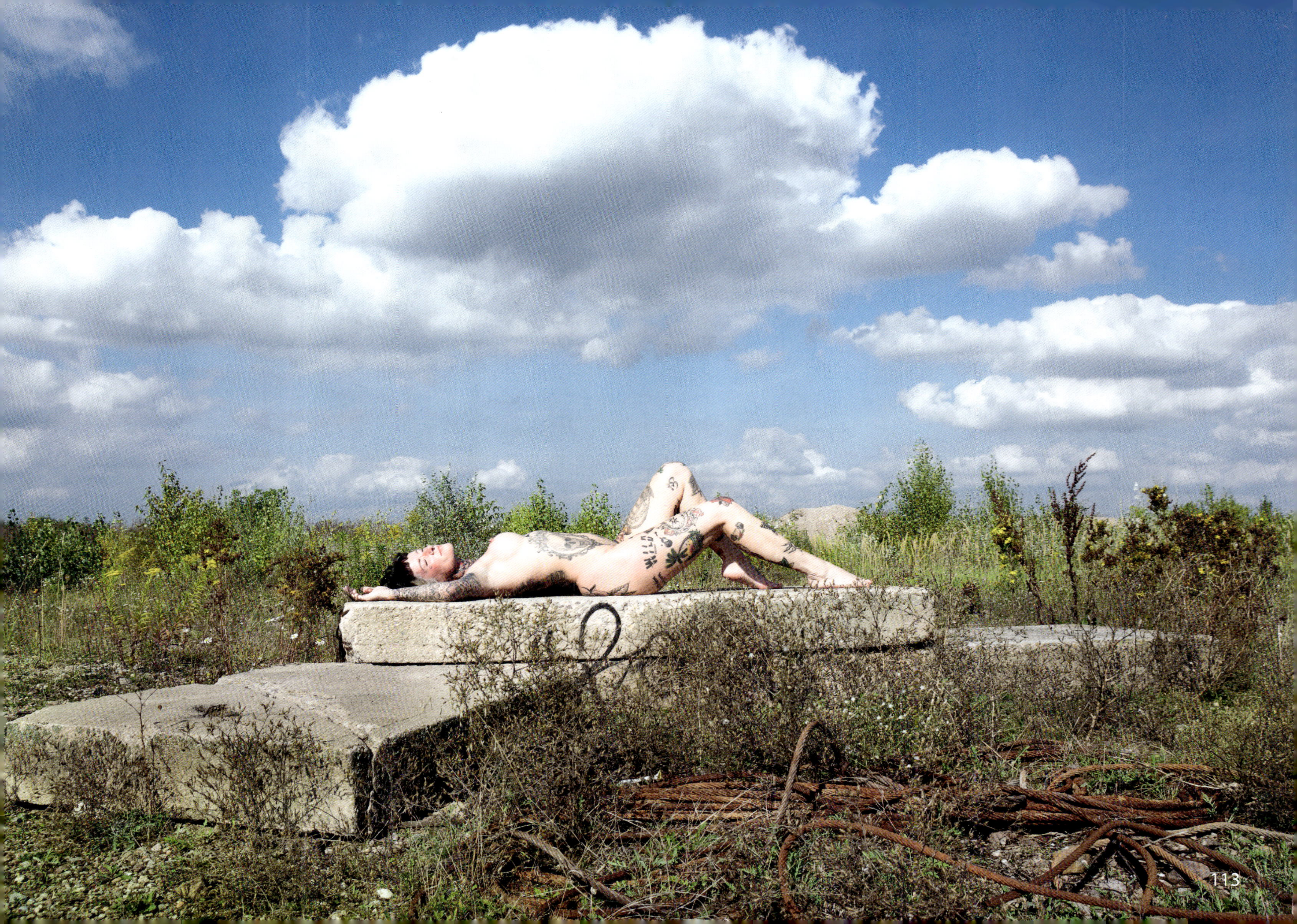

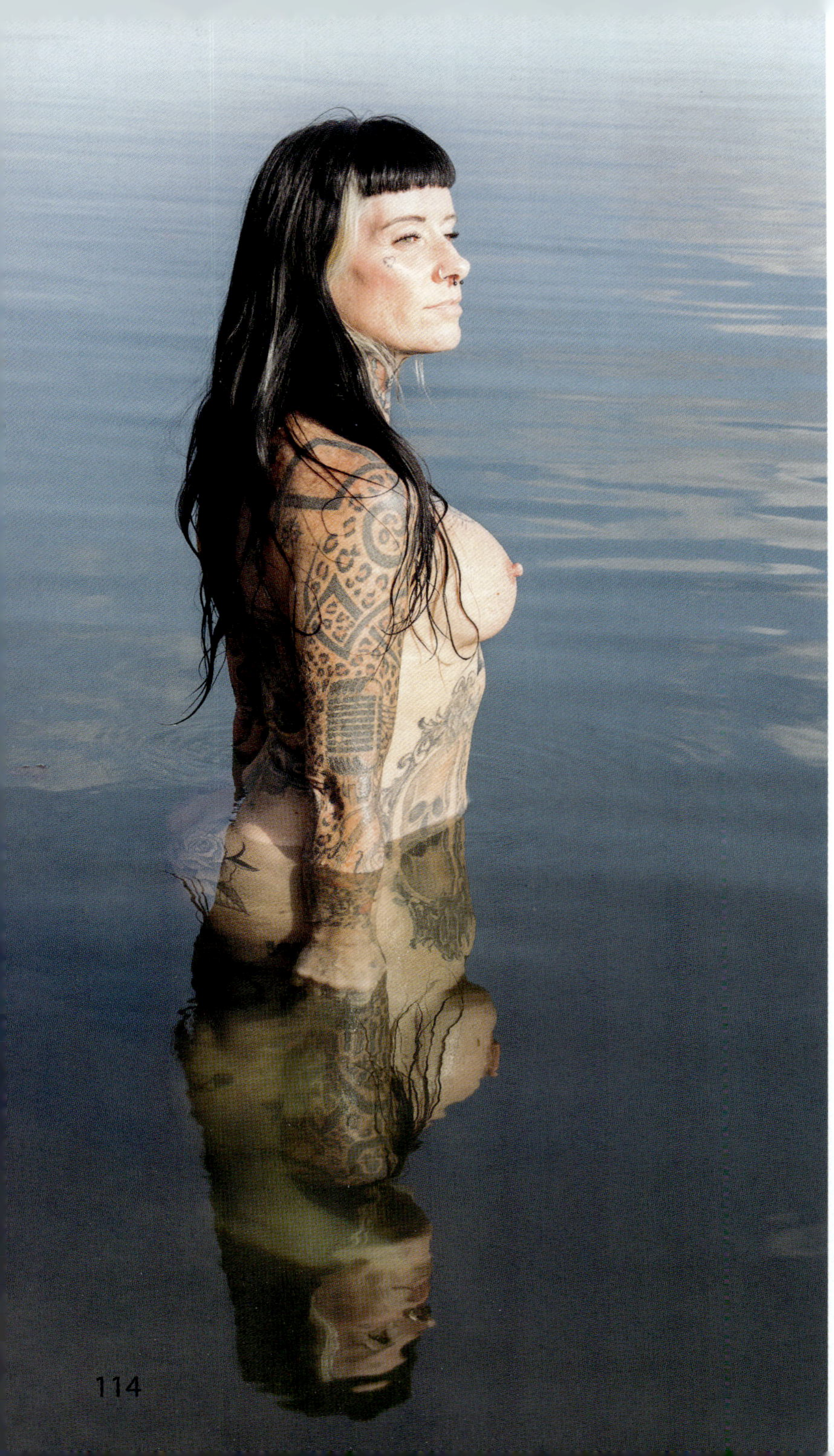

„So viele Bademöglichkeiten, das ist echt ein Traum!" Dazu liegt alles nah beieinander. „Ich hätte nie gedacht, dass es hier rund um Erfurt und Weimar so viele große Gewässer gibt! Dem Kiesabbau sei Dank.

Im Saarland gibt es eigentlich so gar keine richtigen FKK-Badestellen an Seen. Eher Geheimtipps. Da wäre die Nordseite des riesigen Bostalsees zu nennen, wo in den kleinen Buchten immer mal wieder Nackedeis anzutreffen sind. Eine zweite Möglichkeit, textilfrei zu baden, bietet sich am Gersheimer Weiher. Hier gibt es in der Nähe sogar einen Parkplatz.

Tief steht die Sonne an diesem lauen Septemberabend und verzaubert die schillernden Blätter, die sich vorzeitig verfärben. Arkadien, ja, genauso muss es doch dort sein. Nein, noch besser: Wir sind heute in Arkadien!

Arkadien liegt dort, wo wir es finden wollen. Einfach nebenan. Vor unserer Haustür. Wir müssen es nur finden wollen! Vielleicht sogar an irgendeinem der zahlreichen Kiesseen im Thüringer Becken.

Leben wir einfach mit dem legendären Spruch des großen Franzosen Voltaire:

„Das Paradies ist da, wo ich bin." Und Arkatyen auch.

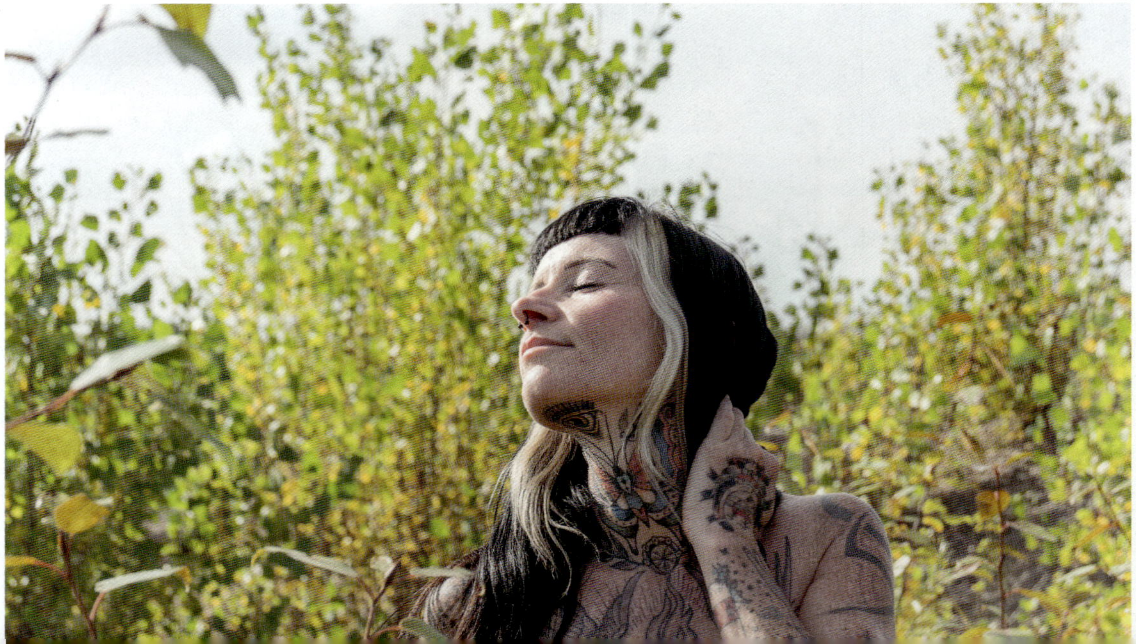

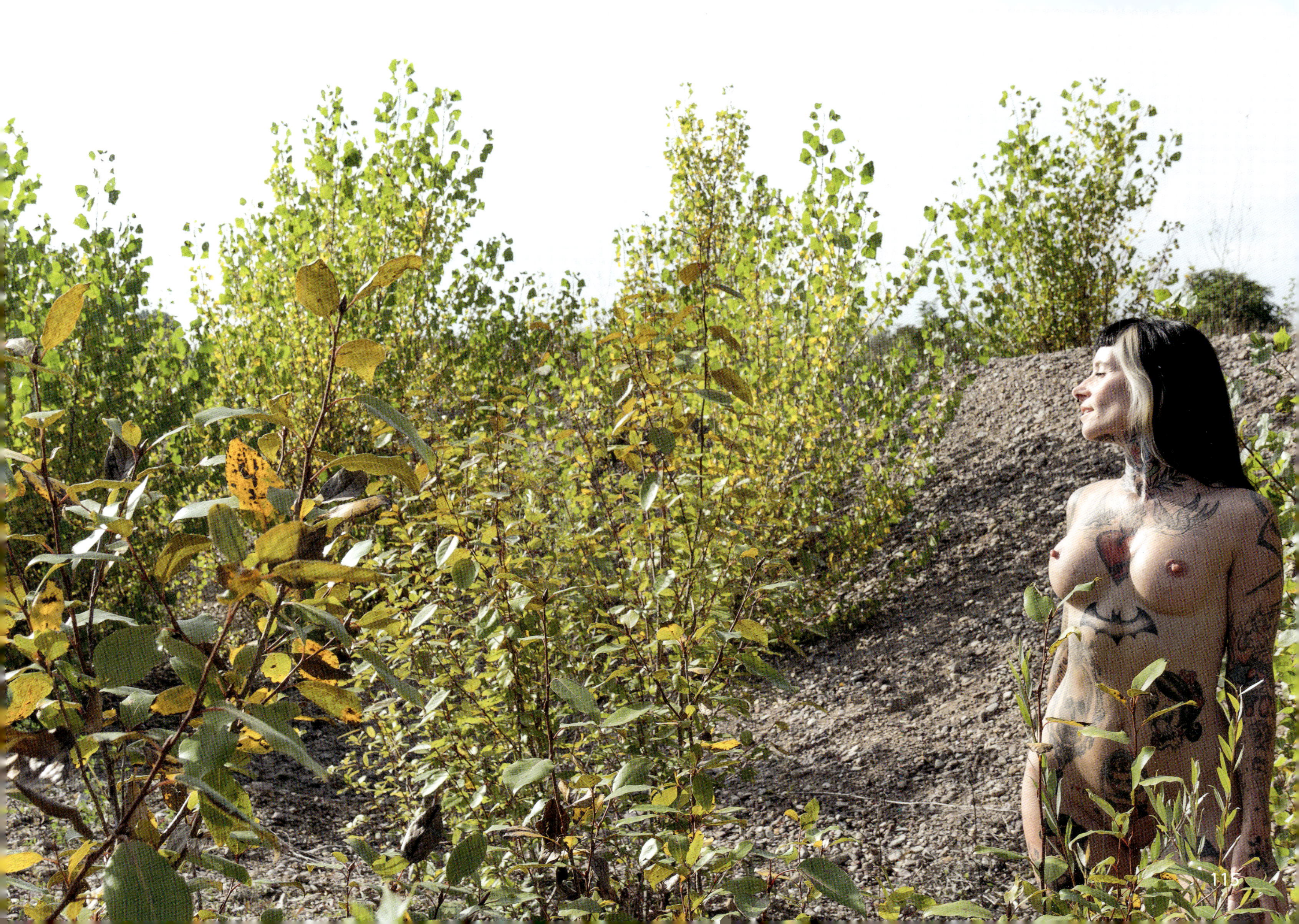

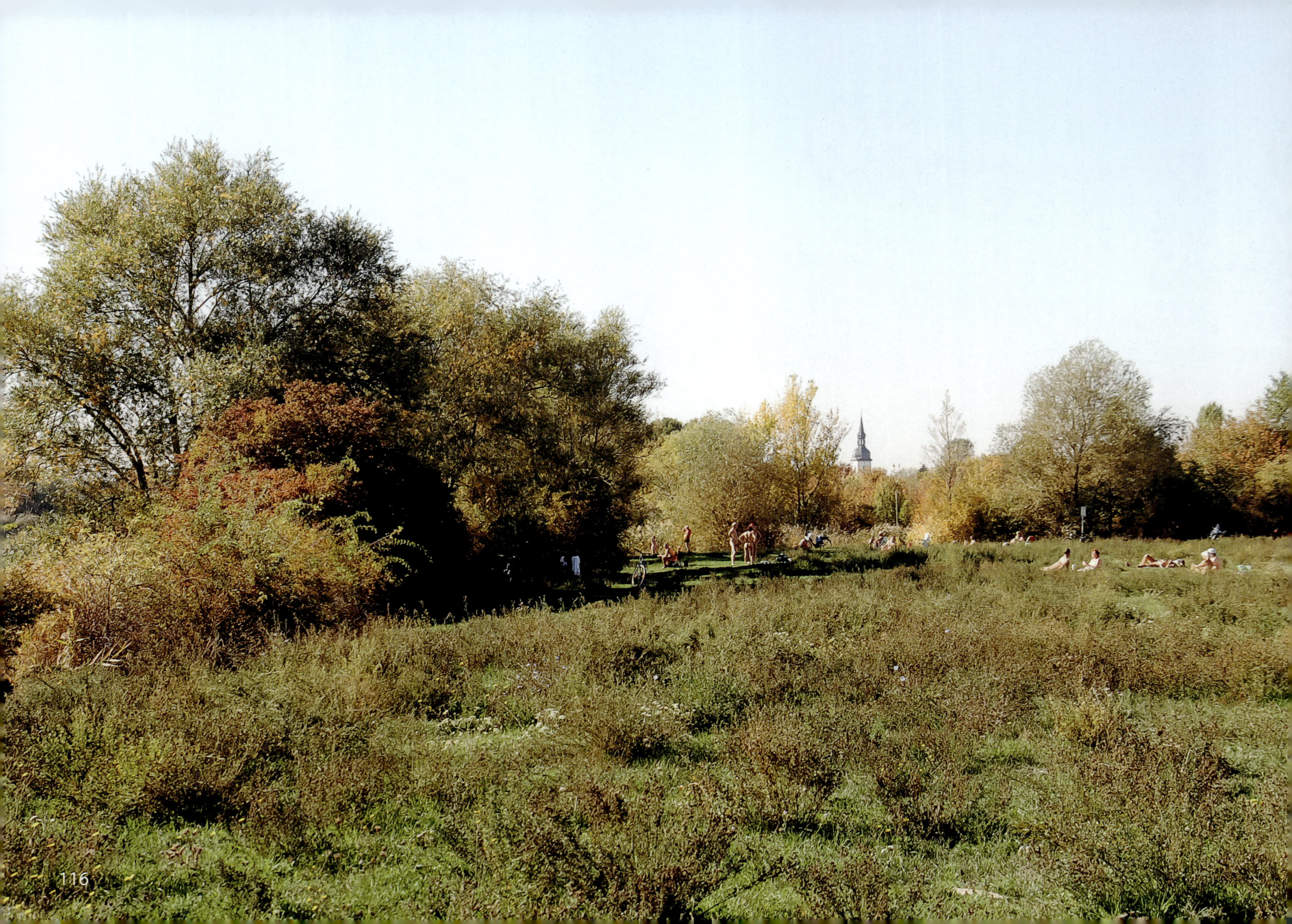

Goldener Herbst 2022 am See

Nun ist er doch gekommen, der goldene Oktober. Golden ist er wirklich! Schon bei der Ankunft am See blitzt das Laub der Bäume bunt in der Sonne und funkelt geheimnisvoll. Alles hat sich seit dem letzten Mal vor über drei Wochen im September grundlegend verändert. Der eine oder andere Silberfaden fliegt durch die Luft. Azurblau schimmert das Wasser, darüber der unendlich blaue Himmel, an der Seite feuerrotes Laub. Ein Bild für die Götter.

Angekommen auf der Liegewiese erst einmal eine Überraschung: Der Stammplatz um die Grasinsel liegt voll Schatten. Also, Sonnenplätze suchen, bevor jemand anderes auf die Idee kommt. „Hier ist Ende Oktober noch bis um fünf Sonne" weiß Micha und im Nu ist der Platz vor dem gelben Ahornbaum voll belegt. Gut, dass wir dicke Decken dabei haben. Zwar scheint die Sonne warm, doch irgendwie dringt aus dem Boden Kühle.

Eins steht auf jeden Fall fest und das wissen alle hier.

Die Tage am See für dieses Jahr sind gezählt.

Und da ist so eine Schönwetterperiode ein riesiges Geschenk.

Da kommen Kai und Arndt noch schnell nach der Arbeit angetuckert, um sich eine Stunde in die Sonne zu legen. Lustig, wie Frauen und Männer sich stehend in der Sonne drehen, um noch möglichst viel von ihr abzubekommen. Mutige stürzen sich ins Wasser. 12,4 Grad zeigt das Thermometer von Opa Otto. Die Luft hat im Schatten heute satte 24 Grad. Mensch! Was für ein Tag. Es soll sogar Leute geben, die sich hier in der kalten Jahreszeit jeden Sonntag vor dem Mittagessen ins Wasser stürzen. So richtig gesehen hat sie aber noch niemand...

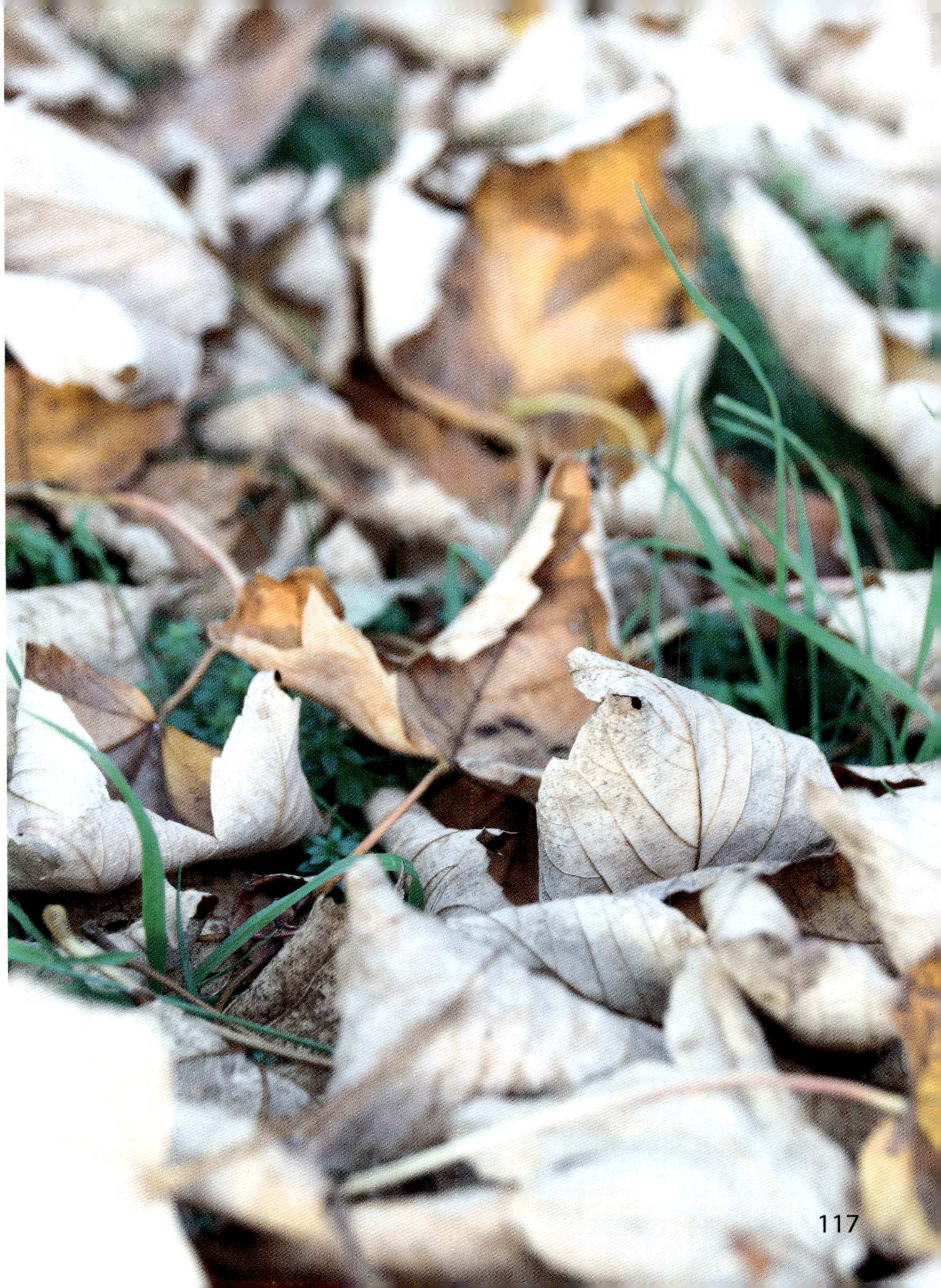

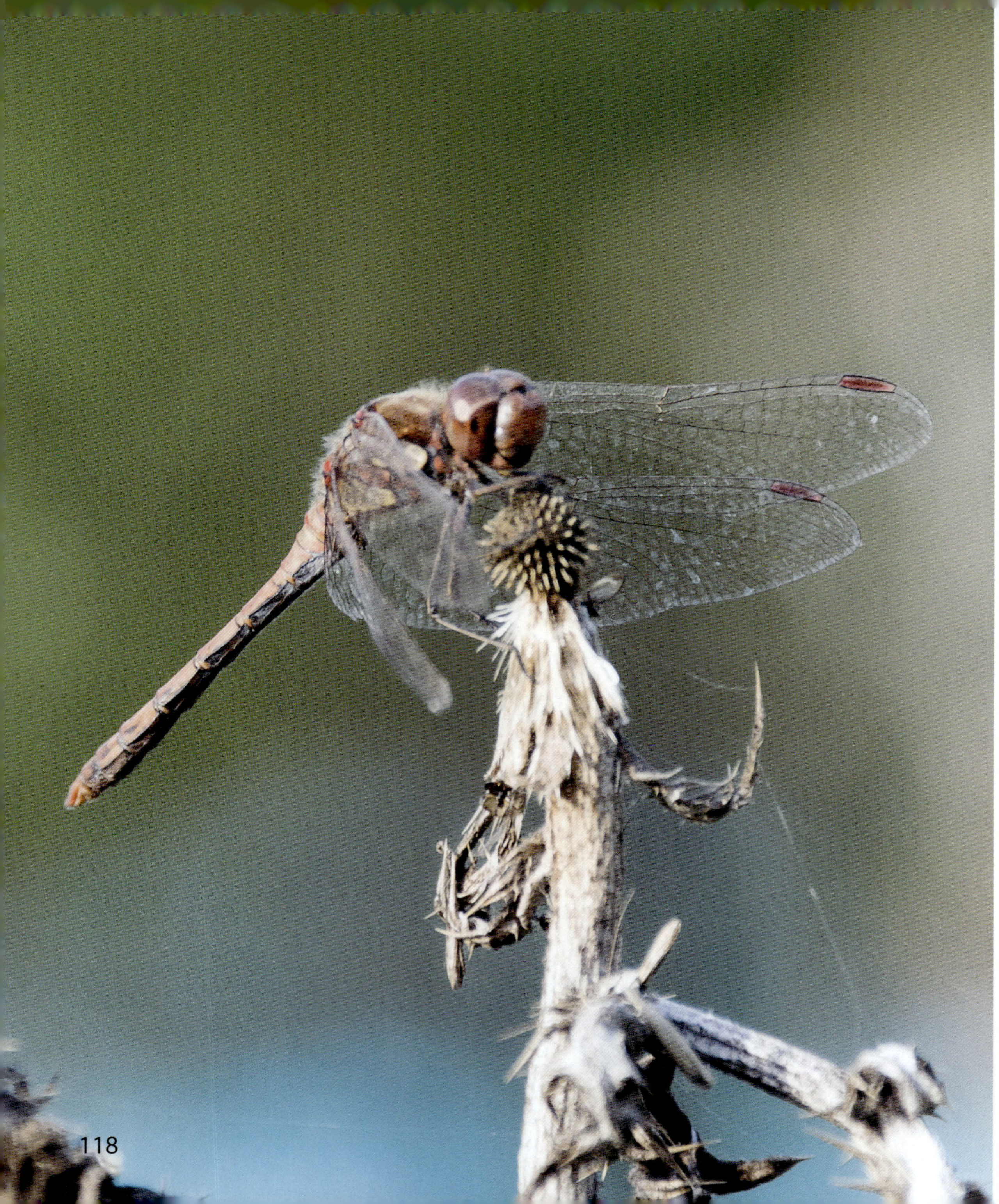

Auf dem vorderen Teil der Wiese knallen die Sektkorken und dann wird angestoßen. Das FKK-Team feiert seinen Saisonabschluss. Es wird gelacht, gefeixt, es gibt Schnittchen. Zwei Dutzend Leute freuen sich schon auf das nächste Jahr am See. Die Sektgläser klingen. Ja heute gibt´s nicht nur Plastikbecher! Astrid hat an alles gedacht.

Als es ruhiger wird, schrecken komische Geräusche beim Sonnen auf. Entwarnung. Das sind nur die Blätter, die am laufenden Band von den Bäumen fallen. Ein Geräusch, was man dieses Jahr noch nicht kannte. Die Handtücher müssen verrückt werden. Die Schatten werden länger. Das gehört zum goldenen Oktober am See.

Wie verzaubert stehen die Hagebutten vor stahlblauem Himmel. Die ersten packen, es wird ihnen zu kühl. Man hört schon mal „Schöne Weihnachten und guten Rutsch. Freu mich auf nächstes Jahr mit euch!" Die Leute kommen zum Teil von weit her, aus 40, 50 Kilometern Entfernung. Da sieht man sich zwischendurch nicht unbedingt. Also schon mal alles Gute.

Alexander schneidet noch ein wenig Gras für sein Meerschweinchen. „Nur nass darf es nicht sein! Ich trockne mir das für den Winter als Futter." Die Sonne wir bald hinter den Bäumen verschwunden sein. Zwischendurch scheint sie noch magisch durch das Schilf und verzaubert die Samenrispen. Alexander hat seine mitgebrachten Säcke voll Gras. Zusammen mit dem, was er im Sommer hier zusammengetragen hat, kommt Meerschweinchen Lissi gut über den Winter. „Für die Dicke ist gesorgt" lächelt er und vermisst seinen See und die Leute schon jetzt.

Die Libelle ist auch noch mal gekommen und krabbelt über Briefe, Beine, und Kaffeetassen. Es ist dieselbe wie vom Sommer. Ganz bestimmt. „Unsere Libelle!" ruft Uwe laut. Jetzt postiert sie sich auch noch als Model auf einer dürren Distel und lässt sich geduldig von Hinz und Kunz fotografieren.

Die Sonne versinkt hinter den Bäumen, und es wird merklich kalt. Die Letzten gehen, freuen sich auf das nächste Jahr am See und hoffen insgeheim, der goldene Oktober möge ihnen doch noch so einen schönen Tag schenken. Ein Nachmittag reicht doch schon. Alexander meint: „Sagen wir jetzt bloß nicht, es ist das letzte Mal am See. Das ist doch so traurig!"

Es gab tatsächlich noch ein allerletztes Mal. Der 30. Oktober wurde noch zum Supersonnentag mit weit über 20 Grad im Schatten und magischem Licht. Danke, Goldener Herbst 2022!

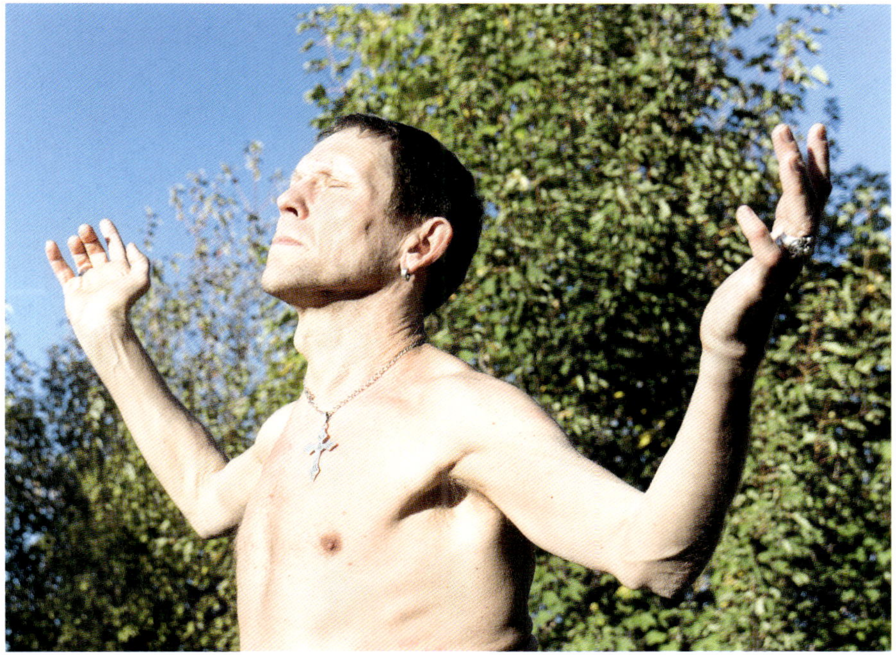

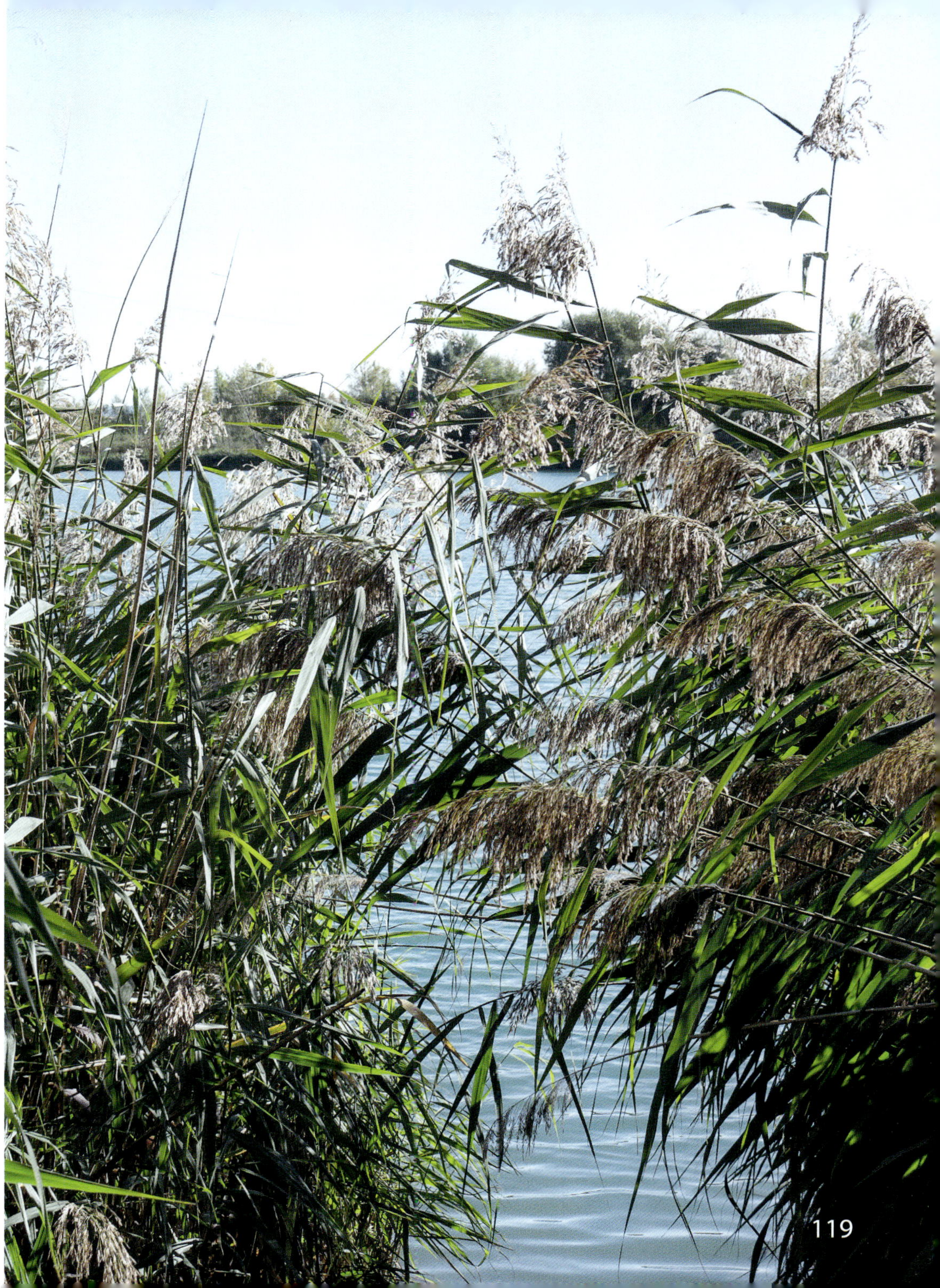

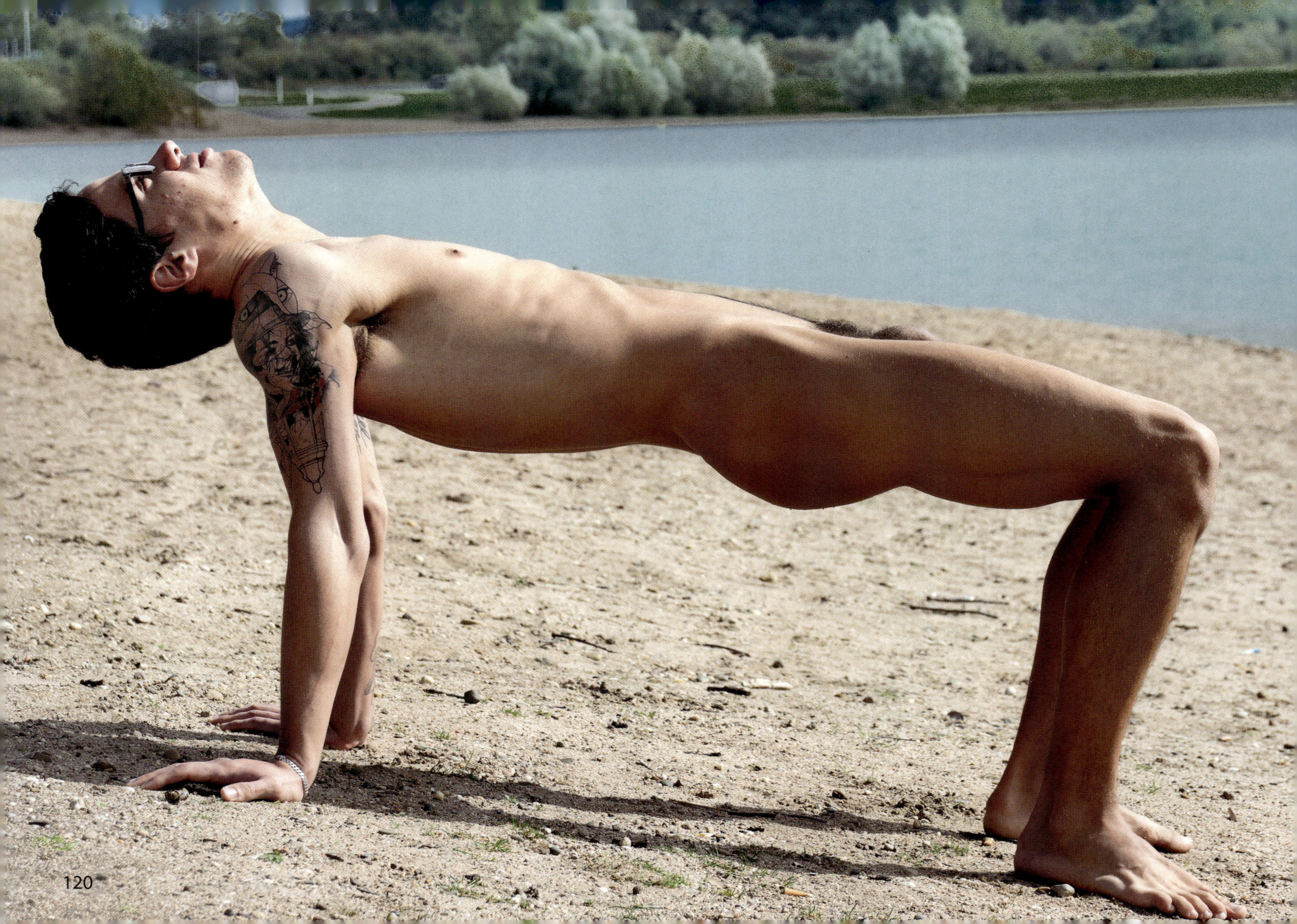

Schönwetterfenster bei Silberstreifen

Der Epplesee: Ganz nah an Frankreich mit Blick zum Schwarzwald

Es hat geregnet. Die letzten Tage schon. Der Oktober zeigt sich 2021 zu Beginn erst mal drei Tage schön, aber dann öffnen sich die Schleusen. Es regnet ohne Unterlass, der Himmel präsentiert sich tiefgrau. Wir sind für zwölf Uhr mittags am Epplesee in der Nähe von Karlsruhe verabredet. Wie von Zauberhand reißt kurz vor dem Mittag der Himmel auf und die Sonne scheint. Sie macht sogar richtig „Ballett", wie es so schön heißt. Im Nu sind es auf dem Thermometer am „Seegugger" 20 Grad im Schatten angezeigt. Die Gaststätte Seegugger steht übrigens ganz nah am FKK-Strand. Interessant. Wo „guggt" man denn da hin?

Vielleicht zu Julian, der gerade ein paar Übungen mit seinem Fußball im weißen Sand zelebriert. Denn sportlich ist er – wie im Frühling. Da hat sich über Sommer nichts geändert. Heute ist Dienstag, sein freier Tag. Da muss die Sonne einfach nur warm lachen. Sonst sitzt Julian bei einer großen Warenhauskette an der Kasse und tippt fix die Zahlen ein, immer mit einem freundlichen Lächeln für die Kunden. Aber heute ist Seetag, es könnte der letzte in diesem Jahr sein und da spielen Zahlen keine Rolle. Höchstens die Gradzahl auf dem Thermometer. Mittlerweile hat sich der Himmel so klar geputzt, dass sogar die Berge des Schwarzwaldes deutlich zu sehen sind. Ein unvergleichlicher Blick.

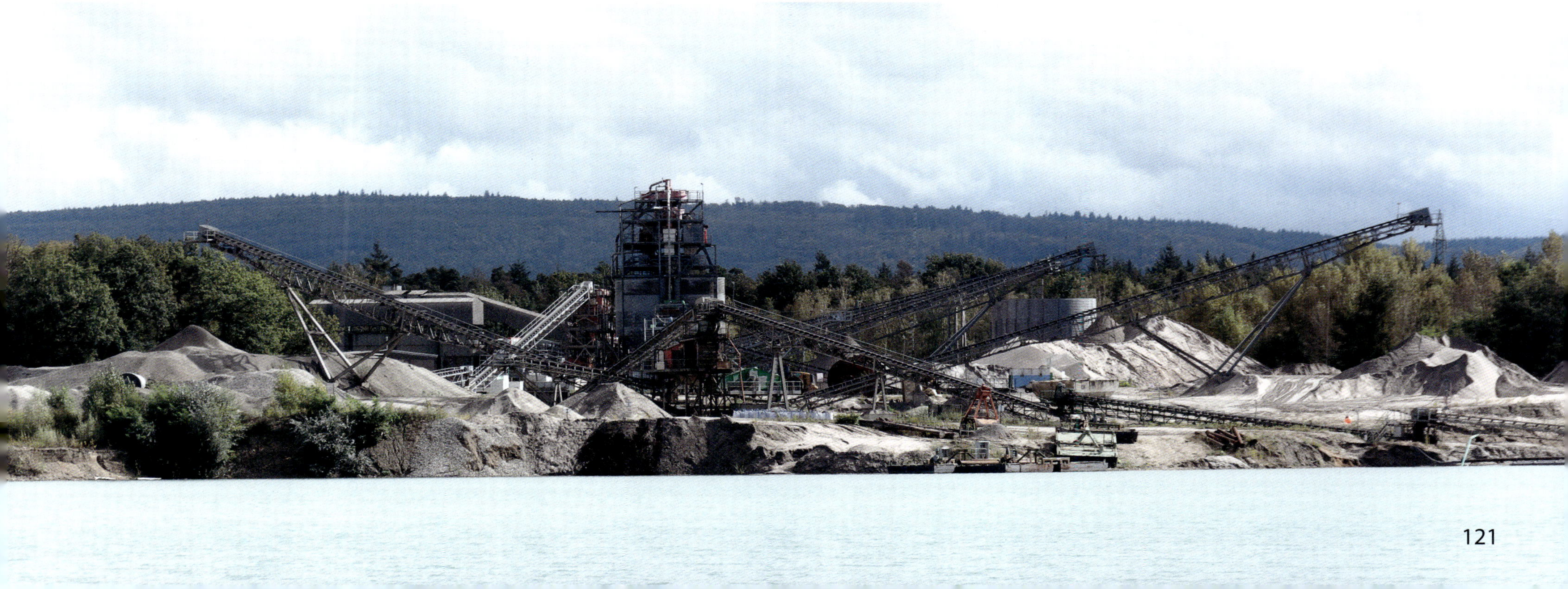

„Der Epplesee ist einfach Kult“ berichtet Julian. „Er liegt unmittelbar neben der Siedlung Silberstreifen, die ein Ortsteil von Forchheim bei Karlsruhe ist. In Silberstreifen liegt idealerweise der Bahnhof Forchheim und der See ist in noch nicht einmal zehn Minuten Fußmarsch zu erreichen. Hier wird bis heute Kies gefördert, und am gegenüberliegenden Ufer sieht man ja die großen Förderanlagen.“ Der Name Epplesee lässt sich leicht erklären Die Bezeichnung des Sees geht auf die gleichnamige Firma zurück. „Mit über 35 Hektar ein stattliches Gewässer. Übrigens beginnt in noch nicht einmal zehn Kilometer Entfernung unser Nachbarland. Der Himmel dort hinten dehnt sich bereits über Frankreich“ erklärt Julian.

Als wir nach einem sonnenverwöhnten frühen Nachmittag den See verlassen, schweben noch Drachen vor dem blankgeputzten Herbsthimmel über dem Epplesee. „Ach ja, ich vergaß noch zu erwähnen, dass unser Epplesee über gute Windverhältnisse verfügt. Das zieht zahlreiche Wassersportler aus nah und fern an“ bemerkt Julian beim Anblick der Drachen. Hinten fliegen jedoch schon wieder schwarze Wolken über den Horizont. Am Bahnhof, der nur einen Kilometer entfernt liegt, hat sich der Himmel schon wieder zugezogen. Es geht auf vier. Im Zug schlagen die Regentropfen bereits an die Fensterscheiben. Glück gehabt heute! So etwas nennt man „Schönwetterfenster“!

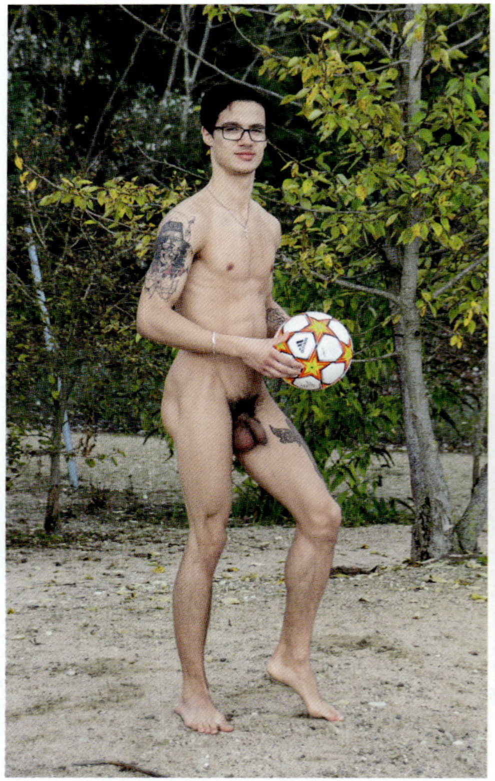
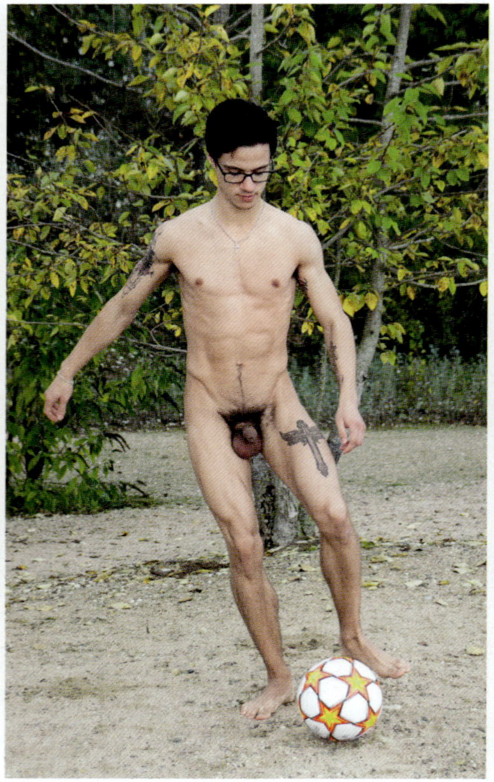
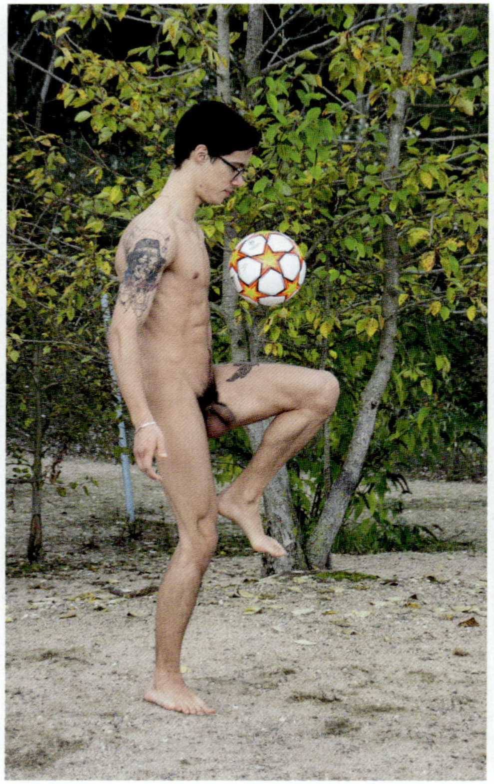
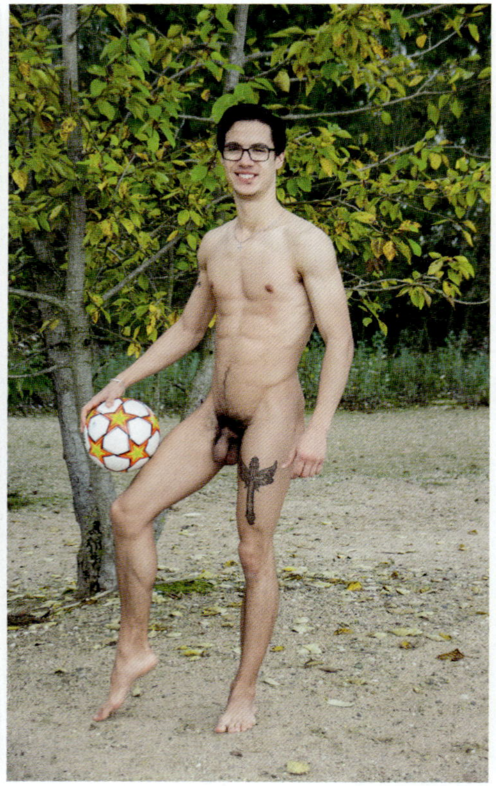

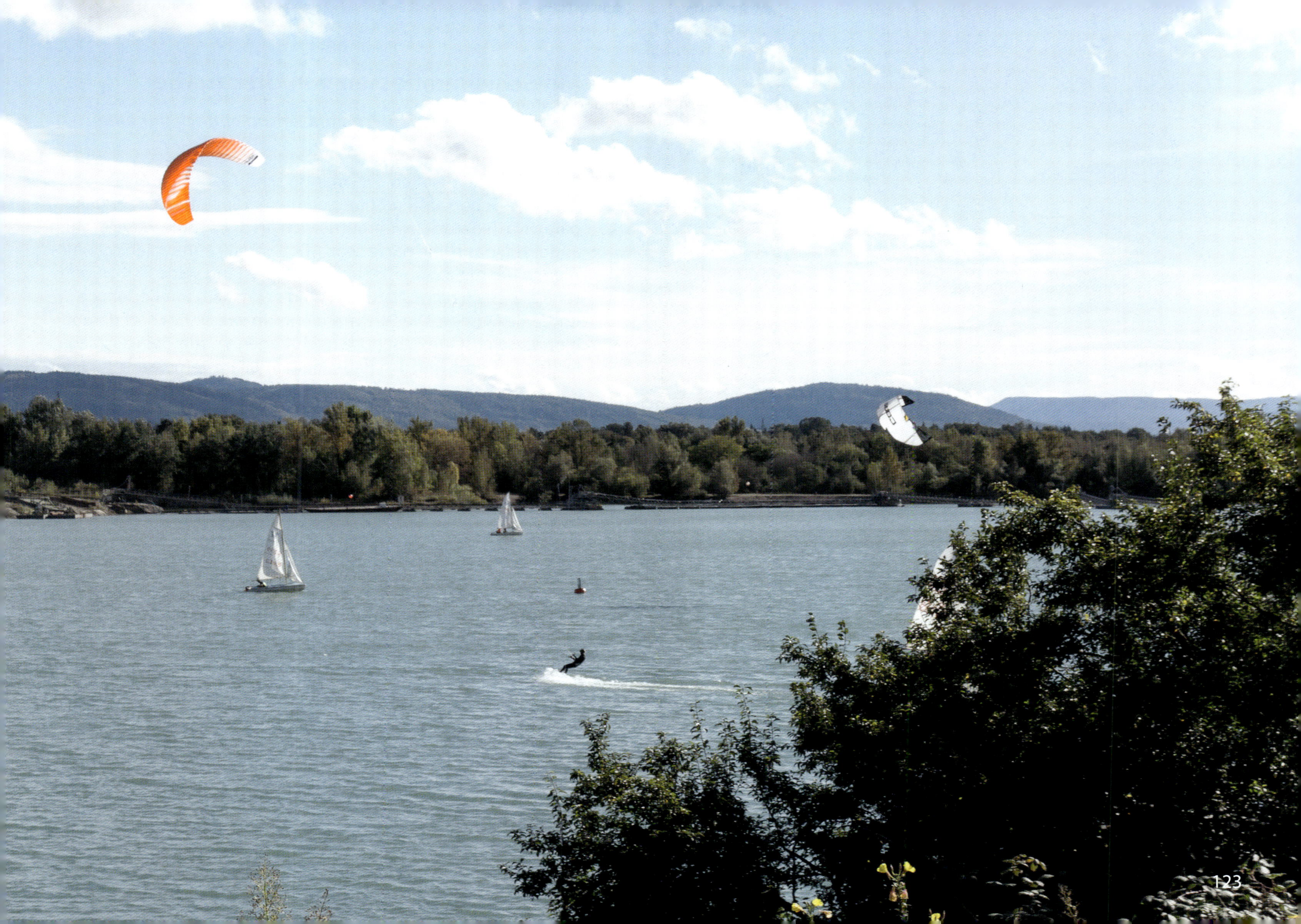

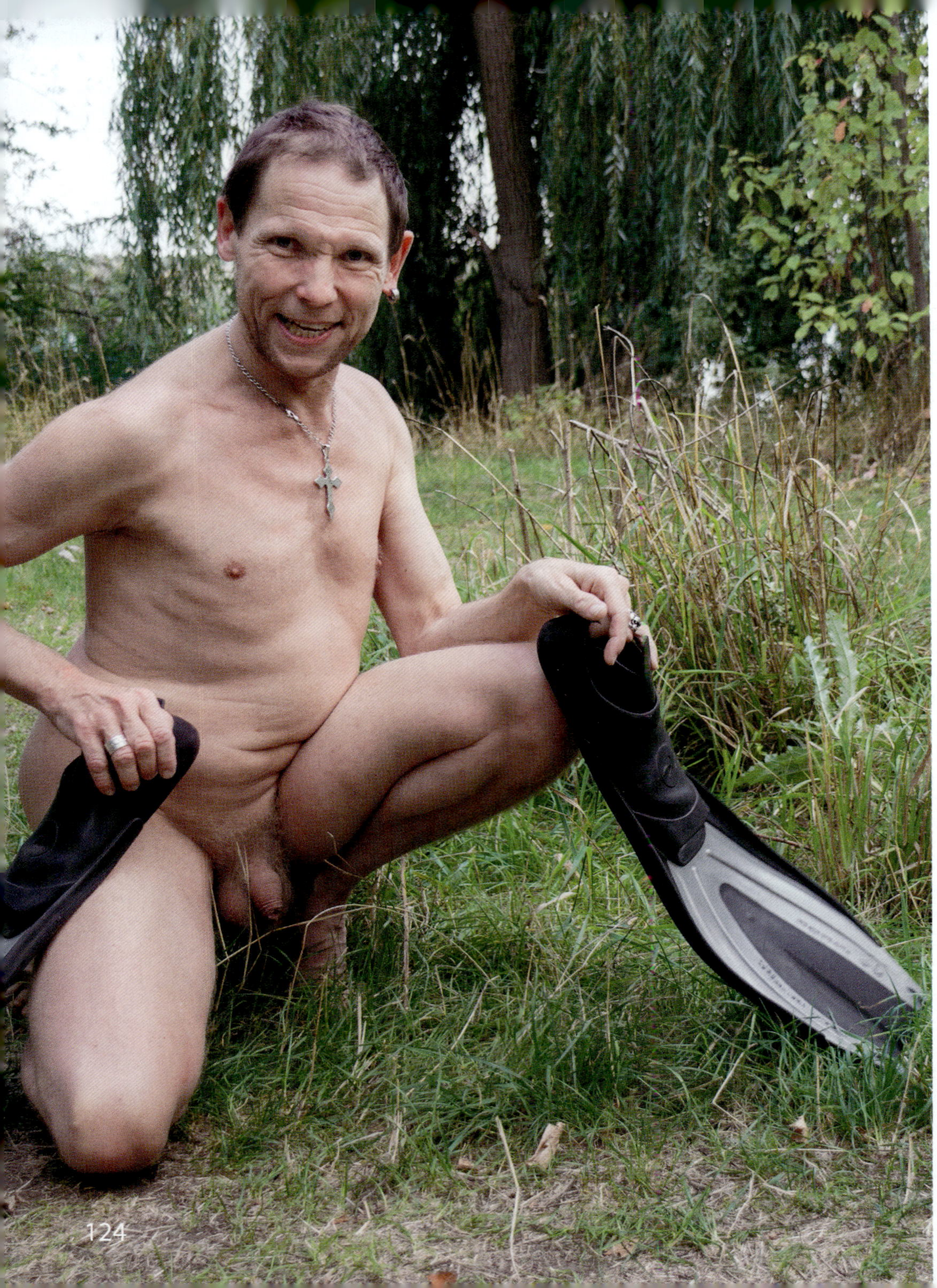

Mit Schwimmflossen von Ufer zu Ufer

Für Alexander aus Erfurt ist die Saison einfach nur eine Wohltat

Auf den Mund gefallen, wie man so schön sagt, war Alexander noch nie. Schon als Kind hatte er immer die flottesten Sprüche parat. Nach dem Schwimmunterricht in der Schule war Duschen angesagt, das sollte nackt sein. Mit Stoff ist ja unhygienisch. Als Alex so um die zehn Jahre alt war, da bestand seine FKK-Leidenschaft so noch nicht. Natürlich ging er deshalb mit Badehose unter die Dusche. Die Schwimmlehrerin wies ihn scharf darauf hin, wieso er seine Badehose noch tragen würde. Seine schlagfertige Antwort war: „Ich habe meinen Bikini vergessen!"

Heute sieht das ganz anders aus. Alex mit seinen Schwimmflossen am See, das ist in Stotternheim ein ganz vertrautes Bild. Die Wege zum See und die Alltagsbewältigung gestalten sich für Alex nicht so einfach, denn bereits von Geburt an hat er eine körperliche Behinderung. Mit dieser hat er gelernt zu leben und kommt gut im Alltag zurecht, lebt mit Unterstützung der Familie in der eigenen Wohnung. Die Stunden am See sind seine Wohltat.

„Mir tut die Wärme sehr gut, deswegen liege ich gerne in der Sonne. Das ist aber nicht nur so dahingesagt. Wenn ich im Warmen bin, habe ich viel weniger bis gar keine Schmerzen bei meinen Bewegungen. Abwechslung, Wärme und Sonne stellen mein Lebenselixier dar.

Das sieht im Winter ganz anders aus. Zwar gönne ich mir da ab und zu, wenn es der Geldbeutel erlaubt, einen Ausflug in die Kristalltherme nach Bad Klosterlausnitz. Trotzdem freue ich mich immer schon auf den See und den Frühling, wenn endlich die Saison startet. Man trifft viele Freunde, mit denen ich natürlich auch in der kalten Zeit viel unternehme und hat einfach Alltagsabwechslung.

Obwohl der Einstieg nicht so ideal ist, geht Alex mehrmals am Nachmittag hinein. „Unsere Abgänge sind ziemlich steil. Aber ich kriege es hin. Die Schwimmflossen ziehe ich erst im Wasser an und stecke dann meine Badelatschen einfach ins Schilf. Da kommt nichts weg.“ Durch die Schwimmflossen werden die Bewegungen einfacher und leichter. Das Schwimmen tut dem Bewegungsapparat gut. „Ich schaffe es sogar bis zum gegenüberliegenden Ufer. Wird das Wasser zum Herbst hin kälter, schlüpft Alex oft in den Neoprenanzug. „So empfinde ich das Wasser nicht zu kalt und ich kann relativ schmerzfrei hinein.“

Manchmal schwärmt Alex von seinen Urlaubsaufenthalten auf dem FKK-Campingplatz Rosenfelder Strand an der Ostsee. „Wir waren dort wie eine große Familie. Jeder hat jedem geholfen. Da gab es z.B. die Schwimminsel, wo man sich immer wieder getroffen hat. Ja. An den Rosenfelder Strand möchte ich wieder!“

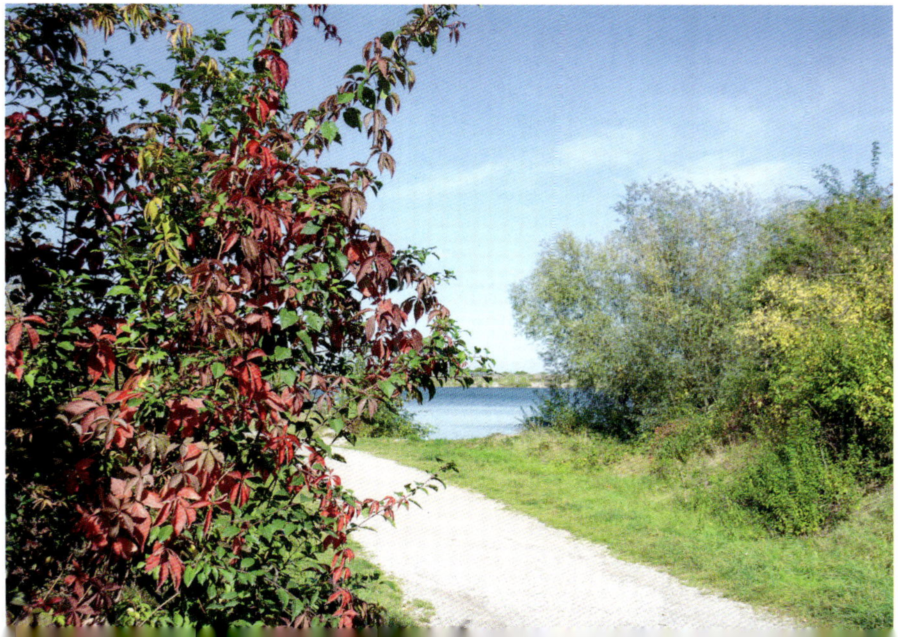

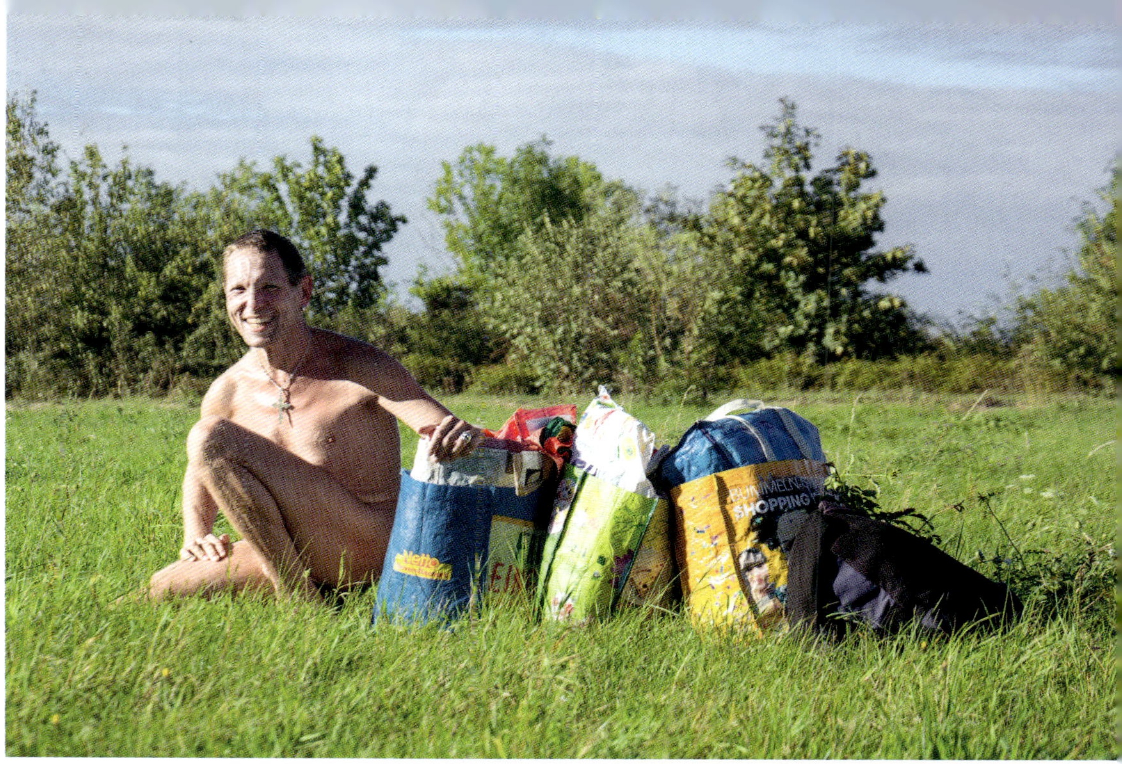

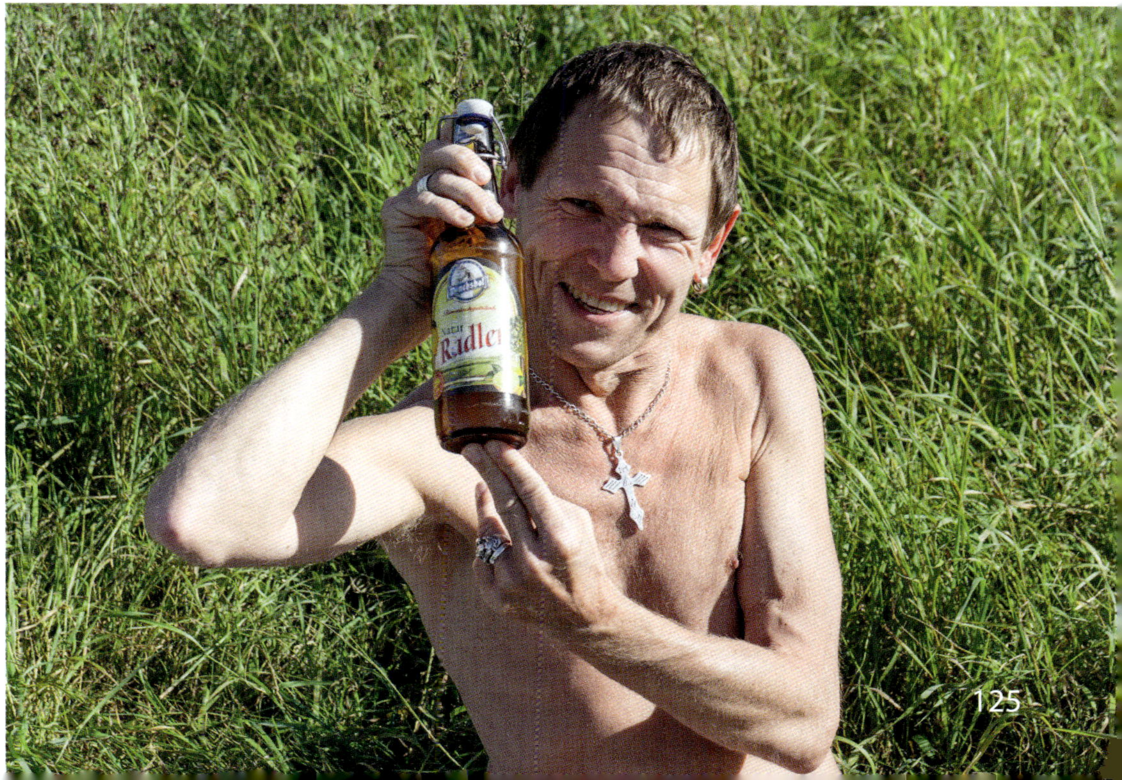

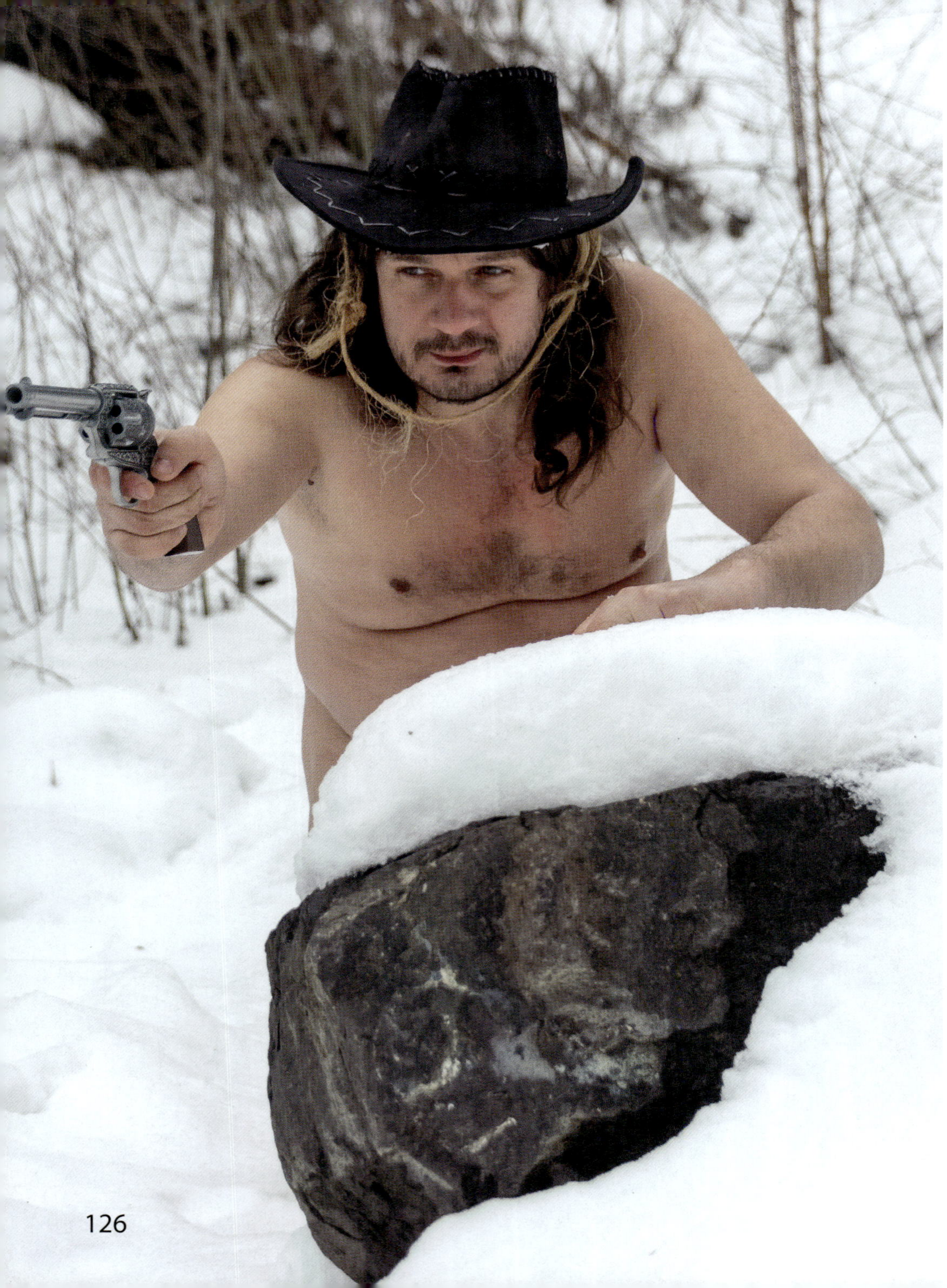

Keine Eisbader in Sicht, aber ein (fast) echter Westernheld!

Micha ist für jeden Spaß zu haben. Selbst bei minus zehn Grad Celsius turnt er nackig herum. Macht ihm nichts aus. Leider war es nicht möglich, Winterschwimmer, Eisbader oder andere Naturisten vor die Kamera zu bekommen, die selbst in der eiskalten Jahreszeit die Freikörperkultur hochleben lassen. Aber es geht das Gerücht um, dass es sie gibt.

Micha war bereit für ein paar Bilder, stilecht, wie denn sonst bei einem Künstler. Seine Stadt Hohenstein-Ernstthal als Heimat des berühmten Karl May inspirierte ihn zu diesen Bildideen. Die berühmten Helden dieses Schriftstellers kennt wohl jeder. Micha tobt sich gern mal auf den Pfaden von Old Shatterhand und Co aus. Der Hut ist echt, die Knarre selbstverständlich eine Attrappe. Lieber Micha, danke für Deinen winterlichen Einsatz. Dir gehen die Ideen nicht aus.

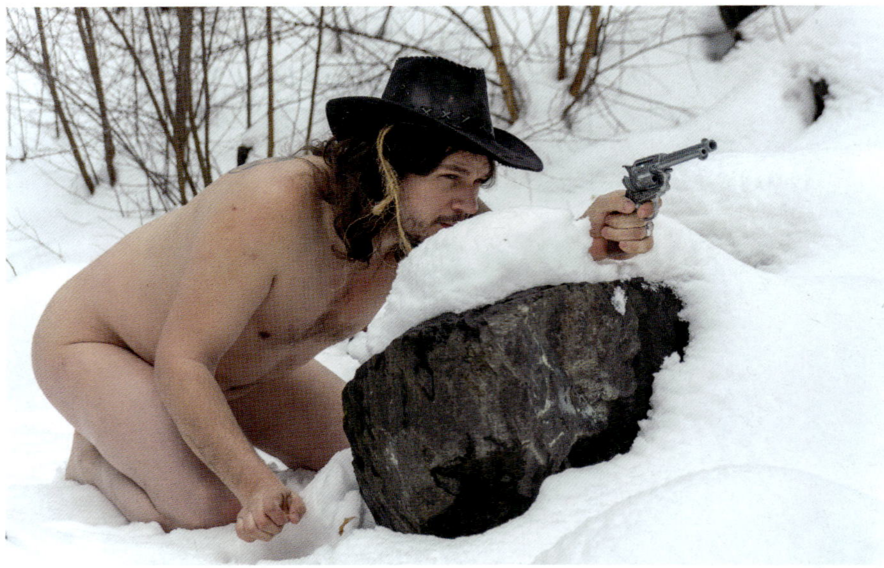

Selbst ohne Naturismus lohnt sich ein Besuch an den winterlichen Gewässern. Sommerbader werden sich wundern, wie so ganz anders die Landschaft unter der weißen Pracht aussieht. Verzaubert träumt sie von der neuen Saison. Ihr werdet Euren See nicht wiedererkennen.

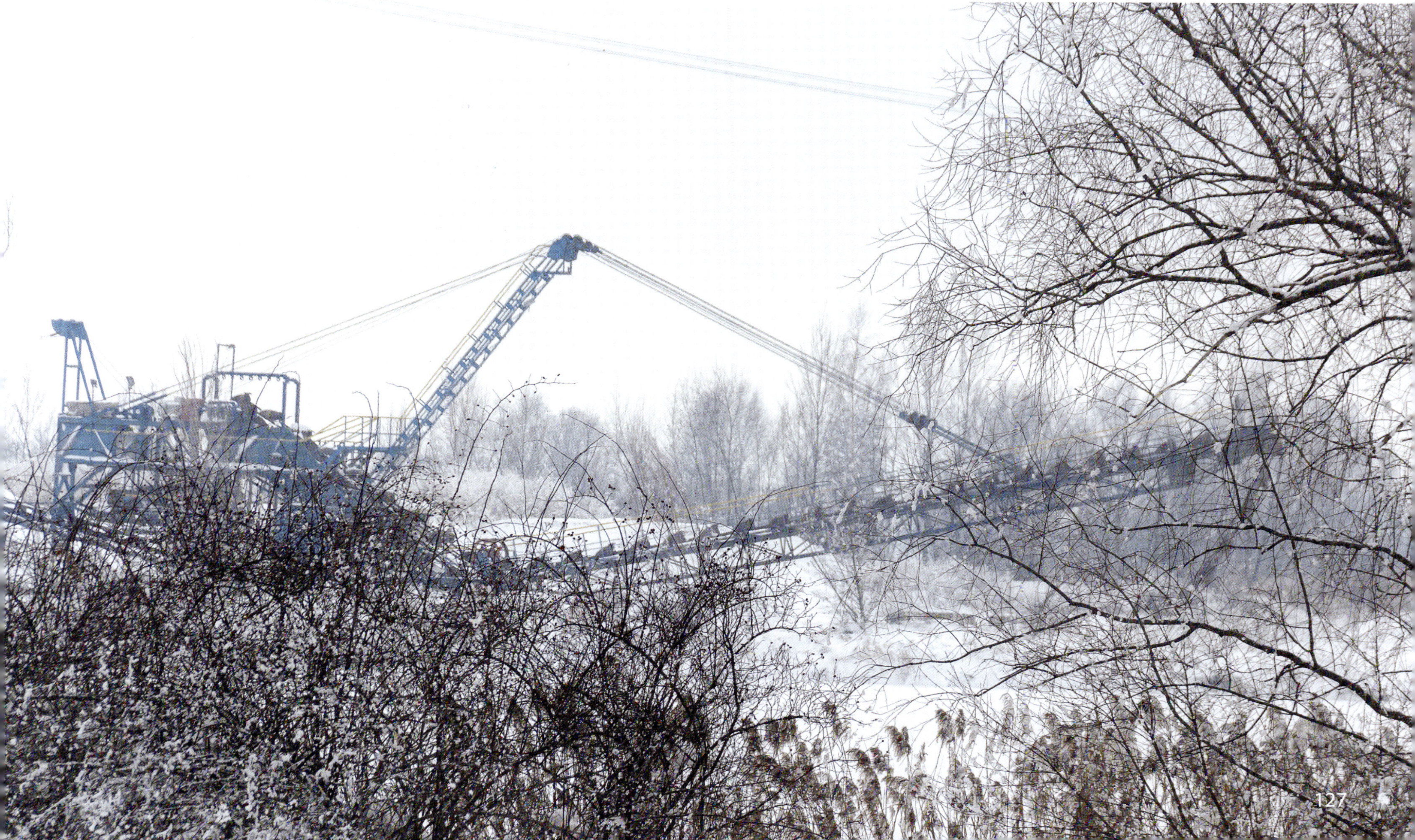

Nicht nur zu Weihnachten ein tolles Geschenk:

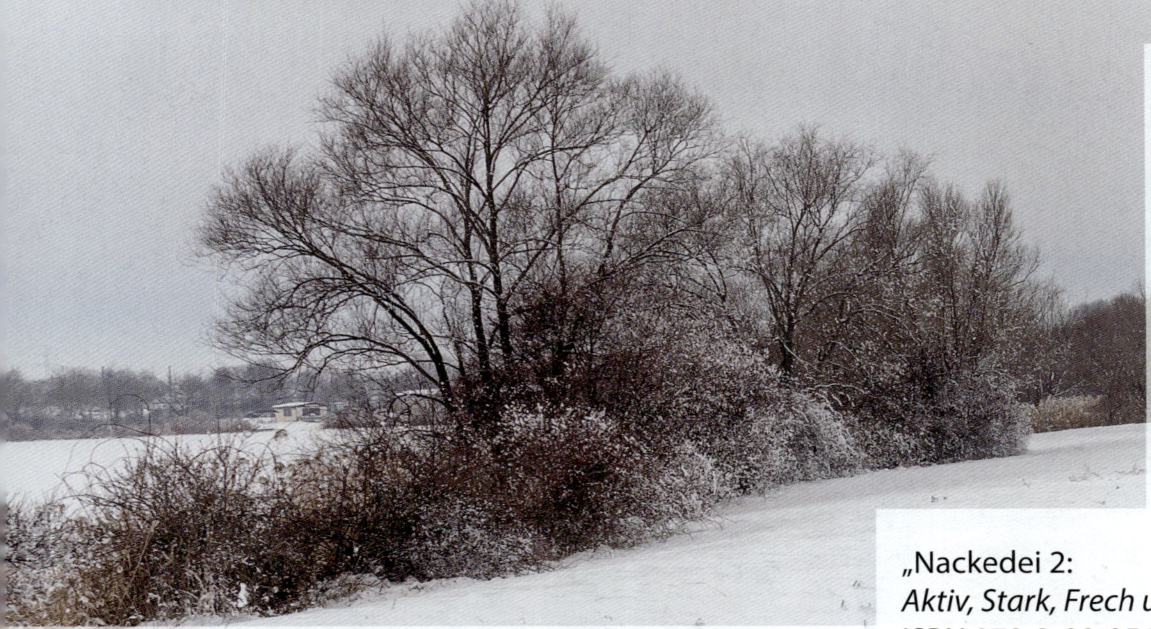

Du möchtest auch einmal Deinen Strand, Deinen Verein vorstellen oder Modell stehen? Melde Dich!
E-Mail: info@sander-foto.de

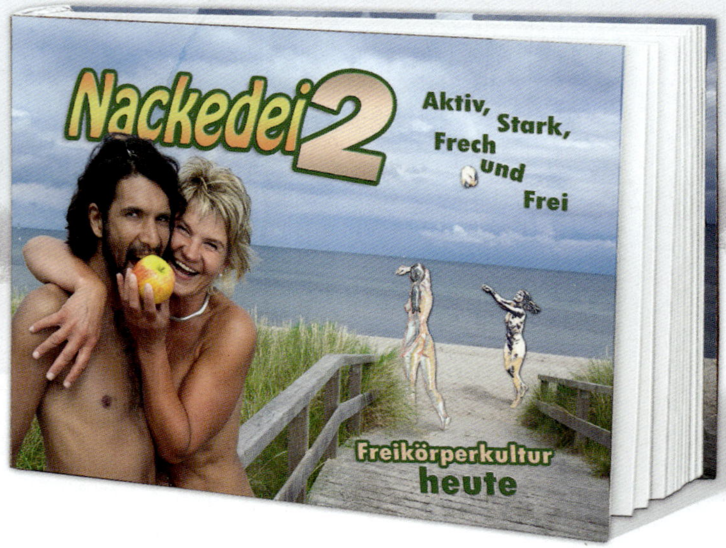

„Nackedei 2:
Aktiv, Stark, Frech und Frei“
ISBN 978-3-00-056888-6

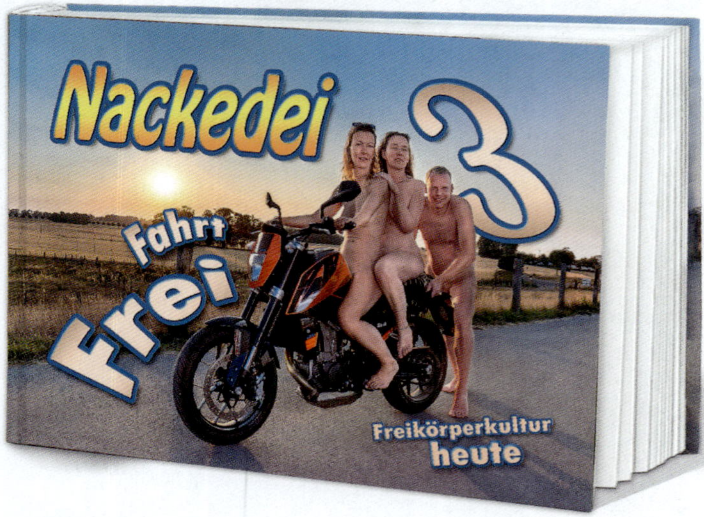

„Nackedei 3:
Fahrt Frei!“
ISBN 978-3-00-049731-5

bestellbar unter
www.sander-foto.de
oder im Buchhandel

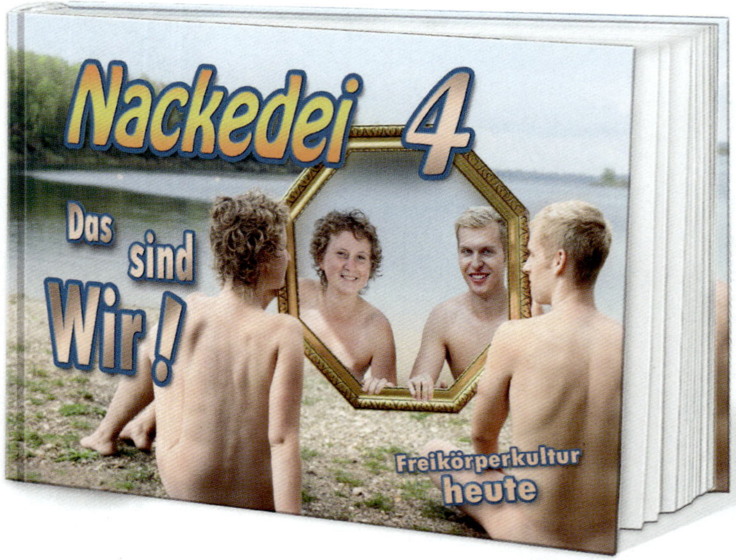

„Nackedei 4:
Das sind Wir!“
ISBN 978-3-00-069262-8